Horizontal and Vertical
BONE AUGMENTATION
for Dental Implant Therapy
水平与垂直骨增量在种植治疗中的应用

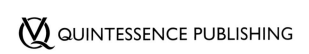

QUINTESSENCE PUBLISHING

Berlin | Chicago | Tokyo
Barcelona | London | Milan | Paris | Prague | Seoul | Warsaw
Beijing | Istanbul | Sao Paulo | Sydney | Zagreb

Horizontal and Vertical
BONE AUGMENTATION
for Dental Implant Therapy

水平与垂直骨增量
在种植治疗中的应用

（美）克雷格·米施　主编
（Craig M. Misch）

李　军　赵　阳　高小波　主译

北方联合出版传媒（集团）股份有限公司
辽宁科学技术出版社

图文编辑

张　浩　刘玉卿　肖　艳　刘　菲　康　鹤　王静雅　纪凤薇　杨　洋　戴　军　张军林

This is the translation edition of Horizontal and Vertical Bone Augmentation for Dental Implant Therapy, edited by Craig M. Misch, published by arrangement with Quarto Publishing Plc.

Copyright © 2023 Quintessence Pub Co.

All rights reserved.

©2025，辽宁科学技术出版社
著作权合同登记号：06–2024第61号。

图书在版编目（CIP）数据

水平与垂直骨增量在种植治疗中的应用 /（美）克雷格·米施（Craig M. Misch）主编；李军，赵阳，高小波主译. -- 沈阳：辽宁科学技术出版社，2025.3. -- ISBN 978-7-5591-4030-2

Ⅰ. R782.12

中国国家版本馆CIP数据核字第20242TH737号

出版发行：辽宁科学技术出版社
　　　　　（地址：沈阳市和平区十一纬路25号　邮编：110003）
印　刷　者：凸版艺彩（东莞）印刷有限公司
经　销　者：各地新华书店
幅面尺寸：210mm×285mm
印　　张：21.5
插　　页：4
字　　数：430千字
出版时间：2025年3月第1版
印刷时间：2025年3月第1次印刷
出　品　人：陈　刚
责任编辑：张　晨
封面设计：袁　舒
版式设计：袁　舒
责任校对：李　硕

书　　号：ISBN 978-7-5591-4030-2
定　　价：598.00元

投稿热线：024-23280336
邮购热线：024-23280336
E-mail: irisin0120@163.com / cyclonechen@126.com
http://www.lnkj.com.cn

前言 PREFACE

牙科种植领域不断发展和完善。不变的是在种植位点需要有足够的骨体积，以促进骨整合，并且随着时间的推移有持续的骨提供支撑。为了实现这一重要目标，通常需要骨增量。许多关于种植牙的书反映了作者对特定临床问题的处理方法——一本"我就是这样做的"的书。我一直对研究和教学充满热情，我写这本书不仅解释我是如何做的，还解释我们为何以及何时做。

前6章为读者提供了骨增量的基本知识，第7章~第10章涵盖了骨增量手术的诊断和设计。核心是密歇根水平与垂直骨增量分类法。Hom-Lay Wang医生和我提出了密歇根分类法，为临床医生提供一个基于循证的决策树，用于处理不同的临床情况。该分类侧重于骨缺损和骨轮廓外缺损的治疗。本书评估了目前使用各种骨增量方法和生物材料的结果研究，以构建评估参数和指南。第11章~第18章讨论了水平与垂直骨增量的各种技术。

在本书中，我邀请了特定专业领域的资深临床医生和研究人员共同撰写。因此，它是一个集体的作品，而不是一个作者的偏好或意见。我的目标是提供有关骨增量全面、权威的信息。我还想为学生、临床医生和研究人员制定关于牙科种植治疗中骨再生的可预测方法的指南。

技术发展提高了我们诊断、计划和执行治疗的能力；使用CBCT，我们可以创建一个虚拟患者进行以修复为导向的骨增量。可根据每位患者的具体需求制作用于骨再生的个性化支架。重组生长因子可用于提高骨引导生物材料的再生能力。这些进步无疑将改善治疗结果。外科医生应根据临床情况考虑每种材料和技术的优缺点，选择成本可控、不适感低、成功机会最大的方法。本书让读者更好地了解如何实现这些目标并改善患者的生活。

鸣谢

我首先要感谢的是我亲爱的妻子Katie。我们结婚30多年了，养育了3个聪明漂亮的女儿：Maggie、Angela和Rachel。Katie和我还一起在同一间诊所Misch Implant Dentistry工作。Maggie和她的丈夫Harry刚刚作为牙周医生、修复科医生加入我们的团队。在我们的婚姻中，Katie一直支持我的职业目标，并帮助我取得了成功。没有她我是做不到的。我一直对骨再生和牙科种植治疗非常感兴趣；Katie知道我一直想写一本关于这个主题的书，这是我毕生的心愿。我意识到在从事这个项目的过程中，搁置我们的生活并不容易，但她继续给予支持，我非常感激。

我还想感谢我的哥哥Carl，他鼓励我对牙科保持兴趣，并促进了我在牙科种植方面的教育。我们在密歇根州合作了3年，之后在美国匹兹堡大学接受了口腔修复住院医师培训。Carl还激励我积极参与到专业组织中，从事教学、写作和演讲。

在我完成口腔修复住院医师培训并获得口腔种植奖学金之后，我继续在美国匹兹堡大学任教。我的项目主任Chester Chorazy医生给了我一个机会，接受了我从一位修复医师进入口腔颌面外科作为住院医师培训。这个机会正是我职业生涯中缺失的一块拼图。Chorazy就像我们的父亲，

前言 PREFACE

指导我们的教育和外科练习。

我还要感谢Hom-Lay Wang医生对我的持续支持和帮助。Wang医生在写作和编辑此书的过程中提供了巨大的帮助。尽管他非常忙，但他总能提供帮助。对于本文中的所有合著者，我感谢你们的专业知识、奉献精神以及为本书贡献和分享知识的意愿。

最后，我要感谢Quintessence出版社的工作人员，包括Leah Huffman（编辑总监）、Bryn Grisham（出版总监）和William Hartman（执行副总裁兼总监）。有这么多贡献者来按时完成此书，这是一个挑战，但凭借奉献精神、毅力和耐心，我们的任务完成了。我希望书前的你喜欢这本书。

编者名单 CONTRIBUTORS

Tara Aghaloo, DDS, MD, PhD
Professor of Oral and Maxillofacial Surgery
UCLA School of Dentistry
Los Angeles, California

Carlo Barausse, DDS, PhD
Department of Biomedical and Neuromotor Sciences
University of Bologna
Bologna, Italy

Chia-Yu Chen, DDS, DMSc
Division of Periodontology
Department of Oral Medicine, Infection, and Immunity
Harvard School of Dental Medicine
Boston, Massachusetts

Matteo Chiapasco, MD
Professor, Unit of Oral Surgery
Department of Biomedical, Surgical, and Dental Sciences
University of Milan
Milan, Italy

Benjamin R. Coyac, DDS, PhD
Department of Periodontology and Laboratory for Bone
Repair
School of Graduate Dentistry
Rambam Health Care Campus
Haifa, Israel

Alessandro Cucchi, DDS, MSClin, PhD
Private Practice
Bologna, Italy

Dan Cullum, DDS
Private Practice in Oral and Maxillofacial Surgery
Coeur d'Alene, Idaho

Pietro Felice, MD, DDS, PhD
Department of Biomedical and Neuromotor Sciences
University of Bologna
Bologna, Italy

Matthew Fien, DDS
Private Practice in Periodontics
Fort Lauderdale, Florida

William V. Giannobile, DDS, MS, DMSc
Dean and A. Lee Loomis, Jr, Professor of Oral
Medicine, Infection, and Immunity
Harvard School of Dental Medicine
Boston, Massachusetts

Howard Gluckman, BDS, MChD, PhD
Private Practice in Periodontics and Implant Dentistry
Cape Town, South Africa

Adjunct Assistant Professor
University of Pennsylvania School of Dental Medicine
Philadelphia, Pennsylvania

Adjunct Professor
University of the Western Cape
Cape Town, South Africa

Jill A. Helms, DDS, PhD
Professor and Vice Chair, DEI
Department of Surgery
Stanford School of Medicine
Stanford University
Palo Alto, California

Ole Jensen, DDS, MS
Adjunct Professor
University of Utah School of Dentistry
Salt Lake City, Utah

编者名单 CONTRIBUTORS

David Kim, DDS, DMSc
Associate Professor
Division of Periodontology
Harvard School of Dental Medicine
Boston, Massachusetts

Jessica Latimer, DDS
Division of Periodontology
Department of Oral Medicine, Infection, and Immunity
Harvard School of Dental Medicine
Boston, Massachusetts

Bach Le, DDS, MD
Clinical Associate Professor
Department of Oral & Maxillofacial Surgery
The Herman Ostrow School of Dentistry
University of Southern California
Los Angeles, California

Private Practice in Oral and Maxillofacial Surgery
Whittier, California

Mark Ludlow, DMD, MS
Section Head of Implant Dentistry, Digital Dentistry,
and Removable Prosthodontics
University of Utah School of Dentistry
Salt Lake City, Utah

Shogo Maekawa, DDS, PhD
Department of Periodontology
Graduate School of Medical and Dental Sciences
Tokyo Medical and Dental University
Tokyo, Japan

Richard J. Miron, DDS, BMSc, MSc, PhD,
Dr med dent
Department of Periodontology
School of Dental Medicine
University of Bern
Bern, Switzerland

Craig M. Misch, DDS, MDS
Adjunct Clinical Professor
University of Michigan School of Dentistry
Ann Arbor, Michigan

Private Practice in Oral and Maxillofacial Surgery
Sarasota, Florida

Maggie Misch-Haring, DMD, MS
Private Practice in Periodontics and Implant Surgery
Sarasota, Florida

Alberto Monje, DDS, MS, PhD
Department of Periodontology
University of Michigan School of Dentistry
Ann Arbor, Michigan

Adjunct Professor, Department of Periodontology
UIC Barcelona
Barcelona, Spain

Rodrigo Neiva, DDS, MS
Chair and Clinical Professor of Periodontics
Penn Dental Medicine
University of Pennsylvania
Philadelphia, Pennsylvania

Lorenzo Tavelli, DDS, MS, PhD
Division of Periodontology
Department of Oral Medicine, Infection, and Immunity
Harvard School of Dental Medicine
Boston, Massachusetts

Istvan A. Urban, MD, DMD, PhD
Urban Regeneration Institute
Budapest, Hungary

Hom-Lay Wang, DDS, MDS, PhD
Professor and Director of Graduate Periodontics
University of Michigan School of Dentistry
Ann Arbor, Michigan

主译简介 TRANSLATORS

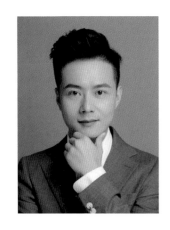

李 军

口腔临床医学硕士

毕业于吉林大学口腔医学院

天津医科大学口腔临床博士研究生在读

广东省保健协会数字分会常务委员

广东省临床医学会种植专业委员会委员

布谷口腔/布谷菁英培训中心创始人

"李军i分享"公众号及线下公益沙龙发起人

参与多部口腔种植著作的编写和翻译工作，包括：《牙周显微外科高阶技术图解》《黏性骨块临床基础及应用》《数字化牙科革命：学习曲线》《磨牙区即刻种植精要》主译，《骨增量种植修复图解》《中国口腔种植临床精萃（2016—2019年卷）》编委。获得国家发明专利2项、国家实用新型发明专利10项，"李军骨增量"系列发明人。荣获第七次BITC口腔种植病例大奖赛骨增量主题一等奖，第十次中华口腔医学会全国口腔种植学会大会"优秀青年研究奖"，第九次全国口腔种植病例大赛三等奖。

主译简介 TRANSLATORS

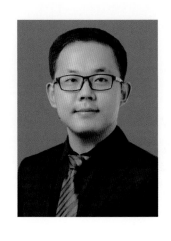

赵 阳

北京瑞泰口腔医院通州医院院长兼区域种植主任
"朝阳种植视点"公众号及线上学习平台发起人

参著、译著包括：《牙周显微外科高阶技术图解》《磨牙区即刻种植精要》《牙科缝合的艺术》《数字化牙科革命：学习曲线》《即刻种植外科精要》《口腔种植相关外科及放射线解剖》主译；《无牙颌不植骨种植治疗》、《垂直极限：口腔种植软硬组织增量2.0版》及国际口腔种植学会（ITI）口腔种植临床指南：第7卷《口腔种植的牙槽嵴骨增量程序：分阶段方案》译者；《口腔种植案例解析》编委；《口腔种植学》（第2版）、《中国口腔种植临床精萃（2014—2016年卷）》秘书。

主译简介 TRANSLATORS

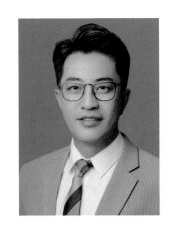

高小波

博士

赤峰市医院口腔科副主任医师

内蒙古医科大学硕士研究生导师

内蒙古口腔医学会口腔医学计算机专业委员会副主任委员

内蒙古口腔医学会口腔激光医学专业委员会副主任委员

内蒙古口腔医学会牙及牙槽外科专业委员会常务委员

内蒙古口腔医学会口腔种植专业委员会常务委员

赤峰口腔医学会口腔颌面外科专业委员会副主任委员

《机器人外科学杂志》编委

主持国家级、自治区级、市级科研项目13项；参编"十三五""十四五"规划教材2部；获得国家发明专利2项，新型专利4项转化1项；出版专著1部，发表文章20余篇。荣获内蒙古口腔医学会科技进步三等奖，赤峰市自然科研课题优秀成果三等奖；内蒙古口腔医学会"优秀科研工作者"称号。

译者名单 TRANSLATORS

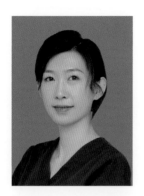

雷博程

博士，副主任医师

赤峰学院口腔医学院教学办主任

内蒙古口腔医学会牙及牙槽外科专业委员会常务委员

内蒙古口腔医学会口腔激光医学专业委员会副主任委员

内蒙古口腔医学会口腔颌面外科专业委员会委员

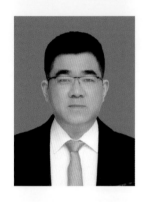

姜兆亮

聊城口腔医院院长

山东省健康管理协会口腔颌面外科专业委员会委员

山东民营口腔医学会口腔种植专业委员会常务委员

国际口腔种植学会（ITI）会员

"老姜聊种牙"公众号主理人

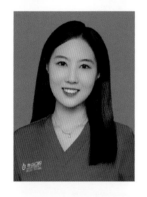

刘逸轩

毕业于武汉大学口腔内科

广州布谷口腔

多年临床工作经验，完成住院化规培，发表核心期刊论文1篇

参与武汉大学钟皓研医生团队的自体牙移植多项课题

参与中华牙病防治基金会"我国城市地区成人牙本质敏感（DH）流行病学调查"项目（武汉地区）

参与中华牙病防治基金会"儿童乳牙龋风险预测模型的建立和验证"项目

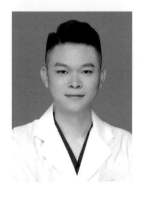

司正光

毕业于滨州医学院

青岛崇文口腔医院院长

青岛市城阳区政协委员

青岛市城阳区工商联执行委员

青岛市民营口腔协会副会长

青岛市口腔医学会第五届理事会理事

山东省民营牙科协会理事

IACD当代国际口腔医学会青岛理事

目录 CONTENTS

目录 CONTENTS

扫一扫即可浏览
参考文献

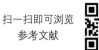

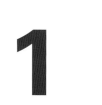

用于种植体植入的骨量

BONE VOLUME FOR DENTAL IMPLANT PLACEMENT

Craig M. Misch | *Hom-Lay Wang* | *Maggie Misch-Haring*

种植体替代缺失或脱落的牙齿已经彻底改变了牙科领域，提高了患者的生活质量。种植治疗的高成功率和良好的可预测性已在许多临床研究及各种适应证中得到证明。许多对种植体与种植体支持式修复体的长期生存和/或成功至关重要的因素已经被确定。一个关键的先决条件是在植入部位有足够的骨量，以促进骨整合和随着时间推移提供持续的骨支撑。在以修复为导向的治疗方法中，通过计划的修复体来指导种植体的数量和3D位置。如果首选的种植体位置没有足够的可用骨量，则可能需要行骨增量手术，以便将种植体放置在理想的位置，从而实现美学效果、对修复体进行支撑和行使长期功能。

骨量

计划植入种植体的缺牙部位的骨量是指其宽度、高度和角度，通过三维维度测量。

骨宽度

最小骨宽度取决于首选种植体的直径和位置。建议在美学区种植体唇侧有最小2mm的骨厚度，以避免牙槽嵴吸收[1-2]和牙龈退缩。然而，这一建议的背景是外六角连接种植体周围会有1.4mm水平骨丧失[3]（图1-1）。组织水平、锥度连接和平台转移种植体与较少的骨吸收有关[4-6]。一项临床研究发现，平台转移种植体周围水平骨吸收仅为0.6mm[7]。因此，使用具有锥形密封、内连接或无微间隙的种植体设计，如组织水平种植体，可以将唇侧和腭/舌侧的骨宽度要求降低到1~1.5mm（图1-2）。此外，缺牙牙槽嵴通常从嵴顶向根方变宽，因此在非美学区，垂直向去骨可能是骨增量的替代方案。然而，在某些病例里，唇侧和腭/舌侧皮质骨可能表现出小的差异。

另一种替代骨宽度不足的萎缩牙槽嵴行骨增量的方法是使用窄直径种植体（NDI；图1-3）。最近的一项系统综述和荟萃分析发现，与标准直径种植体（>3.5mm）相比，直径3~3.5mm的种植体在种植体存活率方面没有差异[8]。其他系统综述和荟萃分析还发现，NDI是标准直径种植体

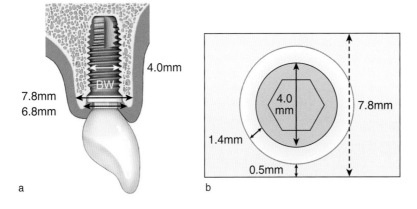

图1-1 外六角连接种植体周围的水平骨丧失的横截面图像（a）和殆面观（b）。植入直径4mm的种植体需要的最小牙槽嵴宽度为7.8mm。

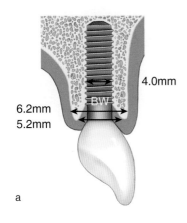
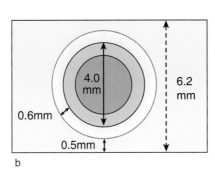

图1-2 锥度连接种植体周围的水平骨丧失的横截面图像（a）和殆面观（b）。植入直径4mm的种植体需要的最小牙槽嵴宽度为6.2mm。

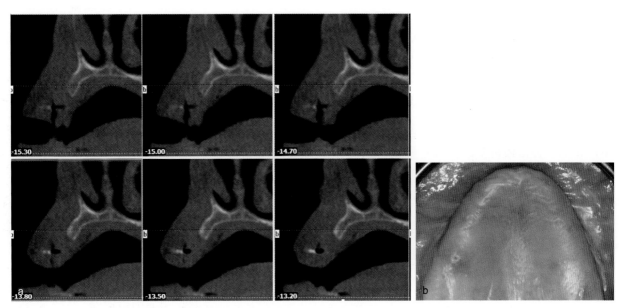

图1-3 （a）术前CT扫描显示上颌缺牙区的牙槽嵴狭窄。（b）萎缩上颌骨的术前殆面观。　→

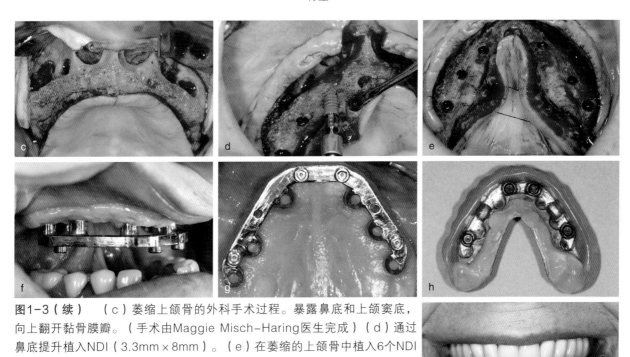

图1-3（续） （c）萎缩上颌骨的外科手术过程。暴露鼻底和上颌窦底，向上翻开黏骨膜瓣。（手术由Maggie Misch-Haring医生完成）（d）通过鼻底提升植入NDI（3.3mm×8mm）。（e）在萎缩的上颌骨中植入6个NDI（3.3mm×8mm）。（f）种植体用杆卡修复。（g）种植体杆卡的殆面观。注意由于上颌骨萎缩导致种植体位置偏腭侧。（h）带附件的上颌覆盖义齿的组织面观。（i）上颌覆盖义齿戴入后的临床照片。

的有效替代，因为其存活率和成功率，以及机械和生物并发症发生率相似[9-10]。当使用NDI时，强度更高的金属，如钛锆或钛合金，可以降低种植体折断的风险。对钛锆窄直径种植体的系统评价发现，种植体的成功率和存活率与标准直径钛种植体相似，种植体折断没有增加[11-12]。然而，缺乏关于NDI宽修复平台可能出现技术并发症风险的长期数据。因此，标准直径或窄直径种植体用于单颗磨牙种植应该谨慎。

骨高度

种植体植入所需的最小骨高度取决于几个因素。一个考虑因素是解剖区域。在上颌骨后部，上颌窦底会限制可用的骨高度。然而，上颌窦底是一个解剖边界，可以通过上颌窦底提升进行突破或处理。许多研究表明，短种植体（长度＜8mm）的存活率与植入骨移植材料上颌窦的较长种植体的存活率相同[13-14]。尽管在上颌窦骨移植之前不需要明确的骨尺寸，但上颌窦底以下有6~8mm似乎就足够了（图1-4）。在下颌骨后部，下颌神经管和舌侧皮质骨会限制种植体的长度选择。一个常见的要求是与下颌管至少有2mm的距离来放置种植体，以防放射线测量、钻孔深度和种植体放置方面的潜在不准确性带来风险[15]。由于下颌骨通常质量更好，超短种植体（长度6mm）已被证明是有效的[16]（图1-5）。因此，在下颌骨后部植入超短种植体需要有比神经管高8mm的可用骨高度（图1-6）。

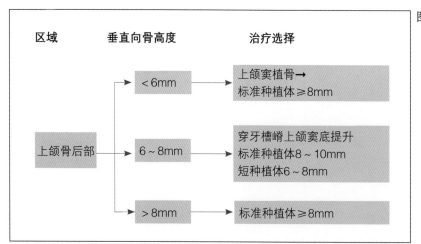

图1-4 上颌骨后部垂直向骨高度要求。

区域	垂直向骨高度	治疗选择

上颌骨后部 → <6mm → 上颌窦植骨→ 标准种植体≥8mm

上颌骨后部 → 6~8mm → 穿牙槽嵴上颌窦底提升 标准种植体8~10mm 短种植体6~8mm

上颌骨后部 → >8mm → 标准种植体≥8mm

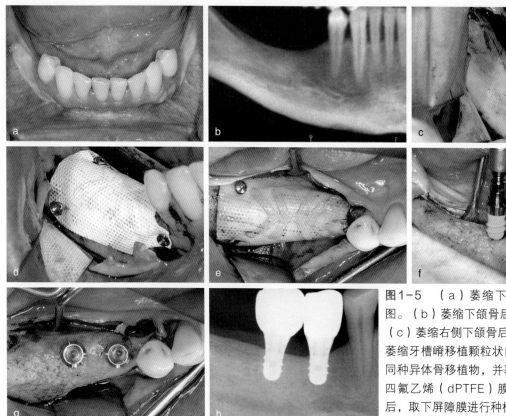

图1-5 （a）萎缩下颌骨后部的术前视图。（b）萎缩下颌骨后部的术前CT扫描。（c）萎缩右侧下颌骨后部的临床观。（d）萎缩牙槽嵴移植颗粒状自体骨和皮质矿化的同种异体骨移植物，并覆盖钛加强的致密聚四氟乙烯（dPTFE）膜。（e）愈合6个月后，取下屏障膜进行种植体植入。（f）将两个组织水平短种植体（4.1mm×6mm）植入骨移植后的下颌骨中。（g）右侧下颌骨后部两个组织水平短种植体的殆面观。（h）种植体采用单独的螺丝固位牙冠进行修复。

图1-6 下颌骨后部垂直向骨高度的要求。

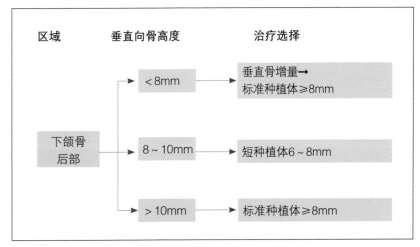

图1-7 在萎缩的牙槽嵴中使用短种植体增加了牙冠-基台高度空间。将短种植体植入萎缩的牙槽嵴中将导致更大的牙冠-基台高度（D）。因为力矩=力×距离，较大的距离（D）将增加种植体-基台连接上的力矩或扭矩。

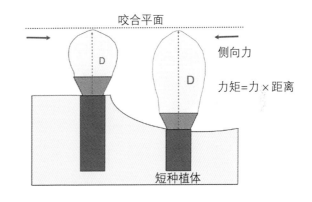

牙齿缺失后的骨吸收量决定了牙冠高度或修复体空间。种植牙冠-基台高度空间定义为从咬合平面到种植体平台的距离。可用的修复空间将影响修复体的类型、材料选择和手术技术。它还具有美学和生物力学的含义。在美学区，需要决定是通过重建垂直骨缺损以恢复正常解剖结构，还是用修复体弥补缺失的软硬组织。由于垂直骨增量在技术上更困难，修复体解决方案可以提供更可预测和更直接的方法。当牙冠-基台高度空间过大时，修复体连接上的负载会增加（图1-7）。这可能导致更大的技术并发症风险，如基台螺丝松动和附件折断。当牙冠-基台高度空间变大时，可以对种植体牙冠进行夹板固定，以降低机械并发症的风险。然而，系统综述发现，边缘骨丧失和种植体存活率似乎不受冠根比的影响[17-19]。

牙槽嵴角度

在某些情况下，缺牙部位的牙槽嵴角度可能不允许以理想的种植体轴向植入。这个问题最常见于萎缩的上颌骨。拔牙后，随着唇侧骨板吸收，牙槽嵴的长轴会变得更加向唇侧倾斜，与腭部轮廓一致（图1-8）。如果种植体以更垂直的方向放置，唇侧骨可能太薄，或者根方会穿透颊侧皮质骨。对于上颌前牙的单牙种植体和小跨度种植体支持的局部义齿来说，这可能是一个重要的问题。可能需要骨增量来恢复牙槽嵴轮廓，并允许以更好的种植体轴向植入。一种替代方法是

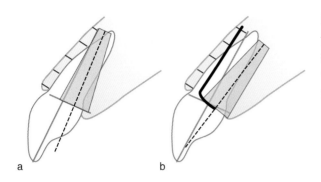

图1-8 牙齿脱落后的唇侧骨吸收导致更大的种植体唇侧倾斜度。注意上颌切牙拔除时植入种植体的位置（a）与拔除后植入种植体的位置之间的差异，并可见以牺牲唇侧骨为代价的骨重建（b，黑线表示吸收后牙槽嵴的唇侧轮廓）。种植体会更加向唇侧倾斜。

将种植体以一定角度放置在骨内，使用角度基台来改变修复体连接的路径或使用角度螺丝通道。尽管过去人们担心种植体的非轴向负载，但最近的研究发现，倾斜种植体不会降低种植体的存活率或增加边缘骨丧失[20]。

软组织厚度

种植体周围骨稳定性的另一个重要因素是垂直向软组织厚度。几项研究表明，需要大约4mm的嵴上软组织高度才能形成生物学密封[21-22]。一个更准确的术语可能是嵴上组织附着，是由于种植体周围的水平纤维走向而导致的[22]。薄的软组织可能会诱导种植体颈部周围的骨重塑，以获得足够的生物学宽度[23-26]。当处理有骨缺损的牙槽嵴时，如果为薄牙龈表型，可能有必要计划实施软硬组织的增量。

牙齿缺失的后果

导致种植牙骨量不足的原因可能是牙周炎、感染、创伤、病理、牙齿缺失、颌骨萎缩、先天性缺牙或既往种植牙失败。牙齿脱落后，束状骨会迅速吸收。最大的牙槽骨损失发生在唇侧，这是因为与拔牙窝骨壁的舌/腭面相比，颊侧皮质骨的厚度有限[27]。上颌前牙唇侧冠方皮质骨厚度在约90%的患者中均较薄（＜1mm）[28-29]，在

牙齿脱落后更容易吸收。这不仅会导致更多的水平骨吸收，也会导致垂直向骨高度的损失，据报道，在颊侧最为明显[30]。CBCT研究发现，较薄的唇侧骨壁（＜1mm）与显著的垂直骨吸收有关，与较厚的牙槽窝骨壁（＞1mm）相比，垂直骨吸收的中位数为7.5mm。对于较厚的牙槽窝骨壁，在8周的愈合后，垂直骨吸收仅为1.1mm[31]。对牙齿拔除后牙槽骨吸收的人类研究表明，在6个月的愈合后水平骨吸收为29%~63%，垂直骨吸收为11%~22%[32]。这些研究表明，前3~6个月骨吸收迅速，随后逐渐减小，趋于稳定。然而，纵向研究发现，在佩戴软组织支持式可摘修复体的患者中，剩余牙槽嵴会持续减少[33-34]。

牙齿脱落后的骨吸收会影响种植体可用骨量，也可能对种植体植入理想的位置产生不良影响。在上颌骨中，唇侧骨的吸收更大，剩余牙槽嵴宽度会向内侧移位。因此，种植体植入牙槽嵴的长轴会更加向唇侧倾斜（图1-8）。随着额外的吸收，骨高度下降，牙槽嵴继续向腭侧移位（图1-9a）。这可能会影响种植体的定位，因为修复体可能位于牙槽嵴唇侧。在下颌骨中，随着剩余牙槽嵴向内侧移位，唇侧骨丧失也会导致牙槽嵴骨宽度的丧失。在矢状面上，上颌骨前部向上、后方吸收，而下颌骨前部向下、前方吸收

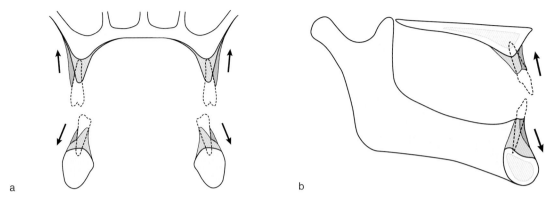

图1-9 （a）在后部区域中，上颌骨向中间方向吸收。下颌骨最初向内吸收，但随着垂直方向的丧失，它变得更宽。（b）矢状面显示，上颌骨前部向腭侧吸收，而下颌骨前部最初向内侧吸收，但随着垂直方向的丧失，它向唇侧移动。

（图1-9b）。在上颌骨和下颌骨都为中度至重度牙槽嵴吸收的缺牙患者中，伴随着前突外观，出现Ⅲ类骨骼关系。这种骨萎缩会导致垂直向、横向和矢状面上的颌间关系不良，从功能和美观的角度来看，这可能会使种植体的植入更加复杂化。

上颌前牙缺失后的骨丧失和软组织改变会对种植修复体的美观效果产生重大影响。为了恢复牙槽嵴的轮廓并为种植体的放置提供足够的骨量，骨和软组织增量通常是实现满意美学效果的先决条件。当嘴唇活动暴露出上颌牙龈或需要垂直骨增量时，这些病例尤其困难。

由于拔牙后的骨丧失会对种植体的植入和位置、美学、生物力学的骨量产生负面影响，因此应谨慎考虑牙槽骨的保存措施。牙槽嵴保存（ARP）可以最大限度地减少拔牙后牙槽骨的尺寸变化，为种植体植入提供足够的骨量。与未接受牙槽嵴保存治疗的对照组相比，接受拔牙窝植骨治疗的拔牙位点在垂直向和水平向上的尺寸变化明显较小[35]。结合微创拔牙，这可能会减少对后续骨增量程序的需要或减少未来种植体植入所需的骨量。

2

骨科学：形态与功能

THE SCIENCE OF BONE: FORM AND FUNCTION

Benjamin R. Coyac | *Jill A. Helms*

骨生长机制

人类颅颌面（CMF）骨骼生长模式是由两种成骨类型形成的，最主要的一种是膜内（或沉积）成骨[1]。膜内成骨通常发生在上颌骨和下颌骨表面。当在松质骨表面上添加新骨时，骨的形状不会改变，但其密度会改变。骨的积聚也可以发生在颊侧和舌侧骨表面，在这些情况下，骨形状会发生变化。在面中缝处也会出现相同的骨沉积。例如，颌前缝向下和向后倾斜，因此当中缝的间充质增生时，整个上颌骨向下和向前移位。

四肢骨骼和中轴骨骼以及颅颌面骨骼的生长是通过软骨内成骨的。例如，下颌骨的向前和向下生长是由髁突软骨帽的软骨内骨化推动的[1]。软骨内骨化也导致了腭中缝[2]和矢状缝的扩张[3]。

参与骨形成的细胞

颅神经嵴和中胚层对颅颌面骨骼的作用

在颅颌面骨骼形成中，膜内和软骨内成骨都是由颅神经嵴（形成上颌骨和面部骨骼以及颅骨）或颅中胚层（形成下颌骨和舌骨）产生的细胞完成的。无论其胚胎起源如何，这些细胞都主要负责分化为成软骨细胞和成骨细胞。这一步骤的触发因素尚不清楚，但可能与细胞外环境中的机械信号有关。细胞通过形成聚集体开始分化，聚集体将细胞与周围细胞区分开来[4]。

成骨细胞和成软骨细胞

凝聚过程与转录因子（包括Runx2[5-6]和Osterix[7]）的上调有关。在形成聚集体或凝聚物后，细胞开始分化为软骨细胞，预示软骨内成骨的开始，或分化为成骨细胞，预示膜内成骨的开始。在颅颌面骨骼中，可以观察到富含蛋白多糖的软骨中间体（图2-1a中的红色结构）从未成熟

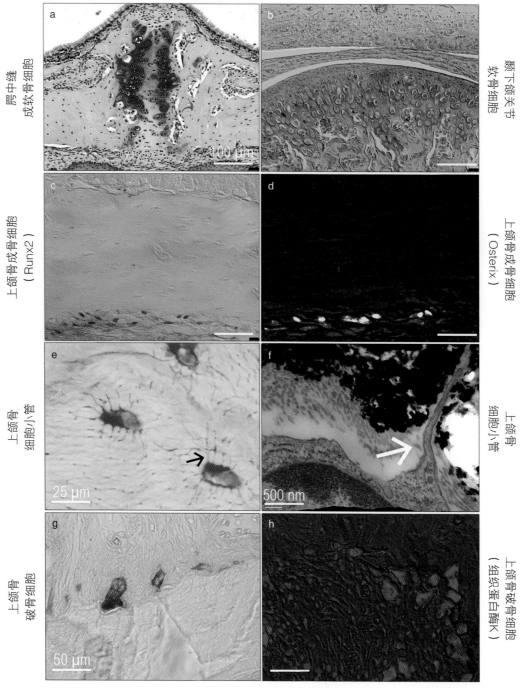

图2-1 骨骼发育和生长。（a）番红O固绿染色，描绘腭中缝处的沉积生长，成软骨细胞沿着现有表面分泌新的基质，导致软骨扩张和加宽。（b）颞下颌关节的五铬组织学染色，其关节表面衬有纤维软骨。（c和d）成骨转录因子Runx2和Osterix的免疫染色，其在骨矿化基质的成骨细胞中表达。（e）矿化骨基质的Van Gieson组织学染色，可以观察到骨细胞的树突形态（箭头）。（f）腔隙中骨细胞的透射电子显微镜检查，可见树突（箭头）在一根小管内延伸。（g）骨表面多核成熟破骨细胞的耐酒石酸酸性磷酸酶酶反应染色。（h）这些破骨细胞在组织蛋白酶K免疫染色中也可见。比例尺分别为100μm（a～d）、25μm（e）、500nm（f）、50μm（g和h）。

的腭中缝出现。颞下颌关节表面可以观察到一种持久存在的透明软骨，当使用五铬组织学染色时会染蓝（图2-1b）。在颅颌面骨膜中，Runx2和Osterix的共同表达是成骨细胞成熟的信号（图2-1c和图2-1d）。

骨细胞

一小团成骨细胞被包裹在胶原基质中，这些细胞将成为身体中寿命最长的细胞，即骨细胞（图2-1e）。这些细胞曾经被认为是静止的，现在人们完全意识到，这些非有丝分裂的细胞仍然是骨重塑和矿物质代谢的关键协调器[8]。骨细胞通过树突相互连接，树突延伸到穿透矿化基质的微观通道（微管）中（箭头，图2-1e和图2-1f）。骨细胞通过这些突起作为机械传感器发挥关键作用，不仅能感知微管内的流体流动，还能通过骨周围细胞液将更大的分子［核因子κB配体受体激活剂（RANKL）/骨保护素（OPG）、成纤维细胞生长因子-23（FGF-23）和硬化蛋白/Dkk1/Wnt］发送到其他骨细胞和成骨细胞[9]。骨细胞调控骨稳态[10]并控制成骨细胞的增殖速率以及破骨细胞成熟和吸收活性[11]。

破骨细胞与骨吸收

破骨细胞在骨矿化表面进行再吸收，并与骨形成密切相关。破骨细胞是来源于单核细胞/巨噬细胞造血谱系前体细胞融合的特化多核细胞（图2-1g）。当成熟的破骨细胞附着在骨表面时，通过肌动蛋白丝的锚定产生一个密封区。密封区形成一个限定的小室，破骨细胞膜被描述为具有"褶皱"边界。在密封区的密闭区域，破骨细胞分泌酸性氢离子，溶解骨基质的矿物成分。一旦矿物质溶解，破骨细胞就会分泌胶原酶、组织蛋白酶K和其他水解酶来降解脱矿骨基质的有机成分（图2-1h）。密封区小室的骨面一侧被描述为"吸收湾"，也称为Howship腔隙。

巨噬细胞集落刺激因子（M-CSF）和RANKL由成骨细胞、成纤维细胞和骨细胞产生，需要与破骨细胞前体融合，并共享其细胞核以形成成熟的破骨细胞。吸收的调节涉及OPG，它也由成骨细胞分泌，作为与RANKL结合的诱饵，从而抑制其与受体RANK结合的能力；通过这种方式，破骨细胞的成熟和骨吸收被阻断[12]。

骨的组织隔室

骨膜

自1739年Duhamel du Monceau进行"银环"实验[13]首次科学证明骨膜的成骨能力以来，骨膜组织一直在持续研究中，目的是利用其成骨潜力。关于骨膜对骨愈合贡献的大多数假设都是从长骨骨修复的实验模型中推断出来的。例如，在几种矫形外科技术中，骨膜移植物已被用于治疗骨折[14]。然而，骨膜移植物并没有用于口腔外科。由于其组织学相似性，假设长骨和颅面骨的骨膜（图2-2a）为类似的；然而，这个猜想只是部分准确的。例如，在颅颌面骨骼中，外层纤维骨膜蛋白阳性层包含神经和血液（图2-2b），并包裹由Runx2阳性骨干细胞和骨祖细胞组成的内层（形成层）（图2-2c）。茜素红/钙黄绿染料掺入钙化基质表明，颅颌面骨膜是颅颌面骨骼中新骨形成的主要部位（图2-2d）。

四肢骨骼及其相关骨膜与颅颌面骨骼及其骨膜有许多独有的特征。具体而言，骨膜的物理和细胞特征因解剖位置而异[15]。例如，胫骨骨膜松散地附着在上覆肌肉上，而上颌骨骨膜紧密地附着在上覆结缔组织上[16]。分子、细胞和遗传学研究表明，长骨骨膜比扁平骨骨膜更具成骨性[17]，但颅面骨膜包裹了具有更大多能性细胞[15]。

此外，颅颌面和四肢骨膜受到合成代谢剂

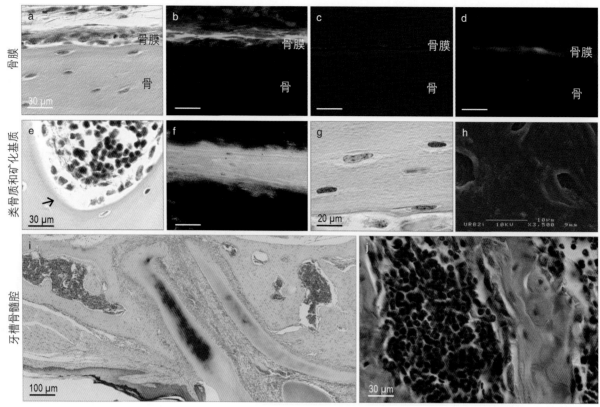

图2-2　骨的组织组成。（a）五铬组织学染色可见覆盖骨外表面的骨膜。（b）骨膜蛋白免疫染色显示骨膜的纤维成分。（c）Runx2免疫染色显示骨膜中成骨细胞层。（d）钙蛋白（绿色）/茜素红染料在骨膜处掺入，显示矿化/钙化的增加层。（e）描绘未矿化骨基质的五铬组织学染色（蓝色，箭头）。（f）这种未矿化的骨基质在甲苯胺蓝染色中也可见，而von Kossa反应染色为磷酸盐矿物/矿化基质。（g）五铬组织学染色可见矿化基质内骨细胞腔隙中的骨细胞。（h）扫描电子显微镜（SEM）揭示了骨细胞腔隙之间的相互连接网络。（i）牙槽骨的五铬组织学染色，包含牙根和骨髓间隙。（j）高放大倍数可见充满了基质组织、血细胞和骨小梁的牙槽骨骨髓腔。po，骨膜。比例尺=30μm（a～f，j）、20μm（g）、10μm（h）和100μm（i）。

（如双膦酸盐）的不同影响[18-20]。Leucht等[15]使用谱系标记证明颅面和长骨骨膜对骨修复的贡献不同：在长骨中，骨膜干细胞/祖细胞来源于中胚层，而在颅颌面骨中，骨膜干细胞/祖细胞群来源于神经嵴[15]。

刺激长骨骨膜可诱导成骨再生反应[21]，而上颌骨骨膜对同样的损伤有延迟、减弱的反应。Mouraret等在2014年的研究表明，通过隧道手术抬高长骨骨膜会引起成骨反应，而在上颌骨中，为了达到类似的垂直骨增量，需要使用帐篷支架

和空间维持[22]。

骨矿化基质

成熟的成骨细胞产生丰富的富含胶原蛋白的细胞外基质（1型胶原蛋白，形成骨骼），以及非胶原蛋白（如骨桥蛋白和骨涎蛋白），这些蛋白在引导胶原蛋白基质中的矿化沉积（以及钙的局部积聚和磷酸盐/焦磷酸盐的比例）方面发挥着关键作用。当骨基质未矿化时，称为类骨质（箭头，图2-2e）；当类骨质积聚碳酸盐取代的

羟基磷灰石矿物，这些矿物在胶原纤维内、顶部和之间发生结晶时，它成为成熟的骨基质，并可通过von Kossa染色（图2-2f）。成熟的骨基质包裹骨细胞，骨细胞的细胞核在五铬组织染色中呈红色（图2-2g），其腔隙有助于板层骨的多孔性（图2-2h）。

颅颌面骨的髓腔

在大多数颅颌面骨骼中，外层和内层致密皮质骨板被板障骨分隔开（图2-2i）。这种内部结构由小梁骨/海绵状骨/松质骨组成，没有连续的髓腔，这与长骨中连续的骨髓腔相反。在颅颌面骨的核心，存在一些骨髓小岛，与松质骨小梁交织在一起（图2-2j）。骨髓本身由造血细胞、淋巴组织、基质细胞和被血管包围的脂肪细胞组成。骨髓产生红细胞、白细胞和血小板，还含有大量的骨髓干细胞和造血干细胞。

在一些颅颌面骨骼中，包括上颌骨，没有板层骨，骨骼的内层和外层被一个大的空气腔（如上颌窦）分隔开，该空气腔通过一个被称为气化的过程进行扩展延伸。这种独有的特征减轻了头骨的重量，这是鸟类和恐龙骨骼的共同特征[23]。

骨的结构

骨骼是以分层的方式组织的，从宏观排列延伸到纳米结构。最近通过3D成像技术证实[24]，即使在其纳米和宏观结构中，骨骼的弯曲和螺旋结构也很明显。最初在自然界中，螺旋模式被观察到是一种普遍存在的模式[25]，可假设生物体中的螺旋模式具有特定的适应性功能[26]。在骨组织中，螺旋状矿化的细胞外基质由水、碳酸盐取代的羟基磷灰石晶体和由Ⅰ型胶原纤维、非胶原蛋白与小蛋白多糖组成的有机成分组成。正是这些成分的空间排列，使骨骼元素同时柔韧、坚固和重量轻。虽然骨骼结构的图谱包含在细胞的基因

组中，但也有一个表观遗传学成分：骨骼组织对机械力有反应，对负载增加和减少的反应进行重塑[27]。硬度和韧性之间的平衡使骨骼能够承受广泛的咀嚼力和抗重力运动，并防止创伤性机械冲击，所有这些都需要合理的代谢成本。

在宏观水平上，骨细胞外基质呈现为成层（如板层）和相互连接的网络（如小梁骨；图2-3a）。板层骨，即致密（皮质）骨，孔隙率有限；相反，小梁（松质）骨表现出更大程度的孔隙率（图2-3b和图2-3c；见Currey[28]）。通常，致密骨（图2-3c）和松质骨（图2-3d）之间存在形态学差异，这种组织在一定程度上受成骨细胞分泌胶原蛋白速率的调节。例如，胶原分泌速率较慢的成骨细胞产生板层骨[12]，而胶原分泌速率较快的成骨细胞产生编织骨[29-30]。在上颌和下颌牙槽突中，具有多孔、编织结构的骨被称为束状骨，其包含在具有致密、板层结构的骨骼中，即颊侧和舌/腭侧骨板（如图2-3e和图2-3f中的2D和3D图像所示）。

在骨骼的大多数部位，编织骨被视为一种短暂存在的组织，迟早会被吸收并被板层骨取代（Shapiro和Wu[31]综述），但在颅颌面复合体的区域，编织骨会持续[32]——也就是说，至少在牙齿缺失之前。然后，伴随着牙齿缺失，编织的多孔骨被致密的板层骨取代[33]。这一观察清楚地表明，机械负载是影响颌骨宏观结构的一个因素。

塑造骨结构的机械力

颌骨的骨重建率非常高，与其他骨骼不同的是，即使过了青少年期，骨重建率仍然很高[34]。上颌骨和下颌骨的这种高更替率被认为是需要不断修复咀嚼和咬合造成的微骨折引起的[35]。尽管上颌骨和下颌骨承受着相似的咀嚼负载，但上颌骨大多将应变和应力转移到上方的颅骨；相比之下，下颌骨是独立的，承受了所有的负载。这一

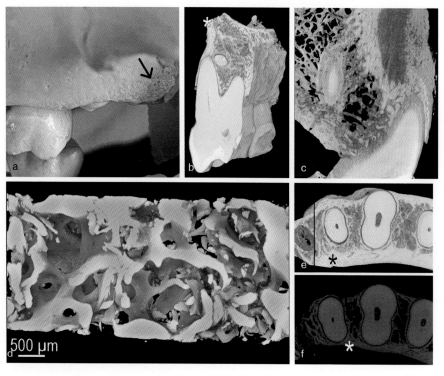

图2-3 牙槽骨结构。（a）干燥颅骨的上颌结节处骨小梁（箭头）的显微照片。（b~d）显微CT扫描3D图像可见具有致密皮质骨板的牙槽骨（b中的星号）和由松质骨（d）组成的内侧骨小梁组织（c）。（e和f）在轴向平面上也可以看到牙槽骨的双重结构。

独有的特征影响了这两块骨头的形态：下颌骨比上颌骨更强壮、更坚硬。在解剖学上，上颌骨具有承受压缩负载的典型骨骼结构，例如椎体；它由薄皮质骨板内的致密小梁网络组成。另一方面，下颌骨类似于长骨的骨干，沿着弯曲和扭转负载分布有厚的皮质骨板与骨小梁[36-37]。临床上，当下颌骨中存在隆突时，在弯曲和扭转应变最大的地方形成最大的隆突，通常在咀嚼占主导地位的一侧。

咀嚼负载与动态骨重塑有关[38]，并且当咀嚼力暂停时（通过去除牙齿或在实验情况下，改用液体或软质饮食），骨吸收优先于骨形成，具有骨体积净损失的结果[39-40]。相反，增加咀嚼负载会引发骨形成的短暂增加和骨吸收的减少，从而导致骨体积的净增加[41]。骨体积的增加有助于将

骨中的应力和应变降低到基线水平。Frost在其机械稳定理论（Frost[42]）中描述了骨骼对不同机械条件的这种反应。当牙齿缺失时，颌骨的连续性会被破坏，同样的咀嚼力也会变得有害[43]。

通过牙周膜将牙周机械负载转移到骨骼

从功能上讲，牙-骨-牙周界面是一种机械装置，牙齿在其中充当操纵和分解食物的工具。牙周界面由两种坚硬材料组成：束状牙槽骨覆盖牙齿的骨性牙窝和牙根中无细胞牙骨质层参与牙齿锚固[44]。这些坚硬组织被牙周膜分隔，纤维牙周韧带具有两种关键功能。短期功能是将咬合负载（张力和压力）传递到支撑骨，同时提供保护，防止突然撞击，起到减震器的作用。这种短期咀嚼功能是通过牙周组织内的刚性和弹性相结

合而实现的，从而减轻周围骨骼上的集中急性应力[41]。牙周膜的长期功能是持续的适应负载的改变，这种适应由牙齿定位（自然移位或正畸治疗）所需的细胞感受器及血管成分产生。这种长期定位功能是由牙周的柔韧性和可塑性相结合获得的。在体内平衡中，牙周膜的周转率非常低[40]，但一旦受伤，它能够快速修复并适应新的机械情况[39]。

将种植体周围的机械负载直接转移到骨骼

从生物学和力学角度来看，种植体–骨界面与牙根–骨界面有显著差异。如果在功能负载下，种植体在骨内几乎不动，则视为骨整合。种植体和相邻矿化组织之间没有韧带（即种植体直接连接到骨骼），这会导致周围骨骼中的应力和应变分布发生变化[45-46]。负载的类型、频率和大小，再加上种植体的几何形状，所有这些都会对从种植体转移到周围骨骼的机械负载产生影响[47-48]。

骨的生长与萎缩

上颌骨和下颌骨生长

颅颌面骨生长的时间、速度和数量与体细胞（身体）成熟之间存在着强烈的相关性，但有一个例外：由于围产期大脑的快速扩张，脑颅在出生后不久就开始生长，早于颅面骨骼的其余部分就达到了成年大小。因此，应分别评估颅颌面骨骼每个单元的生长和形态发生。在这些单元中，下颌骨与身体骨生长的轨迹最为密切[49]。

上颌骨起源于成对的结构，最终形成上颌骨（图2-4a中以蓝色突出显示）；上颌骨支撑尖牙、前磨牙和磨牙。额鼻突起的中线（图2-4a中以红色突出显示）最终产生支撑切牙的前颌骨[50-52]。前颌突和上颌突，以及侧鼻突（图2-4a中以黄色突出显示），在人类发育早期融合，大约是在子宫内第9周（见图2-4a～图2-4c中的箭头；如图2-4d所示）。前颌骨和上颌骨之间的接缝在靠近切牙管的区域持续到成年。

面部突起的生长不是以一种均匀的空间方式实现的；相反，它从水平面开始，然后是矢状面，最后是垂直面。24岁后，上颌骨的横向和矢状向生长速率几乎保持稳定，而纵向生长速率缓慢继续。这是由于上颌骨在眼睛/眼眶、鼻腔和上颌窦增大的"推动"中向下移位，远离头骨。

随着突起的大小增长，间充质细胞在预定位置发生凝聚。在上颌骨中，这些凝聚开始膜内成骨，并且在啮齿类动物胚胎中使用茜素红/阿尔新蓝全固定染色可以观察到对应于上颌骨、前颌骨和下颌骨的单独凝聚（图2-4e～图2-4g）。凝聚物最初表现为单独的岛状，但随着时间的推移，开始融合并产生骨骼，其形状预示着最终形态（图2-4g）。

下颌骨来源于在中线融合形成联合的成对凝聚物，在出生的第一年产生单一的连续突起（图2-4a～图2-4d中以绿色突出显示）。下颌骨为咀嚼肌提供插入表面并支撑下颌牙列。这两种功能是由下颌骨的基本部分完成的，包括体部（体）和升支（支）。下颌骨遵循与上颌骨相似的时间顺序，但空间模式不同。例如，在青春期，下颌骨的矢状向生长量大于上颌骨。这是由于髁突处的软骨内生长和下颌升支的重塑，以适应第二磨牙和第三磨牙的萌出。下颌第三磨牙阻生被认为是缺乏矢状向生长的结果。

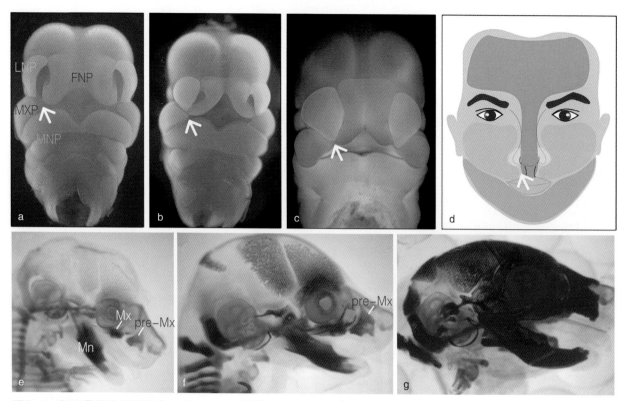

图2-4　颌面骨骼的胚胎发育。（a~c）胚胎的SEM，显示早期阶段（a）、中期阶段（b）和后期阶段（c）的胚胎中细胞的凝聚。（d）最终，生长和融合连续产生了成人颌面骨骼。箭头所示供参考。（e~g）在胚胎发育的早期（e）、中期（f）和晚期（g），分别使用阿尔新蓝和茜素红对小鼠胚胎进行全胚胎骨骼染色，以鉴定软骨和骨。FNP，额鼻突；MXP，上颌突；LNP，侧鼻突；MNP，下颌突；Mx，上颌骨；Mn，下颌骨；pre-Mx，前颌骨。

与种植体相比，牙齿周围的牙槽骨生长

牙齿在一生中都会萌出，并带来周围牙槽骨的改建。在年轻患者的牙齿强直病例中——或者为任何患者植入种植体——都不会发生局部牙槽骨生长。在强直的牙齿周围，这可能会导致磨牙和切牙欠合（下沉）。这种与强直相关的错殆使随后的修复变得复杂，并使强直的牙列容易出现牙周并发症。在美学区（即上颌切牙周围），没有任何解决方案被认为是最佳的，因为拔除强直的牙齿会留下一个薄的牙槽嵴，通过骨移植也

很难与之相协调[53-54]。强直牙齿的手术脱位在很大程度上是不令人满意的，因为牙齿最终再次强直[55]，而手术牵引强直牙齿和周围的骨骼往往不稳定且不可预测，留下受损的牙槽嵴[56]。

种植牙，就像强直的牙齿一样，不会被动萌出，因此，牙槽嵴没有生理生长。在种植体的情况下，牙槽骨的垂直生长受到限制，可能导致不美观和功能不良[57]。再加上牙齿的自然连续近中移位和周围骨骼的垂直生长，可能会出现种植体的相对咬合不足或上唇变形，尤其是在"长脸"型的患者中[58]。

牙槽嵴的失用和拔牙后萎缩

牙槽骨、其束骨成分和牙齿本身形成一个功能单元。每个单元完全取决于牙齿的存在，因为牙槽骨在牙齿萌出时会形成，如果拔除牙齿，牙槽骨会退化。尽管骨质疏松症[59-60]和年龄增加[61]会影响牙槽骨高度，但牙齿的缺失对牙槽骨吸收的影响最为显著[59,62]。无论位置如何，拔牙后都会导致水平和垂直牙槽嵴轮廓的大量丧失。例如，在拔牙后3个月，牙槽嵴的水平尺寸减小了30%，在颊侧最为明显，从而使牙槽嵴向腭/舌侧移动[63]。拔牙后1年，颊侧骨继续后退到舌/腭侧牙槽嵴下方[63]。

拔牙后牙槽嵴快速吸收的原因尚不完全清楚。对于这种急剧的组织损失，一种常用的解释是失用性萎缩，也就是说，拔除一颗牙齿可以取消咬合负载和骨骼中的应变[64]。然而，必须指出的是，颌骨仍在发挥作用，在拔除一颗牙齿后，周围的牙齿仍会承受负载。

一项犬研究提出了一种废弃的萎缩理论来解释拔牙后牙槽嵴的吸收。在这里，研究人员建议，一旦通过拔牙去除其功能，之前包围牙齿的束骨就会发生吸收；由于颊侧骨壁主要由束骨组成，因此随后的尺寸变化是显著的[65]。虽然这是对牙齿拔除后观察到的牙槽嵴高度损失的合理解释，但它并不能解释为什么相同的非功能束骨同时直接促进牙槽窝内快速形成新骨[66-68]。

拔牙、牙槽嵴吸收与牙槽窝愈合的关系

临床文献清楚地表明，牙槽窝愈合和牙槽嵴吸收是相关的，但通过拔牙窝骨填充如何减少牙槽嵴的吸收还没有被完全研究清楚[69-71]（MacBeth等[72]）。在一定程度上，这是因为大多数评估牙槽嵴尺寸变化的临床研究（例如，

Pelegrine等[73]和Camargo等[74]）很少报告拔牙窝中骨填充的程度。尽管如此，已经对各种策略的促进拔牙窝修复的能力进行了测试，希望这将减少牙槽嵴吸收的程度。这些策略包括自体骨移植[73]、同种异体骨移植[75-77]、植入骨形态发生蛋白2[78]、富含血小板的纤维蛋白[79]，以及最近的免疫调节剂Maresin 1[80]。这些策略中的大多数在减少牙槽嵴吸收方面显示出一些改善（综述于Avila Ortiz等[76]；然而，只有一项研究同时评估了牙槽窝修复[80]）。由于缺乏比较数据，很难建立牙槽窝修复和牙槽嵴吸收之间的因果关系；然而，人们普遍认为，如果牙槽窝修复得更快，那么牙槽嵴吸收就会减慢。

在啮齿类动物临床前模型中，同时监测了牙槽窝填充和牙槽嵴吸收。Arioka等发现牙槽嵴的根向吸收一直进行，直至达到牙槽骨填充物的水平；此后，牙槽嵴吸收的速度明显减慢[59]。这些间接数据与临床观察结果一致，即牙槽嵴吸收最快的时期发生在拔牙后的前50天[63,81]，此时牙槽窝仍在修复中[67-68]。

拔牙后即刻种植对牙槽骨高度的影响

在拔牙后立即植入种植体，以前被认为可以抵消牙槽嵴的吸收。然而，Botticelli等和Araujo等研究表明，拔牙后一定程度上牙槽突会萎缩，以响应功能需求的改变，种植体不能代替牙齿保留牙槽骨高度[65,82-83]。

不完全骨修复对比骨再生

"部分"或"完全"伤口愈合

当器官受伤时，进化产生了两种精细的机制来从损伤中恢复：修复和再生。修复是指恢复组织的连续性，但不一定是通过损伤前存在的相同细胞类型和组织。再生则是将受伤组织的结构和

功能完全恢复到与受伤前无法区分的状态。

骨修复能力

绝大多数软组织通过形成瘢痕组织来愈合，瘢痕组织会修补损伤部位，但会丧失损伤器官的原始功能。软组织通常通过一种称为纤维化的现象进行修复，在这种现象中，受损组织被成纤维细胞入侵，形成胶原瘢痕。相反，骨组织具有一定的再生潜力。在某种程度上，骨骼能够从损伤状态恢复到生物学和生物力学上的原始状态。连续的重建过程有助于将新形成的骨整合为成熟的骨。然而，骨愈合的这些独特特征受到需要再生的组织数量（缺损的临界大小）或受伤骨位置（即骨轮廓外的骨外/垂直缺陷）的限制。

在典型的骨折愈合模型中，会发生一系列4~6个重叠的步骤。从损伤部位形成血块开始，血肿中含有增殖、分化并最终分泌纤维化肉芽组织的细胞和间充质细胞。肉芽组织在膜内骨中成为临时基质，而在长骨中，肉芽组织变成软骨骨痂。临时基质（或长骨的骨痂）随后迅速矿化，形成编织骨，随后进行重塑。骨愈合的生物学和生物力学过程在很大程度上仍然不清楚。目前，分子信号是以还原论的方式（即单独和独立）进行研究的，尽管它们很可能是协同作用的，在某种未知的程度上模拟了骨胚胎学的过程。

当代再生治疗策略的生物学基础

在内源性再生潜力有限的情况下，已经开发了一系列方法来增强新骨的形成。这些方法分为两大类，如骨替代移植物（自体、同种异体、异种和异质）或生物因子（生长因子、釉基质衍生物和富含血小板的纤维蛋白基质），或两者的组合。屏障膜（可吸收或不可吸收）历来被认为可用于再生治疗，但其作用机制仅限于排除上皮细胞，再加上该材料是惰性的，不会直接促进组织再生。尽管这些生物和物理策略增加了萎缩性无牙牙槽嵴的骨量并使种植体能够植入，但它们仍然对与患者、解剖缺陷、临床医生的经验和手术本身相关的多种因素敏感。

例如，拔牙通常会留下骨缺损，目前只能通过骨移植来治疗。骨移植物的临床应用在本书的其他地方有介绍；在这里，我们讨论骨移植物对牙槽嵴的修复/保存有贡献或没有贡献的机制。

一般来说，当骨移植物被移植到骨缺损中时，关键的第一步是移植物的植入和存活[84]。这是以移植物含有活细胞为前提的，只有在获取精心管理的自体骨移植物中才会出现这种情况[85]。同种异体（尸体）和异种（来自其他物种）移植物缺乏活细胞；因此，这种移植和存活的步骤是不适用的。

接下来，存活的细胞必须开始表达成骨蛋白，然后分化为分泌矿化基质并直接促进骨修复的成骨细胞[86]。在同种异体骨移植物和异种骨移植物存在的情况下，填充支架的细胞来自邻近的组织（如骨膜）。这一步在骨移植中是限制成骨速率的，因为细胞迁移和细胞分化都是被动的过程[87-88]。

所有这些步骤会在从年轻患者身上获取自体骨移植物时发生。当从老年患者身上获取自体骨移植物时，移植细胞的成骨基因表达显著降低[89]。所有随后的步骤，即细胞分化为成骨细胞并分泌矿化基质来修复缺陷，如果供体是老年人，也会减少[89]。这种与年龄相关的成骨分化下降的原因似乎与内源性Wnt信号的下降有关[84,86,90-92]。

间接证据也支持，当Wnt信号传导因硬化素升高而减少时，结果是骨质疏松症[93-94]。

同种异体和异种骨移植物的疗效不会随着年龄的增长而下降，但由于宿主中干/骨祖细胞

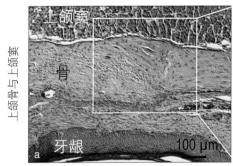
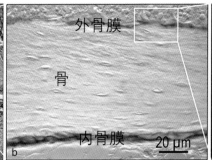
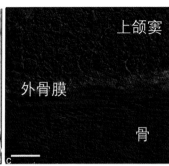
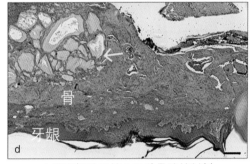

图2-5　上颌窦底骨增量程序的生物学。（a）上颌磨牙拔除后愈合位点的五铬组织学染色。（b）碱性磷酸酶反应染色用于显示矿化，可见在完整上颌窦的外部和内部骨膜中局部矿化。（c）Runx2免疫染色用于骨分化，可标记上颌窦内骨膜内的骨祖细胞。（d）异种骨移植物移植上颌窦的五铬组织学染色；异种骨移植物颗粒（黄色箭头）被新形成的骨网络包绕。比例尺=100μm（a和d）和20μm（b和c）。

上颌窦提升后植入异种骨移植材料

的数量和/或功能随着年龄的增长而退化，这一事实使其变得复杂[95-97]。如前所示（图2-1和图2-2），骨祖细胞存在于骨膜中，这是新骨形成的部位，如碱性磷酸酶活性反应所示（图2-5a和图2-5b）。例如，当将同种异体骨移植物放置在上颌窦底上时，Runx2阳性骨祖细胞被激活（图2-5c），并最终用新骨包裹异种骨移植物（图2-5d）。一些数据表明，与健康对照组相比，患有骨质疏松症[98]和骨坏死的患者具有更少的[99]和/或活性更少的[100]骨祖细胞（Hernigou等[101]）。由于与年龄相关的骨形成能力下降，而且它们缺乏促成骨蛋白，与年轻的健康患者相比，同种异体骨移植物和异种骨移植物的成骨速度较慢[102-103]。当使用同种异体骨移植物时，这种延迟的移植物成骨会导致临床结果的更大可变性[104]。

骨整合：当骨修复包含异物时

功能性强直

种植体的外科植入过程包括暴露牙槽骨，在牙槽骨处制备窝洞，然后植入种植体。只要种植体在植入时获得足够的机械稳定性（即初始稳定性），就可以实现骨整合。

初始稳定性是由于窝洞和种植体直径之间的极差造成的。极差使得种植体的螺纹尖端能够插入预备窝洞的骨壁内，从而产生机械固位。然而，当极差过大时（即种植体直径明显比窝洞宽），它会在种植体周围的骨骼中产生过高的应变，导致微骨折和骨细胞凋亡；最终结果是骨破坏，随后是骨吸收和早期种植失败[105]。相反，当极差不足时，施加的任何负载都会导致种植体的移动和种植体与周围骨骼之间的界面血块过度应变。这些高应变会阻止干细胞的成骨分化，并最终形成种植体的纤维组织包裹，导致早期种植失败[106]。

从本质上讲，骨整合发生在植入到骨中的螺纹尖端之间的"空隙"中。手术后，最初填充了血凝块（即血块和外科骨"碎片"），其经历与骨折愈合中观察到的步骤相同，但以膜内方式（非软骨内成骨）发生[107]。

活骨钻孔后产生的血凝块逐渐被吸收，并被肉芽组织取代。窝洞骨壁为新血管的形成以及白细胞和间充质细胞的定植提供了细胞成分。肉芽组织被填充有非胶原蛋白的胶原组织（临时基质）取代。这些蛋白质成熟，直到触发并直接矿化细胞外基质。类骨通过矿物晶体的成核和生长而矿化。在植入后的早期，未成熟的编织骨迅速形成，坚韧的矿化胶原蛋白与种植体的螺纹交织在一起，并通过钙和钛原子之间的直接结合附着在金属表面[108]。位于螺纹之间的未成熟编织骨，以及包绕着螺纹尖端的成熟骨，两者都将进行改造。最终，这两个骨区将是层状的，显示出反转和粘接线，并且彼此无法区分。然后完全锚定了种植体的同质的、成熟的牙槽骨提供了继发稳定性。

黏膜整合：产生黏膜附着

牙根通过其结合上皮与有菌的口腔隔绝。当牙齿在口腔中萌出时，这一关键的嵴上组织附着（生物学宽度）成分直接由缩牙釉质上皮形成。釉质上皮是釉质器官的一部分，在牙胚的早期发育过程中由成釉细胞分泌。然而，成釉细胞随着结合上皮的增生而退化；因此，如果结合上皮在拔牙后丢失，就无法再生。相反，当拔除牙齿时，其结合上皮被口腔上皮取代，这在许多方面都有所不同。与结合上皮不同，口腔上皮是角质化的，有丝分裂活性较低，除基底层附近的细胞外，层粘连蛋白5不表达[109]。

植入愈合部位的种植体的黏膜界面仅来源于口腔上皮。尽管口腔上皮能够向基台表面提供一定程度的上皮结合[110-111]，但其上皮下结缔纤维不能锚定在金属表面，因此种植体周围黏膜密封固有地缺乏如牙齿嵴上组织的一些独特保护特征。种植体周围上皮的维持是脆弱的，这对于预防种植体周围炎症疾病（如种植体周围炎）的发生更为关键[112-118]。

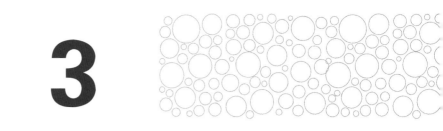

3

骨增量的生物学原理
BIOLOGIC PRINCIPLES OF
BONE AUGMENTATION

Craig M. Misch | *Hom-Lay Wang* | *Maggie Misch-Haring*

尽管特定增量技术或移植物材料的选择取决于几个因素，但颌骨萎缩的程度和骨缺损的形态更为重要。

骨再生生物学

骨缺损的再生主要来源于周围的天然骨。血管生成是骨再生过程中至关重要的第一步，因为它提供营养供应并支持免疫细胞和骨祖细胞的流入。周细胞是沿着毛细血管外壁间隔定位的细胞，支持血管生成，也具有间充质干细胞特性（图3-1）。周细胞是骨稳态和修复的重要介质。来自周围骨的毛细血管的长入为周细胞的释放提供了途径，并分化为分泌性成骨细胞和嵌入性骨细胞[1-2]。它还可以被激活，以发挥营养和免疫调节作用，促进骨再生[1-2]。

图3-1 血管生成和周细胞在骨再生中的作用。BMPs，骨形态发生蛋白。

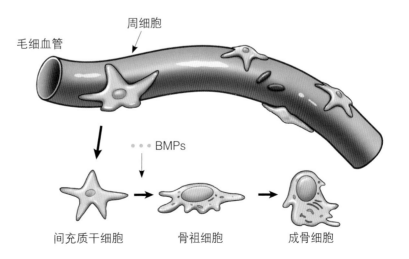

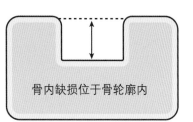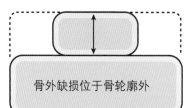

图3-2　骨缺损与骨增量区域的关系。

骨内缺损位于骨轮廓内　　骨外缺损位于骨轮廓外

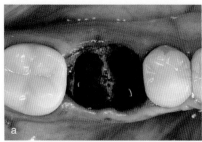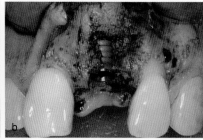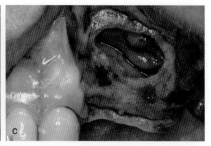

图3-3　拔牙窝（a）、种植体裂开型骨缺损（b）和上颌窦腔（c）是骨轮廓内骨缺损的实例，并且具有有利于骨填充的形态。

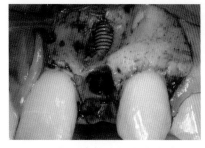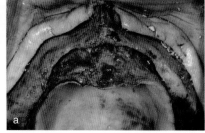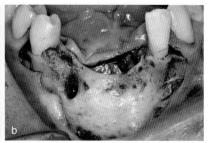

图3-4　骨凹陷部分在骨轮廓外。但具有空间制造的形状和用于再生的相邻骨壁。

图3-5　（a）需要水平骨增量的菲薄上颌牙槽嵴。（b）种植体失败导致骨丧失，需要垂直骨增量。这些是骨轮廓外骨缺损的例子。

骨缺损形态学

骨缺损的形态可指导骨缺损的骨增量技术和移植物材料的选择。骨缺损与骨增量区域的关系可以描述为骨内（即骨轮廓内）或骨外（即骨轮廓外；图3-2）。骨轮廓内的骨缺损比骨轮廓外更容易重建，也更可预测，因为骨轮廓外需要外置式（Onlay）骨增量。骨轮廓内骨增量的例子包括拔牙窝、种植体周围骨开裂和上颌窦骨移植（图3-3）。骨内缺损具有更多的骨壁，具有

更高的骨再生能力。还更容易实现软组织覆盖、空间维持以及保护移植物稳定性。尽管从技术上讲，沿着牙槽嵴颊侧的凹陷形骨缺陷是骨轮廓外的，但它的形态也有利于骨填充（图3-4）。

水平和垂直骨丧失的治疗是骨轮廓外骨增量的例子（图3-5）。骨轮廓外的垂直骨增量比水平骨增量在生物学和临床上更具挑战性。与天然骨的距离越大，血管生长、细胞迁移和骨形成到移植物外部界限就越困难。Urban等[3]评估了65例垂直引导骨再生（GBR）病例，发现距基线高度

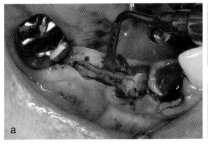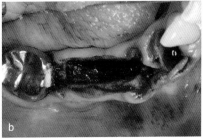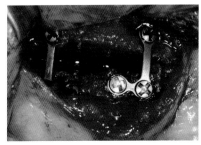

图3-6 （a）使用超声骨刀进行骨切除术以进行牙槽嵴扩张。（b）颊侧骨横向扩张，留下一个非常适合骨向内生长的骨内间隙。

图3-7 夹层植骨术形成了被骨髓腔包围的骨内间隙。

每增加1mm骨缺损，骨再生不完全的可能性增加了2.5倍。例如，与距基线小于5mm的情况相比，距基线缺损大于8mm的情况下，相对骨增量减少了12%。他们还发现，愈合时间受到垂直生长的显著影响，每增加1个月的愈合时间，相对骨增量就会增加1.34%。由于垂直骨缺损位于骨轮廓外，因此有助于骨再生的骨壁较少。在这些情况下，更难实现移植物的稳定性、软组织覆盖、空间维持和避免移植物因受力而发生的微动。

对治疗方案和结果的影响

骨缺损是骨内还是骨外缺损对治疗选择和结果有很大影响。与骨外缺损的重建相比，骨内缺损更容易修复，并且具有更好的成功预后。当修复骨内缺损时，新骨主要从周围的骨壁生长。因此，具有更多骨壁的骨内缺损具有更高的骨再生能力。骨内缺损为血凝块和生物材料提供了更好的空间维持与稳定性。在骨内缺损上获得初期创口关闭也更容易，对该部位的软组织压力更小。骨轮廓外的骨增量在愈合过程中更难保护其不受负载的影响。骨内缺损的骨修复更简单，通常可以使用GBR概念与骨替代物和膜来完成。因此，本书主要关注骨轮廓外的骨外缺损的骨增量。

对移植物材料选择的影响

骨缺损的形态和大小也会影响移植物材料的选择。由于骨再生环境更有利，骨替代物和可吸收膜可用于大多数骨内缺损，如拔牙窝、种植体裂开型骨缺损、上颌窦腔[4-7]（图3-3）。对于骨外缺损，推荐的移植物材料可能会根据所使用的增量技术和所需的骨增量大小而有所不同。对于使用牙槽嵴扩张的水平骨增量，皮质骨板扩张后会留下骨内间隙（图3-6）。使用夹层植骨术的垂直骨增量在抬高的骨段下方形成一个空间，该空间也被骨包围（图3-7）。因此，在这些情况下，骨替代物可以放置在间隙内。

对于骨轮廓外的低至中等水平骨增量（＜5mm）或低垂直骨增量（＜4mm），骨替代物足以满足GBR、钛网骨移植和隧道骨移植[8-10]。此外，可吸收胶原膜可用于GBR。当骨轮廓外需要高水平骨增量（＞5mm）或中至高垂直骨增量（＞4mm）时，应考虑使用自体骨。块状自体骨移植是实现这一范围骨增量的有效方法[5,11]。对于GBR和钛网骨移植，颗粒状自体骨移植物可以与骨替代物以50：50或更大的比例混合[12-15]。尽管有报道称可使用膜钉固定的可吸收胶原膜通过GBR来获得高水平骨增量（＞

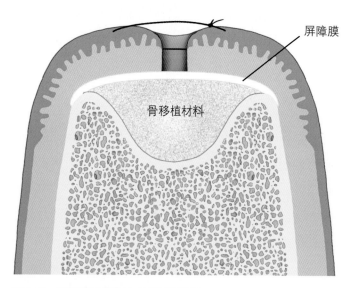

屏障膜

骨移植材料

图3-8 获得成功骨再生的PASS原则。

PASS原则

初期创口关闭
－被动性组织瓣适应
－无张力初期关闭

血管生成
－皮质骨打孔
－氧气＋营养物质
－炎症＋干细胞

空间创造/维持
－骨内或骨外缺损
－骨向内生长的支架

伤口/移植物的稳定性
－血凝块形成
－避免微动
－移植物的保护

5mm），对于中至高垂直骨增量（＞4mm），通常建议使用不可吸收膜[12-13,16]。然而，交联胶原膜可以更长时间地保持其屏障功能，可考虑用于中垂直骨增量（4~8mm）[13,17]。对于需要高垂直骨外增量（＞8mm）的较大骨缺损，可能需要开辟口外供区进行颗粒或块状自体骨移植物的获取[5]。作为自体骨的替代方案，重组人骨形态发生蛋白2和脱细胞胶原海绵（rhBMP-2/ACS）与矿化同种异体骨移植物混合可用于钛网骨移植[18]。尽管其他自体或外源性生长因子可促进伤口愈合，但缺乏证据表明它能显著改善骨再生和体积的增加[19]。

成功骨增量的PASS原则

Wang和Boyapati[20]讨论了获得成功骨增量的4个主要原则：初期创口关闭、血管生成、空间创造/维持以及伤口/移植物的稳定性（PASS；图3-8）。

初期创口关闭

黏骨膜瓣必须完全被动地覆盖移植物复合体，以实现创缘的无张力初期关闭。早期切口裂开对移植物的愈合是有害的，因为移植物可能会被口腔微生物感染。由于移植物的血运重建尚未发生，因此对这种细菌侵犯没有免疫反应。这种并发症可导致移植物感染、骨形成减少和/或移植物失败。

血管生成

如前所述，血管生成与成骨密切相关。在伤口愈合的炎症阶段之后，出现新的血管形成并向内生长。受区的皮质骨打孔被推荐用于改善血运重建，增量骨髓细胞迁移，并诱导区域加速现象[21-22]。尽管一些关于皮质骨打孔的研究发现血管生成增加，但仅有有限的证据表明这可以改善骨再生[22-24]。然而，在密度更大的下颌骨中，皮质骨打孔可能比更疏松多孔的上颌骨更重要，而且这一额外步骤没有负面影响。

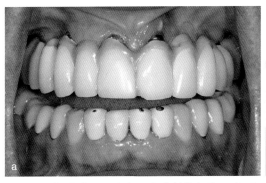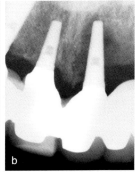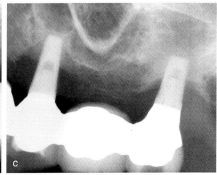

图3-9 （a）全牙弓上颌固定种植修复体。（b和c）上颌失败种植体的根尖X线片。➡

空间创造/维持

为骨再生创造和维持足够的空间是成功骨增量的另一个重要因素。GBR使用屏障膜来创造空间，允许生长较慢的骨形成细胞增殖，同时屏蔽上皮和结缔组织细胞的浸润。吸收较慢或不可吸收的骨移植材料可以稳定血凝块，并在膜下提供支撑性支架。尽管下面的骨移植物提供了支撑，但当使用胶原膜时，可以考虑使用帐篷钉来提供额外的空间维持[17,25]。钛加强的不可吸收聚四氟乙烯（PTFE）膜可以形成所需的形状，以维持空间并防止上覆组织因压力而发生塌陷。尽管钛网不能够屏障细胞，但它在愈合过程中为移植物提供了刚性支撑和保护。块状骨移植物的物理结构为骨的向内生长提供了理想空间。

移植物的稳定性

骨移植物的稳定性也至关重要。最初的血凝块黏附和伤口稳定对伤口愈合至关重要[20]。血凝块是细胞因子、生长因子和信号分子的丰富来源，可以募集细胞并直接愈合。在炎症阶段之后，高度血管化的肉芽组织生长到该部位。这为随后的增殖期提供了早期基质。骨折愈合和骨移植物的愈合有相似之处[26]。骨折愈合过程中的微动会导致骨形成不良和骨不连，而机械稳定性会导致原发性膜内骨愈合和融合[26-27]。

除了伤口稳定性外，保证移植物基质稳定性并避免微动以促进愈合也是重要的。组织瓣闭合可引起颗粒移植物的移位和骨增量部位冠方胶原膜覆盖的部分发生塌陷。使用骨膜缝合、固位钉或膜钉固定可用于增加胶原膜下方移植物的稳定性[28-30]。对GBR的研究发现，固定胶原膜可促进骨形成[9]。使用更坚硬的支架时，通过膜钉或螺钉来固定不可吸收膜或网是必要的。这是为了消除微动并防止反弹到原始形状。块状骨移植物必须用螺钉固定好；否则，可能出现更严重的骨吸收和牙槽嵴骨不愈合的情况。使用与软组织接触的修复体会对愈合的组织瓣和下方移植物造成不良的负载与创伤。因此，临床医生应该考虑不接触软组织的其他类型的临时修复体，或者修改可摘义齿，以避免在移植部位上的任何接触，并避免对伤口部位造成创伤。

图3-9显示了根据PASS原则进行骨增量治疗的上颌种植失败的病例。

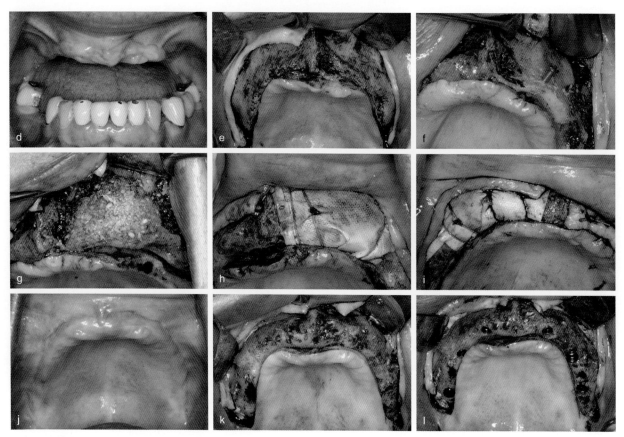

图3-9（续）　（d）移除失败的种植体，愈合8周后的上颌骨。（e）上颌牙槽嵴有水平骨缺损，在植入新的种植体之前需要骨增量。（f）帐篷钉用于支撑膜和维持空间。（g）上颌牙槽嵴移植了由矿化同种异体骨和富含血小板纤维蛋白组成的黏性骨。（h）骨移植物被胶原膜覆盖，骨膜缝合用于提供额外的稳定性。（i）狭窄的上颌骨右侧牙槽嵴以类似的方式进行植骨。（j）上颌骨植骨愈合6个月后。（k）利用PASS原则进行的骨增量，翻开组织瓣显示了良好的骨再生效果。（l）在愈合的骨移植区域植入6个种植体。

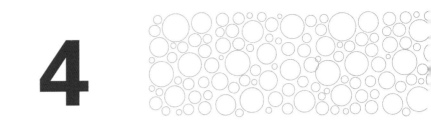

4

骨移植材料的生物学

THE BIOLOGY OF BONE GRAFTING MATERIALS

Richard J. Miron | *Craig M. Misch*

骨移植材料最初是作为一种被动的结构支撑网络，其主要标准是生物相容性[1-2]。然而，随着组织工程和再生医学的进步，出现了大量的骨移植材料，每种材料都有各自的优点和缺点[3]（图4-1）。如今，许多骨移植材料已经被设计成具有特定的微观和纳米表面形貌，旨在进一步引导新骨形成。目前可用的骨移植材料种类不断增加，估计全球市场每年超过25亿美元（约合182亿人民币），每年进行220多万次手术[3]。因此，由于年龄的增长，以及每年因牙周炎、颌骨萎缩、骨质疏松症、关节炎、病理学和创伤等疾病与病症而进行的骨移植手术数量的增加，对改良"智能"生物材料的需求变得至关重要[4]。

考虑到骨移植材料的广泛用途，没有一种单一的材料能够满足所有要求。此外，通常有必要将两类或两类以上的骨移植材料结合起来，以获得成功和可预测的结果。每种骨移植材料都需要满足与其使用相关的几个特性，包括最佳的生物相容性、安全性、理想的表面特性、适当的几何形状和操作性以及良好的机械性能。表4-1显示了各类骨移植材料之间的物理和生物学差异[3]。

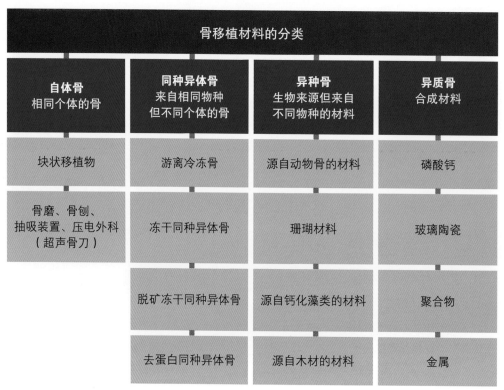

图4-1　骨移植材料的分类。（经Miron和Zhang许可转载[3]）

表4-1　用于牙周骨内缺损再生的骨移植材料分类					
材料特性	理想材料	自体骨	同种异体骨	异种骨	异质骨
生物相容性	+	+	+	+	+
安全性	+	+	+	+	+
表面特性	+	+	+	+	+
几何学	+	+	+	+	+
处理	+	+	+/-	+	+
机械特性	+	+	+/-	+	-
成骨性	+	+	-	-	-
骨诱导性	+	+	+/-	-	-
骨引导性	+	+	+	+	+

经Miron和Zhang许可转载[3]。

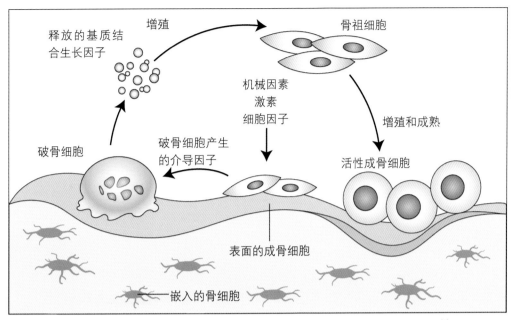

图4-2 骨改建中成骨细胞和破骨细胞之间的相互作用。（经Miron和Zhang许可转载[3]）

骨的细胞：破骨细胞、成骨细胞和骨细胞

构成骨组织中骨再生周期的3种主要细胞类型是破骨细胞、成骨细胞和骨细胞[5]（图4-2）。破骨细胞是降解骨组织的骨吸收细胞。它来源于造血干细胞，之后从单核细胞分化而来，受两个关键因素调节，包括核因子κB配体受体激活剂（RANKL）[6]和巨噬细胞集落刺激因子（M-CSF）[7]。破骨细胞可根据其多核形态和酒石酸抗性酸性磷酸酶（TRAP）、组织蛋白酶K（CatK）和降钙素受体（CTR）的表达进行组织学表征。它的形成、活性和存活也受到各种激素（如降钙素和雌激素）的调节，这些激素调节几种下游细胞因子和细胞途径[8]。活化的破骨细胞形成不同和独特的膜结构域，包括密封区、褶皱区和功能分泌结构域，这有助于骨或骨移植物颗粒的吸收[9]。它的F-肌动蛋白纤维从细胞骨架上的重新排列形成了一个由高度动态足体的密集连续区域组成的环形[10]。这些伪足可使矿化的骨骼逐渐被吸收，在骨骼表面形成凹槽和隧道。这一过程对骨骼重塑也非常重要，因为吸收的骨骼释放出骨基质中所含的磷酸钙和生长因子，将成骨细胞吸引到局部环境中[11]。

成骨细胞的作用与破骨细胞相反，负责骨形成（图4-2）。它来源于间充质谱系的细胞，其形成和发育受到包括骨形态发生蛋白（BMPs）在内的多种生长因子的局部和系统控制[12-13]。成骨细胞分泌产生一系列分子，包括生长因子、细胞黏附蛋白和其他细胞外基质分子，支持新骨形成[8]。当成骨细胞形成骨时，它嵌入骨组织并成为骨细胞。与成骨细胞和破骨细胞的短寿命相反，骨细胞可以在骨基质中存活几十年。它不再产生新的骨骼，而是发生形态变化，失去细胞质细胞器，获得星形形态，并通过所谓微管网络与其他骨细胞连接[14]。然后，骨细胞可以通过其微管网络传输信号，类似于神经元通信，其中的信号通讯对邻近的成骨细胞、破骨细胞和骨细胞具

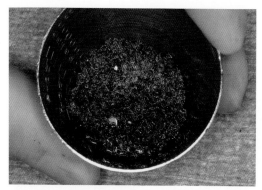

图4-3　自体松质骨颗粒。

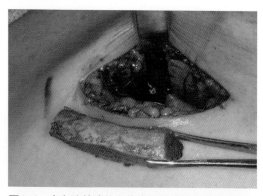

图4-4　来自髂前嵴的自体皮质松质块状骨移植物。

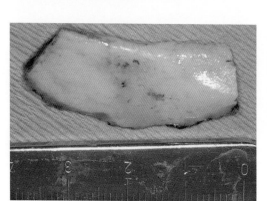

图4-5　来自下颌升支的自体皮质块状骨移植物。

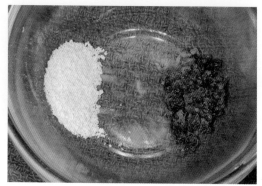

图4-6　来自下颌骨体部的自体皮质骨颗粒。

有深远的影响。虽然最初认为骨细胞的作用只是一种机械传导功能[15]，但最近它们的作用被认为是骨组织中最重要的作用之一，因为它向环境释放大量旁分泌信号，影响成骨细胞和破骨细胞[14,16-17]。

骨移植材料的类型

自体骨

用于骨移植的不同材料有4种分类：自体骨、同种异体骨移植物、异种骨移植物和异质骨移植物。自体骨是从同一患者的骨供区采集的。常见的供区包括口外部位，如髂嵴、颅骨和胫骨，以及口内部位，如下颌颏部和升支。根据骨增量的需要，外科医生可以根据所需骨的体积和组织类型（皮质、松质或皮质松质）来选择

部位。骨移植物可以块状或颗粒状形式获取（图4-3～图4-6）。皮质骨块可以从颅骨或下颌骨获取。可以从髂嵴获取皮质松质骨块，胫骨是松质骨的来源。皮质骨块比皮质松质骨块或松质骨移植物表现出更少的吸收（图4-7和图4-8）。这主要是因为与松质骨相比，皮质骨的微观结构更致密[18-19]。与骨替代物相比，自体骨有几个优势，包括优越的生物学质量、更短的愈合时间、良好的再生骨质量、可转化为天然骨以及外科医生的低成本。自体骨的缺点包括取骨的手术时间增加、骨供区有限、不适感和手术风险增加，以及如果需要口外取骨，患者的成本更高。

最近，人们对使用从拔除的牙齿中提取的自体牙本质作为骨移植材料产生了兴趣。尽管这被归类为自体骨移植物，但它在生物学上不如自体骨，因为没有移植活性细胞。此外，通过破

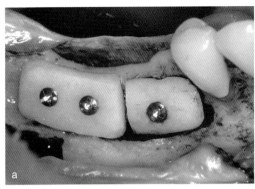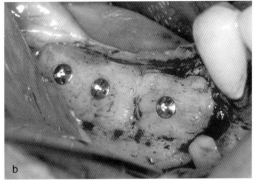

图4-7 （a）在下颌骨后部放置来自下颌升支的块状自体骨移植物。（b）愈合4个月后，皮质骨移植物结合良好，吸收较少。

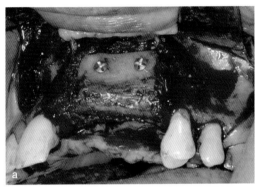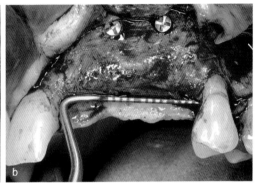

图4-8 （a）用于重建上颌骨前部的自体皮质松质块状骨移植物。（b）愈合4个月后，皮质松质骨移植物成骨良好，具有小至中等的吸收。

骨细胞脱矿是从牙本质移植物中释放BMPs所必需的[20]。牙本质骨移植物可以制作为颗粒或小块状。对于颗粒牙本质制备，从拔除的牙齿中去除龋坏、结石、软组织和/或修复材料。然后将牙齿研磨成300～1200μm的小颗粒尺寸。使用清洁和洗涤溶液来制备移植物，以供临床使用。大多数报道都集中在使用这种材料移植于拔牙窝中。研磨机增加的成本加上制备移植物的时间增加，可能无法证明其使用的合理性，因为有商业上可供选择的有效的骨替代物[21-22]。尽管颗粒牙本质移植物可用于牙槽嵴增量手术，但它需要将牙齿拔除作为手术计划的一部分。也有关于使用牙根作为牙本质块状骨移植物进行水平和垂直牙槽嵴增量的研究[23-25]。尽管与自体皮质骨块的比较显示了良好的结果，但牙本质块的大小仅限于短跨度和低骨增量需求[24]。

同种异体骨移植物

同种异体骨移植物是从尸体捐赠者那里获得的。美国组织库协会（American Association of Tissue Banks）要求经认证的组织库采用严格的协议来处理同种异体骨以用于骨移植[26-33]。美国食品药品监督管理局（Food and Drug Administration, FDA）制定了组织捐献者筛选和测试指南。在获取骨骼之前对尸体进行了彻底的筛查和分析，因此将疾病传播的风险降至最低[34-35]。在处理用于骨移植的人体组织方面有严格的标准和规定。这些骨是通过无菌技术获得的。需要对骨骼进行脱细胞处理，以去除细胞中释放的任何抗原物质。尽管有各种技术来执行这一步骤，但通常使用化

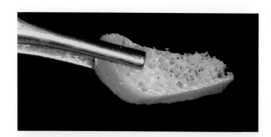

图4-9 同种异体皮质松质块状骨移植物。

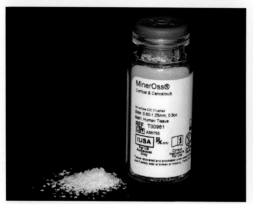

图4-10 颗粒状皮质矿化骨移植物（MinerOss，BioHorizons）。

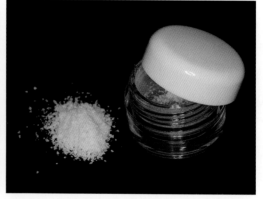

图4-11 颗粒状矿化松质同种异体骨移植物（Puros，ZimVie）。

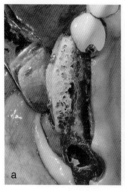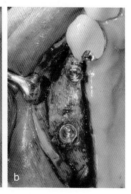

图4-12 （a）同种异体块状骨移植物用于上颌骨后部水平骨增量。（b）愈合6个月时，骨块移植物融合良好，但前部区域有不同程度的吸收。

学处理方法。表面活性剂和清洁剂可用于清除细胞碎片、细菌和其他可能对同种异体骨移植物产生不利反应的有机物质。冷冻干燥的同种异体骨移植物会降低其免疫反应[26]。伽马射线是最常用的杀菌方式。

　　同种异体骨移植物可以是新鲜的、冷冻的或冷冻干燥的，后者可以是矿化的（FDBA）或脱矿的（DFDBA）。矿化骨移植物可以是皮质骨块或皮质松质骨块（图4-9），也可以是颗粒形式。颗粒状矿化同种异体骨可以是皮质的、松质的或两者的混合物，大小各异（图4-10和图4-11）。皮质骨部分密度更高，吸收速度较

慢，是需要更大空间维持病例的理想选择，如上颌窦骨移植和Onlay骨增量。松质骨颗粒具有更快的吸收率，因此可能更适合小的骨内缺陷，如种植体周围骨缺损。皮质松质骨混合物可用于拔牙窝移植。对皮质FDBA与松质FDBA用于拔牙窝骨移植的研究发现新骨形成无差别，皮质骨移植物组中残余骨移植材料的百分比更高，松质骨移植物组的非矿化结缔组织百分比明显更高并且舌侧牙槽嵴高度损失更大[27-28]。商业生产的矿化同种异体骨的粒径通常为0.25~1mm和1~2mm。较小的颗粒（＜1mm）可能会增强成骨作用，因为颗粒之间有更大的表面积和理想的空间用于血

运重建、细胞迁移及骨形成[29-30]。过小的颗粒（<0.25mm）可能因吸收过快而无法成骨。虽然较大的颗粒吸收较慢，但它可能变得不稳定和隔离[31]。小颗粒（0.25~1mm）可用于修复种植体周围的小缺陷和拔牙窝移植。较大的骨颗粒（1~2mm）可能非常适合上颌窦骨移植和Onlay骨移植。矿化同种异体块状骨移植物可以获得低至中等水平的骨增量，但其吸收可能是不可预期的（图4-12）。

DFDBA是通过粉碎同种异体骨，然后在盐酸浴中脱矿制成的。酸通过漂洗过程予以去除，留下Ⅰ型胶原和BMPs[32]。这提供了更直接地接触移植物部位中的生长因子的途径。脱矿同种异体骨通常以较小的颗粒尺寸（0.25~1mm）提供，以增加表面积并促进BMPs的释放。然而，破骨细胞的脱矿是从FDBA的矿化基质中释放BMPs所必需的。由于骨外部位没有破骨细胞，在使用时，BMPs仍被困在矿化颗粒中[33]。因此，FDBA用于骨轮廓外的Onlay植骨时不会诱导成骨。然而，FDBA可以提供比DFDBA更好的支架来进行空间维持，并且可能有更好的骨引导性[36]。此外，FDBA移植物也更不透射线，并且与射线可透过的DFDBA相比，在放射线照片上可以更好地显示。当FDBA用作骨轮廓内的移植物材料（骨内缺损）时，破骨细胞可以使颗粒脱矿，使BMPs释放可用。一项拔牙窝骨移植研究发现，在愈合5个月后，DFDBA组的活骨百分比（38.42%）明显高于FDBA组（24.63%）[33]。DFDBA组残余移植物颗粒的平均百分比（8.88%）也明显低于FDBA组的25.42%。据报道，FDBA和DFDBA之间存在一些物理和生物学差异（框4-1）。

同种异体骨移植物的优点包括骨诱导的潜力、无限的供应、无需增加手术时间或不适感、相对较低的成本以及可重塑为天然骨。同种异体骨移植物的缺点包括骨诱导的可变性、比自体骨

框4-1 FDBA和DFDBA的比较	
FDBA	**DFDBA**
• 未脱矿	• 脱矿
• 更好的空间维持	• 更多地释放 BMPs
• 再吸收速率较慢	• 快速的再吸收速率
• 骨引导性	• 可能有骨诱导性
• 更不透射线	• 射线可透过
• 主要适应证：骨增量，拔牙窝移植，上颌窦骨增量	• 主要适应证：牙周再生

经Miron和Zhang许可转载[3]。

移植物更慢的结合、一些国家的监管问题以及疾病传播的可能性。然而，这是新鲜冷冻同种异体移植物更令人担忧的问题，但是大多数经认可的组织库都有非常良好的安全记录。

异种骨移植物

异种骨移植物来源于其他物种，如牛、马和猪；珊瑚和钙化藻类。从牛、马和猪来源获得的骨具有良好的孔隙率和类似于人骨的矿物成分。异种骨移植物通过化学和物理处理去除可能诱导免疫反应的细胞组织与蛋白质。异种骨移植物的另一个步骤是热处理或烧结。该步骤进一步去除任何有机物和潜在的朊病毒或其他病原体。异种骨移植物有充分的历史证明其安全性。不同温度的热处理也会影响材料特性以及随后对这些材料的反应。烧结过程会导致结晶度增加、孔隙率降低和表面形态变化[37-38]。在更高温度（>1000℃）下烧结会产生更致密、更强的材料[38]。异种骨移植物可以块状或颗粒状使用。然而，块状通常很脆，因此与胶原的混合物可改善其操作性（90%的骨颗粒，10%的胶原；图4-13）。与同种异体骨移植物类似，颗粒异种骨移植物有各种尺寸（0.25~1mm和1~2mm；图4-14）。

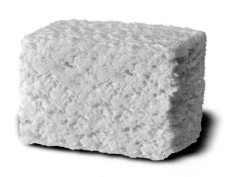

图4-13　Bio-Oss胶原骨（Geistlich）。

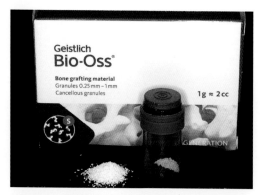

图4-14　颗粒松质牛骨矿化物（Bio-Oss，Geistlich）。

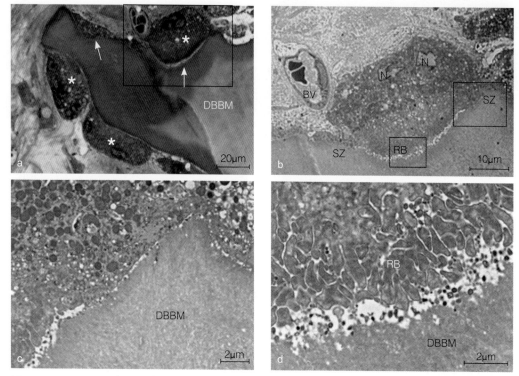

图4-15　DBBM上破骨细胞样细胞的光学和电子显微镜视图。（a）多核巨细胞（MNGC）（*）位于骨缺损外部软组织中的颗粒DBBM表面上。可见明显的吸收腔隙（箭头）。（b）图a中矩形的透射电子显微镜放大倍数观察。DBBM吸收陷窝中有两个细胞核（N）的MNGC。血管（BV）直接位于MNGC旁边，这在骨重建过程中经常观察到。MNGC展示了一个密封区（SZ）和褶皱边界（RB）。（c）更高的放大倍数观察图b中密封区（SZ）。（d）更高的放大倍数观察图b中褶皱边界（RB）。（经Jensen等许可转载[41]）

脱蛋白牛骨矿化物（DBBM）在牙科应用中得到了广泛研究，包括牙周和种植体周围骨修复以及种植骨增量。虽然同种异体骨移植物主要在北美使用，在一些国家不被允许，但异种骨移植物已经广泛在国际上使用，主要在欧洲和亚洲使用。DBBM的一个显著优点是它保持体积的能力，并且移植物被认为是不/低吸收的。人类样本的组织学分析结果清楚地表明，即使在移植几年后[39-41]，也能在天然骨中发现异种骨移植物（图4-15）。与随着时间的推移可能容易吸收的

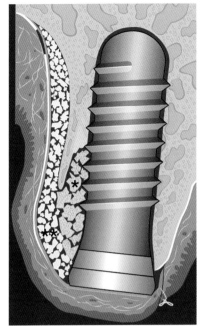

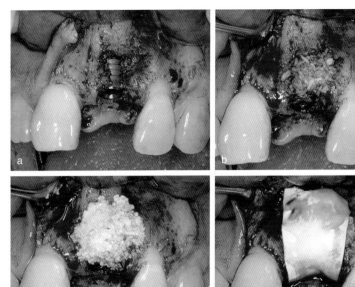

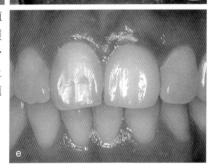

图4-16 使用3层轮廓骨增量：自体骨屑（*）覆盖暴露的种植体表面；DBBM（**）放置在自体骨移植物上，用于形成唇侧轮廓；胶原膜覆盖骨移植物。（经Buser[47]许可转载）

图4-17 （a）在拔除中切牙6周后植入种植体。（b）暴露的种植体表面覆盖自体骨屑。（c）DBBM覆盖自体骨屑，恢复唇侧轮廓。（d）骨移植物上覆盖着一层胶原膜。（e）最终的种植修复体和良好的软组织轮廓。

同种异体骨移植物不同，异种骨移植物由于其致密的晶体结构而长期保持骨体积。自那以后，许多外科手术已经使用这些低替代率骨移植材料。DBBM颗粒已被用于各种临床适应证，包括美学区的轮廓和侧方骨移植、即刻种植间隙充填、上颌窦骨增量程序、垂直骨增量程序和大面积骨重建手术[42-47]（图4-16和图4-17）。异种骨移植物的优点包括移植物体积吸收率低，供应量不受限制，并且没有增加手术时间或发病率。异种骨移植的缺点是缺乏向天然骨的转化，没有比骨引导更高的生物活性。

异质骨移植物

异质骨移植物是在实验室中由模拟骨无机部分的不同矿物和元素合成而成的。有许多市售的异质骨移植材料，包括羟基磷灰石（HA）、β-磷酸三钙（β-TCP）、双相磷酸钙、硫酸钙、碳酸盐-磷灰石、聚合物和/或生物活性玻璃[48-51]。这些产品在临床销售和使用之前，通常必须经过政府监管评估，以证明其安全性和有效性。因为这些产品是在实验室中生产的，所以可以制造具有特定吸收率、孔隙率、表面形貌以及颗粒大小和形状的移植材料。异质骨移植材料可能是可吸收的，也可能是不可吸收的。可以制成块状或颗粒状。

一般来说，在许多与其他类别骨移植物相比的研究中，异质骨的成骨能力较差[3]。根据其成分，可以进行研磨或打印，以创建用于牙槽嵴增量的定制骨块。这些个性化支架与细胞和/或仿生生长因子的结合可能获得与使用自体骨移植物的结果相媲美[2]。由于这些移植物是合成的，因此可以为出于个人或文化原因反对使用人类或动物组织的患者选择。异质骨的优点包括可控的物理特性、转化为天然骨的能力、无限的供应以及不增加手术时间或发病率。异质骨的缺点包括骨形成较低，没有比骨引导更高的生物活性，以及在骨轮廓外Onlay骨增量中效果不佳。

骨移植材料的生物学原理

骨形成的组织工程涉及3个主要成分：细胞、支架和生物活性分子，如细胞因子和生长因子（图4-18）。支架，如骨移植材料或血凝块，可以促进血管生成、细胞再增殖和组织再生到缺损区域。骨祖细胞的募集及其增殖需要信号分子来刺激新的组织再生。需要成骨细胞来铺设新的骨基质。虽然这3个特性优化了组织工程，但同样重要的是要理解，时间和最佳环境（稳定性、负载刺激、氧气灌注、骨组织pH和周围骨壁的活力）对于进一步促进新骨形成是必要的（图4-18）。多年来，人们提出并推出了多种骨移植材料、屏障膜、支架和信号分子［如rhBMP-2和重组人血小板衍生生长因子（rhPDGF）］来完成这一任务。

成骨作用

成骨是利用可存活的移植细胞形成新骨。因此，自体骨是唯一能成骨的移植物材料。这些骨形成细胞包括成骨细胞和骨祖细胞间充质干细胞。尽管松质骨具有最高浓度的骨活性细胞，但皮质骨移植物含有能够增殖和分化为成骨谱系的细胞，这表明这些细胞也有助于移植后的骨再生[52]。虽然骨刨主要获取的是颗粒状皮质骨，取骨钻可用于收获具有更多骨活性细胞的髓质骨（图4-19）。另一种策略是通过从髂嵴抽取骨髓来收获骨祖细胞。可以将抽吸物放入离心机中以浓缩细胞群。细胞可以与骨替代物混合作为复合移植物。尽管动物研究显示了这种方法的良好结果，但人类研究提供了喜忧参半的结果[53-54]。解释这种差异的因素可能包括抽吸的异质性细胞群体含低产量的MSCs，维持细胞活力的能力，以及需要特定的分子线索来诱导分化[53-54]。尽管MSCs在新骨形成中的一个作用是分化为成骨细胞谱系的细胞，但它也具有其他重要功能。除了其多能分化的潜力外，强大的旁分泌作用已被认为是促进组织再生的主要机制。MSCs通过分泌生物活性分子对周围组织发挥旁分泌（细胞信号）作用，促进血管生成和组织再生[55]，Caplan建议将MSCs的名称改为"药用信号细胞"，以更准确地反映其在组织再生中的功能，即原位制造治疗药物（生物活性因子）的细胞[56]。MSCs分泌的蛋白质统称为分泌组，包括多种细胞因子、趋化因子、血管生成因子，以及生长因子。分泌组已被证明具有抗微生物、抗纤维化和促再生作用，对血管生成、增殖、分化、免疫调节、伤口愈合和骨再生等过程产生影响。

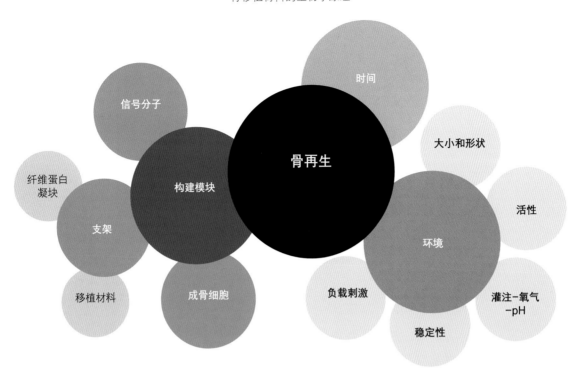

图4-18 用于骨形成组织工程的3个主要成分包括细胞、支架和生物活性分子。（经Miron和Zhang许可转载[3]）

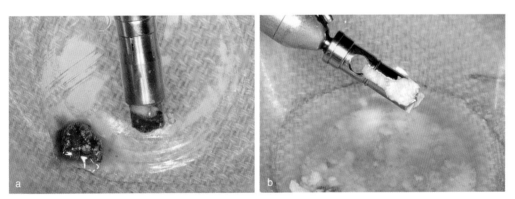

图4-19 （a）取骨钻可以采集更多的髓质骨。（b）从取骨钻中采集到的颗粒皮质骨。

骨诱导性

骨诱导是指通过BMPs诱导MSCs分化为成骨细胞，从而形成新骨。多种BMPs，包括BMP-2、BMP-6、BMP-7和BMP-9，促进MSCs的成骨分化[57]。由于自体骨、自体牙本质和同种异体骨含有BMPs，这些移植物具有骨诱导潜力[58]。然而，牙本质骨移植材料的骨诱导能力主要在

小动物模型中研究，可能无法转化为患者的临床应用[59]。虽然材料的功能性和安全性可以在较小的物种中建立，但可能有必要在灵长类动物和/或人类中证明其功效[60]。新骨形成的速率受代谢率的影响，因此较小动物的成骨潜力高于人类。同种异体骨移植物可能具有可变的骨诱导特性，这是由于年轻供体与老年供体的BMPs数量、处理方法和伽马射线灭菌不一致[61-64]。

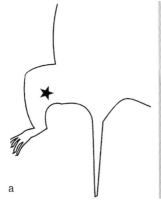
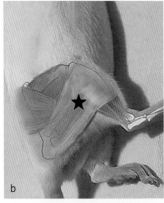
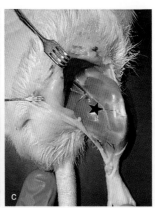

图4-20 （a~c）将脱矿同种异体骨移植材料植入去胸腺小鼠的腿筋肌袋中以测试骨诱导潜力。（经Miron和Zhang许可转载[3]）

20μg BMP-2　　50μg BMP-2　　100μg BMP-2

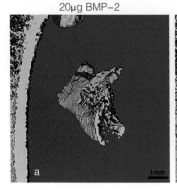
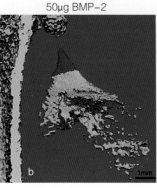
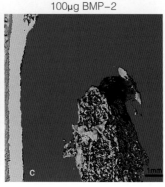

图4-21 （a~c）增加剂量的BMP-2促进更大的异位骨形成。（经Zhang等许可转载[67]）

报告显示，一些市售的DFDBA的骨诱导性弱[61-62,65]。因此，许多人认为同种异体移植物的骨诱导能力较弱。如前所述，当冷冻干燥的同种异体骨移植物脱矿时，可以更大、更快地获得BMPs，与矿化的FDBA相比，这提高了骨诱导能力。同种异体骨移植物的骨诱导能力可以使用体内或体外测试方法来测量，包括无胸腺小鼠肌袋测定、碱性磷酸酶测定或BMP-2含量测定。无胸腺小鼠实验是基于测试移植物骨诱导潜力的Urist模型[66]。在此模型中，脱矿异体骨移植材料植入无胸腺小鼠的腿筋肌袋，如果骨具有骨诱导潜力，则会导致异位骨形成（图4-20）。图4-21显示了BMP-2以剂量依赖的方式促进异位骨形成的能力[67]。

使用rhBMP-2是一种引发骨引导性替代物的骨诱导潜力的策略。这个rhBMP-2分子释放动力学的理想载体是胶原海绵。将海绵浸泡在生长因子中并留出足够的时间进行结合后，可将海绵切成小块，与颗粒状骨替代物（如矿化同种异体骨）混合（图4-22）。尽管rhBMP-2的成本很高，但如果可以避免供区取骨，那么增加的成本可能是值得的。最近的发展表明，某些类型的双相磷酸钙可以具有骨诱导性，其特征是能够异位成骨[68-69]（图4-23）。然而，还需要更多的研究来验证这种生物材料的临床疗效。

除了来自自体骨的骨活性细胞外，周细胞是位于毛细血管外壁间隙的细胞，支持血管生成，也具有MSCs特性[70]（见图3-1）。毛细血管从周围骨骼向内生长到骨缺损中，为周细胞释放到骨缺损部位提供了一条途径。来自自体骨移植物或

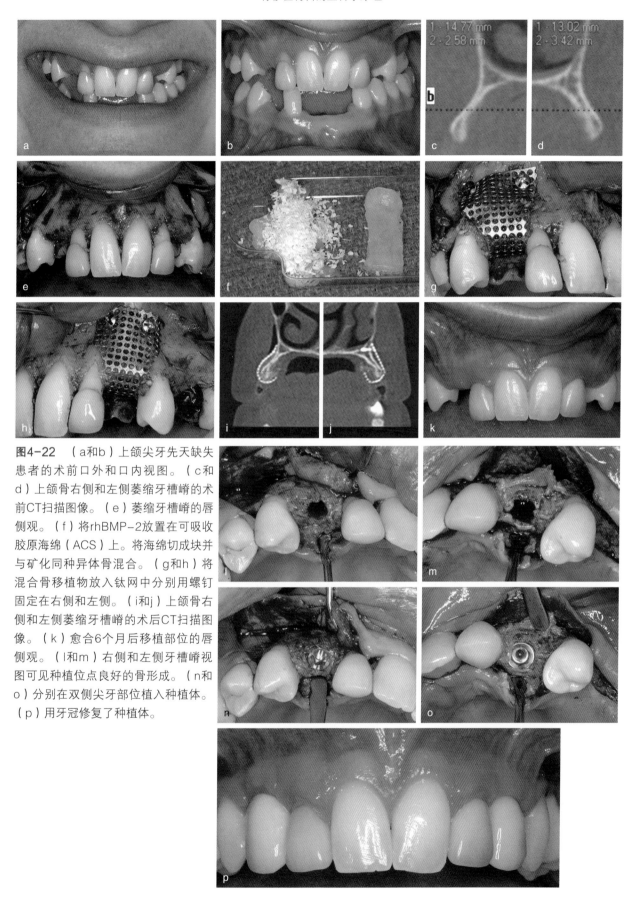

图4-22 （a和b）上颌尖牙先天缺失患者的术前口外和口内视图。（c和d）上颌骨右侧和左侧萎缩牙槽嵴的术前CT扫描图像。（e）萎缩牙槽嵴的唇侧观。（f）将rhBMP-2放置在可吸收胶原海绵（ACS）上。将海绵切成块并与矿化同种异体骨混合。（g和h）将混合骨移植物放入钛网中分别用螺钉固定在右侧和左侧。（i和j）上颌骨右侧和左侧萎缩牙槽嵴的术后CT扫描图像。（k）愈合6个月后移植部位的唇侧观。（l和m）右侧和左侧牙槽嵴视图可见种植位点良好的骨形成。（n和o）分别在双侧尖牙部位植入种植体。（p）用牙冠修复了种植体。

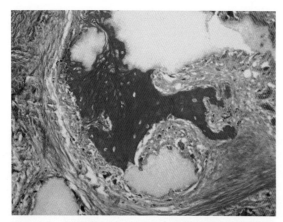

图4-23　组织学标本显示了由双相磷酸钙诱导的体外骨形成。（经Miron等[69]许可转载）

同种异体骨移植物的BMPs可以诱导这些细胞分化为分泌型成骨细胞和嵌入型骨细胞[70-71]。周细胞也可以被激活，发挥营养和免疫调节活性，增强骨再生[70-71]。

骨引导性

骨引导是促进新骨形成到骨移植材料的表面上。骨引导移植物作为被动支架，提供细胞附着、迁移和增殖，以支持3D骨向内生长。所有类型的骨移植物（自体骨、同种异体骨、异种骨和异质骨）都具备骨引导性。当新骨在骨引导支架周围形成时，它要么被吸收，要么被整合到骨组织中。自体皮质骨和牙本质骨移植物以及同种异体骨移植物将作为移植物和新骨的混合物进行愈合，但随着时间的推移、随着重塑的发生，破骨细胞将吸收支架进行替换。松质自体骨移植物和同种异体骨移植物在移植物结合阶段会吸收更多，在愈合时留下最少的残余移植物材料。一些异质骨，如β-TCP和硫酸钙，在移植物愈合过程中完全吸收。致密晶体骨替代物，如烧结异种骨移植物和致密羟基磷灰石，可以抵抗吸收并保留在骨基质中，几乎没有吸收。

生物特性总结

理想的骨移植材料应具备如下条件：

（1）骨移植支架内含有成骨祖细胞，能够形成新骨基质。

（2）通过募集和诱导间充质细胞分化为成熟的成骨细胞，具备骨诱导潜力。

（3）提供有利于3D组织向内生长的支架。

因此，骨移植的金标准是自体骨，因为它结合了骨移植的3个重要生物特性，包括骨引导、骨诱导和成骨特性[72]。组织工程的未来目标是制造可吸收的定制支架，优化骨向内生长和沉积，并开发外源性生长因子，以便定时释放到体内。尽管用扩增的成骨细胞接种到支架材料上会满足最后一个方面，但监管机构不允许在临床实践中这样做。因此，将自体骨纳入牙槽嵴骨增量手术仍然是最佳策略。下一节将讨论获取用于骨移植的自体骨的方法。

自体骨采集

各种研究表明，采集技术对支架材料内细胞的存活率以及未来在骨内的整合有着重大影响[72-75]。自体骨移植物移植成功的关键是能够获取含有重要骨祖细胞和骨细胞的骨。虽然以前使用自体骨块的频率更高，但随着GBR和钛网的使用，获取颗粒状自体骨变得越来越流行，因为它更容易获得和进行牙槽嵴骨缺损的3D增量。自体骨移植物的制备可能会受到机械采集技术以及采集和植入之间时间间隔的影响[76]。已知主要由骨基质和骨细胞组成的移植物会释放多种生长因子，包括BMPs、血小板衍生生长因子（PDGF）、转化生长因子β（TGF-β）和血管内皮生长因子（VEGF），以及通过

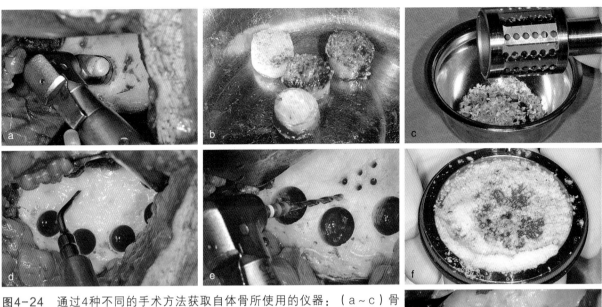

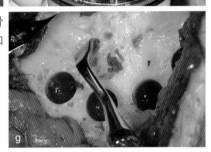

图4-24 通过4种不同的手术方法获取自体骨所使用的仪器：（a~c）骨磨，（d）压电手术装置，（e和f）取骨钻/吸引器，（g）骨刨。（经Miron和Zhang许可转载[3]）

RANKL/骨保护蛋白（OPG）途径调节骨形成/吸收[75]。关于骨缺损愈合，已经记录了大量单独使用自体骨的研究[77-80]。自体骨移植物仍然是金标准，复杂的骨缺损通常需要至少部分混合自体骨来改善骨形成。

自体骨采集技术的影响

作者团队研究了获取颗粒状自体骨的理想技术[72]。在该研究中，比较了4种模式（图4-24），包括用6mm环钻获取皮质松质骨块，用骨磨（R. Quétin）研磨成骨颗粒；用压电手术装置（Mectron）收集的骨颗粒；在种植窝洞准备过程中，用骨采集过滤器（Schlumbohm）通过吸管收集骨颗粒；用锋利的骨刨采集骨屑（Hu-Friedy）。颗粒形态和大小的分析如图4-25和图4-26所示[72]。骨刨和骨磨制备的自体骨屑的尺寸最大。骨磨显示出皮质骨和骨小梁的结合，与其他方式相比，胶原纤维的存在更多（图4-25）。用骨吸引器获取的骨浆具有最小的面积和颗粒尺寸，样品中残留许多细粉末状残留物（图4-26）[72]。在骨磨和骨刨样本中的成骨细胞与超声骨刀及骨浆样本相比，其细胞附着和分化得更快[72]。基于这些发现，建议避免采用有大量冲洗的采集技术，因为在收集过程中，主要的自体蛋白可能会从表面被冲走。此外，细胞活力分析显示，与压电手术相比，通过骨磨和骨刨收集的自体骨平均显示出高达4倍的活细胞（图4-27）。

用骨刨获取的骨屑可以存储在无菌盐水中。皮质骨屑释放大量蛋白质，可调节骨细胞的再生。研究表明，这种骨条件培养基含有150多种蛋白质，包括43种生长因子[81]。Parisi等[82]的一项

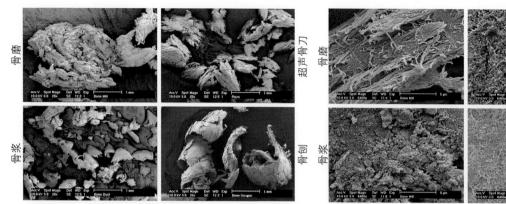

图4-25 骨磨研磨后包含皮质骨和骨小梁，具有更大量的胶原纤维。（经Miron和Zhang许可转载[3]）

图4-26 来自骨吸引器的骨浆具有最小的平均投影面积和颗粒尺寸，在样品中具有许多细粉末状残留物。（经Miron和Zhang许可转载[3]）

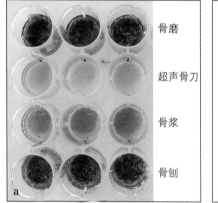

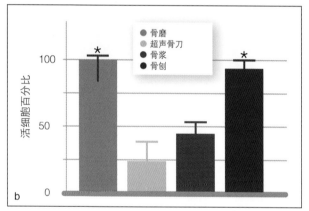

图4-27 （a和b）与压电手术相比，通过骨磨和骨刨收集的自体骨显示出高达4倍的活细胞。（经Miron和Zhang许可转载[3]）

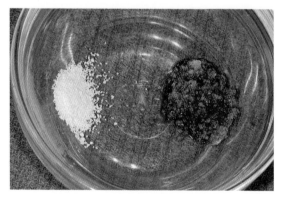

图4-28 颗粒状自体骨可以储存在各种形式的血小板浓缩物（PPP、PRP、液体PRF）中，以改善骨细胞保存和血管生成。

研究发现，骨条件培养基可在20分钟的临床时间窗口期内产生。生物材料，如牛骨矿化物或矿化同种异体骨移植物或胶原膜可以浸泡在骨条件培养基中用于生物功能化。一项研究发现，胶原膜可以快速吸收骨屑释放的TGF-β，这可能有助于GBR。颗粒状自体骨移植物也可以储存在贫血小板血浆（PPP；图4-28）中。

研究发现，与生理盐水相比，PPP是更好的

图4-29　（a）骨刨在尖端具有尖锐弯曲刀片，中空的金属管。狭窄的形状可以更多地进入有限的空间。（b）刀片和杆被推动穿过中空管以清空收集到的骨颗粒。

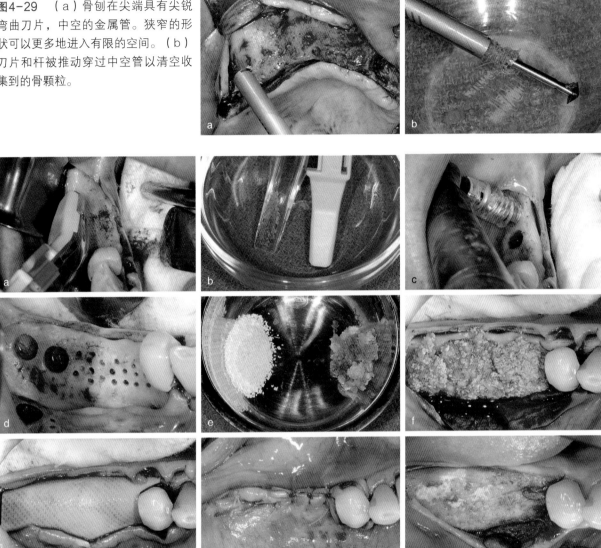

图4-30　（a）在这种涉及下颌后牙的情况下，使用SafeScraper（Geistlich）从下颌骨体部和升支中取骨。注意用纱布隔离部位，防止唾液污染。（b）打开SafeScraper可见收集到的骨。（c）使用取骨钻以低速钻入下颌骨后部并采集颗粒骨。（d）移植受区也可用于收集水平骨增量的颗粒骨。（e）将收集的自体骨与DBBM以50：50的比例混合。（f）将PRF添加到移植物混合物中以制备黏性骨。（g）移植物被核糖交联胶原膜覆盖。（h）组织瓣的初期创口关闭是通过水平褥式缝合和间断缝合实现的。（i）愈合6个月后，骨移植物成骨良好，具有良好的骨体积，便于种植体植入。

骨细胞保存的储存介质[83]。另一项研究表明，与无介质（干）和盐水相比，PPP改善了血管生成，更好地保持了自体骨移植物的体积[84]。随着过去10年的研究，增加了对自体移植物的了解，对于临床医生来说，利用优化细胞活力和随后生长因子释放的采集模式是重要的。

自体骨移植物采集的理想器械

　　骨刨和取骨钻通常用于微创采集自体骨（图4-29和图4-30）。取骨可以从手术部位附近或稍远的部位获取，如人的下颌体部和下颌升支。骨刨设计有锋利的切削刃和中空手柄，用于收集颗粒骨。外科医生应该注意隔离采集区域，以防

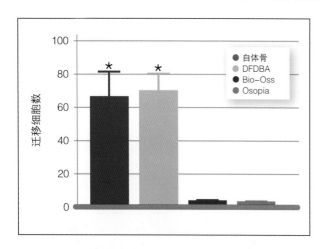

图4-31 图表显示，自体骨移植物和同种异体骨移植物是发现的唯一能募集细胞的骨移植材料，可能来自趋化因子如BMP-2和PDGF的释放。[Osopia（Regedent）是一种合成的双相磷酸钙]星号（*）表示差异显著。（经Miron等[69]许可转载）

表4-2　4类骨移植材料的骨诱导潜力				
	自体骨	同种异体骨	异种骨	异质骨
细胞募集	X	X		
细胞增殖	X			
细胞分化	X			X
异位骨形成	X	X		X

经Miron和Zhang许可转载[3]

止唾液污染。应在无菌盐水冲洗下以较低的速度（500r/min）使用取骨钻，以防止骨过热。颗粒状自体骨可用于GBR和钛网骨移植。与其他常用的替代移植物（包括同种异体骨移植物、异种骨移植物和异质骨移植物）相比，以颗粒形式获取的自体骨移植物的骨形成能力已被证明是优越的。由于自体骨供应有限，自体骨移植物通常与其他商业上可用的骨移植物进行混合。通常，DBBM（Bio-Oss，Geistlich）由于其低替代率而被使用。自体骨最大限度地诱导新骨形成，而异种骨以较低的吸收率为骨再生提供空间维持。

各种骨移植材料的再生特性

作为2009—2016年进行的一系列实验的一部分，作者的研究小组调查了各种骨移植材料的再生潜力以及它们之间的比较。所有移植物的一个共同特点是表面粗糙。与光滑表面相比，成骨谱系的细胞（成骨细胞）在粗糙表面上的作用要有利得多。

自体骨移植物和同种异体骨移植物是发现的唯一能募集细胞的骨移植材料，可能是因为它们包括BMP-2和PDGF[69]在内的趋化因子（图4-31）。在第二个实验中，将细胞接种到每种骨移植材料上，研究其细胞增殖情况。虽然所有骨移植物都能够诱导细胞增殖，自体骨移植物显示出最优越性。此外，自体骨和同种异体骨移植物都能够支持异位骨形成（骨诱导模型），而异种骨移植物和异质骨移植物则不能。

总之，表4-2描述了每类骨移植材料的再生潜力。自体骨的性能明显优于所有其他类型的骨

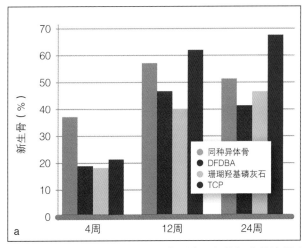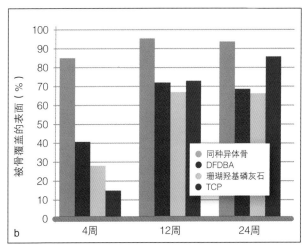

图4-32 （a和b）图片显示了小型猪下颌骨标准骨缺损中，新骨和材料表面覆盖骨的百分比。与骨替代物相比，自体骨在更早的时间形成更多的骨。（经Buser等许可转载[85]）

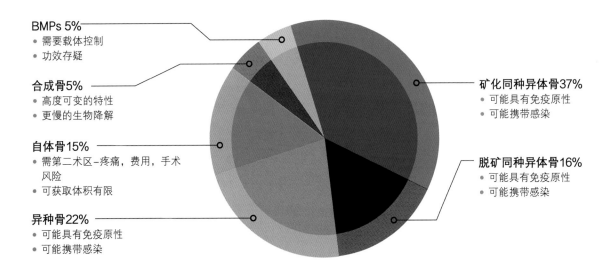

BMPs 5%
- 需要载体控制
- 功效存疑

合成骨5%
- 高度可变的特性
- 更慢的生物降解

自体骨15%
- 需第二术区-疼痛，费用，手术风险
- 可获取体积有限

异种骨22%
- 可能具有免疫原性
- 可能携带感染

矿化同种异体骨37%
- 可能具有免疫原性
- 可能携带感染

脱矿同种异体骨16%
- 可能具有免疫原性
- 可能携带感染

图4-33 饼图显示了2021年北美各种骨移植材料的使用百分比。（经Miron和Zhang许可转载[3]）

移植物，仍然是骨替代材料的金标准。这些发现与瑞士伯尔尼大学多年来进行的几项动物研究结果相似，这些研究一致证明了其优越的骨诱导能力[85]（图4-32）。自体骨不仅形成更多的骨，而且比骨替代物更早形成骨。

与异种骨移植物和异质骨移植物相比，骨诱导的潜力可以解释为什么同种异体骨移植物是北美最常用的骨替代生物材料（图4-33）。尽管异种骨移植物在骨再生方面没有表现出理想的特性，但它仍被常规用于约20%的骨移植程序。如前所述，这是由于它的不可吸收特性。

骨移植材料的适应证

骨移植材料的选择受到许多因素的影响。其中最重要的是骨缺损类型。由于骨内缺陷（即骨轮廓内）具有良好的骨向内生长环境，因此不太需要使用具有成骨或骨诱导特性的材料进行拔牙窝和上颌窦骨移植。对于拔牙窝骨移植，骨引导性骨替代物表现良好。拔牙窝骨移植的主要目标之一是为未来的种植体植入保存牙槽嵴骨体积。矿化同种异体骨移植物和异种骨移植物在牙槽嵴保存方面显示出优于异质骨移植物的结果[86]。然而，由于异种骨移植物的吸收率较低或没有吸收，这种混合骨可能会损害对种植体周围感染的免疫反应。如果异种骨移植物的残余部分被感染，生物材料可能不再具有生物相容性，因此需要进行清创[87]。同种异体骨移植物有能力随着时间的推移转变为天然基骨。因此，用小颗粒（0.25~1mm）矿化同种异体骨移植物，皮质/松质骨以50∶50混合可能是优选。上颌窦骨移植的组织形态计量学和临床研究表明，许多类型的移植物材料表现良好，骨替代物是很好的选择[88-89]。尽管据报道，骨替代物比自体骨移植物形成新骨的百分比更低，这似乎不会显著影响种植体的存活率[88,90]。其他类型的骨内缺损包括牙槽嵴劈开的皮质骨之间产生的间隙和夹层植骨术形成骨段之间的间隙。在这些类型的病例中，骨替代物均表现良好[91,92]。

当使用GBR、钛网骨移植和块状移植物进行水平和垂直Onlay骨增量（即骨轮廓外）时，移植物材料的选择将受到体积增量要求的影响（见图7-1和图7-2中所示的水平与垂直骨增量的决策树）。随着所需骨增量程度的增加，将需要使用具有更大生物活性和再生能力的骨移植材料。当需要更高的骨增量时，使用具有成骨和/或骨诱导特性的移植物材料变得越来越必要。单独的骨替代物可能适用于低水平骨增量（<3mm），颗粒状自体骨移植物与牛骨混合可用于使用GBR和钛网骨移植[93-99]的中（3~5mm）至高的水平骨增量（>5mm）。在颗粒状自体骨移植物添加异种骨移植物有助于抵抗骨吸收并且更好地保持增量的体积。块状自体骨移植物也是中（3~5mm）至高（>5mm）水平

骨增量的理想选择。口内骨块可以用于有限范围需要中等水平的骨增量，来自颅骨或髂嵴的口外块状骨可用于较大范围需要中至高骨增量的情况下[100-103]。

由于骨轮廓外的垂直骨增量在生物学上更具挑战性，单独的骨替代物可能不具有足够的再生能力来获得中（4~8mm）或高（>8mm）的骨增量。对于小范围骨增量（<4mm），使用GBR程序，骨替代物（如矿化皮质/松质同种异体骨）可能就足够了[98,104-105]。对于需要更长的屏障功能时，交联胶原膜可能是优选的，或者使用不可吸收的钛加强dPTFE膜。临床研究表明，使用GBR或钛网骨移植获得中至高垂直骨增量至少需要50%的颗粒状自体骨移植物[106-111]。当垂直骨缺损超过5mm时，将自体骨的比例提高到60%或70%可能是明智的。与天然骨的距离越大，血管向内生长、细胞迁移就越困难，并且骨形成可能在移植物的外部极限处。Urban等[112]评估了65例垂直GBR病例，发现缺损距基线高度每增加1mm，骨再生不完全的可能性就会增加2.5倍。例如，与基线的骨缺损<5mm相比，距基线的骨缺损>8mm会使相对骨增量减少12%。为了提高大范围垂直骨增量的效果，Urban发现，结合带孔的dPTFE膜，在骨移植物上放置含有rhBMP-2的胶原海绵可以改善早期皮质化[113]。使用块状自体骨移植物也可以实现中高范围的骨增量。短跨度骨缺损可以使用下颌升支取骨并通过分割技术进行治疗[19]。较大跨度骨缺损可能需要从颅骨或髂嵴进行口外取骨[100-103]。不使用自体骨的另一种选择是在钛网中使用rhBMP-2和矿化同种异体骨移植物[114-115]。当选择移植材料时，外科医生应该权衡每种替代方案的优缺点，并选择在获得所需骨增量方面成功可能性最高的生物材料[116]。

5

富血小板纤维蛋白在骨增量中的应用

USE OF PLATELET–RICH FIBRIN
FOR BONE AUGMENTATION

Richard J. Miron

血小板浓缩物由于能够快速分泌自体生长因子和加速伤口愈合，用于医学已有20多年的历史。作为一种自体再生剂刺激组织再生，它在许多医学领域获得了巨大的发展[1-3]。多年前，有人提出，通过使用离心装置血小板浓缩物，源于血液的生长因子可以从富含血小板的血浆层中收集，然后用于外科手术部位，以促进局部伤口的愈合[2-3]。如今，已经很好地证明血小板浓缩物可以作为一种强大促细胞分裂剂，具备以下功能（图5-1）：

（1）加速组织的血运重建（血管生成）。

（2）作为各种细胞的有效募集介质，包括干细胞。

（3）诱导人体内各种细胞的快速增加（增殖）。

20多年前，Marx及其同事将血小板浓缩物引入牙科，目的是将浓缩血液蛋白作为生长因子的来源，以刺激血管生成和组织天然生长。由于血液供应对所有组织的再生至关重要，这一策略在生物学上是有意义的[4]。伤口愈合被描述为4个过程，包括止血、炎症、增殖和成熟[5-7]。

富血小板纤维蛋白的进化

血小板浓缩物的使用已经慢慢地普及，在过去的5~10年中应用得到显著的增加。富血小板血浆（PRP），顾名思义，经过离心后在血浆层内以超生理剂量积累的血小板。PRP是为了再生目的的分离并进一步浓缩得到最高量的血小板及其相关生长因子，然后在局部损伤部位重新植入这种超生理剂量浓缩物[1]。

根据所使用的离心/收集系统和方案，初始制备时间通常在30分钟到1小时之间。由于使用了冗长的方案，因此在采血管中添加了抗凝剂。通常是各种形式的浓缩牛凝血酶或氯化钙。尽管PRP取得了越来越大的成功并被继续使用着，但据报道，在充分发挥其促愈合潜力方面存在一些局限性。使用抗凝剂的主要问题是它们会限制伤口愈合。当受伤导致开放性伤口时，血凝块形

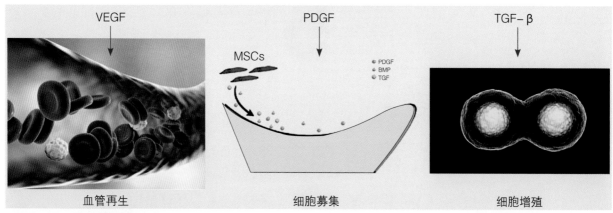

图5-1 富血小板纤维蛋白释放的3种主要生长因子包括：血管内皮生长因子（VEGF），一种已知的血管生成诱导剂；PDGF，一种已知的细胞募集诱导剂；转化生长因子β1（TGF-β1），一种已知的细胞增殖刺激因子。MSCs，间充质干细胞。（经Miron[1]许可转载）

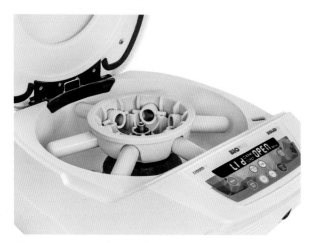

图5-2 Bio-PRF离心机使用水平离心。管子是垂直插入的，但一旦旋转，它就会完全水平地摆动出来。改进了血细胞层分离以及获得更高的血小板和生长因子浓度。（经Miron[1]许可转载）

成是愈合的第一步也是最关键的步骤之一。此后，细胞和生长因子被困在这个新形成的细胞外基质中，伤口愈合的级联反应开始。通过限制身体的凝血能力，伤口愈合则会被推迟。目前，几项研究已经证明，与PRP相比，仅通过从配方中去除抗凝剂，富血小板纤维蛋白（PRF）的效果更好[11]。PRP的另一个缺点是，由于使用了抗凝剂，它仍然是液体，因此当与生物材料结合时，会快速释放出生长因子。PRF则表现出生长因子在较长时间内释放得更慢、更渐进，这已

被证明能显著改善细胞生长和组织再生[8-9]。

富白细胞和血小板的纤维蛋白

开发PRF是为了避免使用抗凝剂[10]。因此，需要更快的工作时间；临床医生必须在抽血后不久就开始离心，否则会在采集管内发生凝血。这种PRF制备方法的主要优点是纤维蛋白基质延长了纤维蛋白凝块降解时生长因子释放的时间[11]。

PRF也被称为L-PRF（指富含白细胞和血小板的纤维蛋白），因为发现有几个白细胞仍结合在PRF中。PRF释放的3种主要生长因子包括：血管内皮生长因子（VEGF），一种血管生成诱导剂；PDGF，一种细胞趋化和增殖的诱导剂；转化生长因子β1（TGF-β1），一种细胞增殖刺激因子。

最近，一系列基础实验揭示了使用水平离心优化PRF生产的更好方法。水平离心机通常用于高端研究实验室和医院，因为它具有更大的根据密度分层的能力。与固定角度离心系统（其中离心管以大约45°的角度插入）不同，水平离心（通常称为旋出桶离心）使离心管旋至90°旋转。与固定角度离心相比，

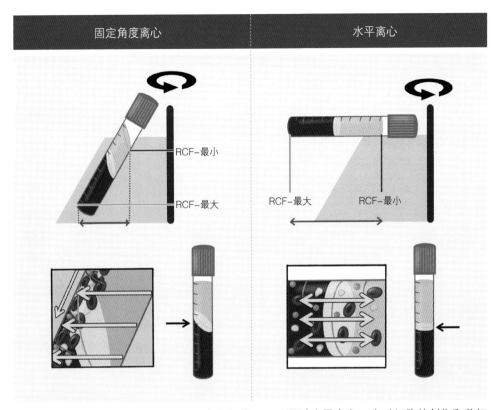

固定角度离心	水平离心

图5-3　比较固定角度离心机和水平离心机的图示。通过水平离心，在对细胞的创伤和剪切应力较小的情况下，实现了基于密度的血液层的更大分离。在固定角度离心机上离心后，血液层不能均匀分离，因此观察到倾斜的血液分离。（修改自Miron等[12]）

该技术产生的细胞含量高出4倍[12]（图5-2）。固定角度离心的主要缺点是，在旋转周期中，细胞以高离心力沿着离心管的后壁驱动，相对难以根据细胞密度正确分离。这也使细胞在试管后壁受到更高的压力，因此细胞必须根据各自密度的不同，沿着倾斜的离心斜面向上或向下移动。因为红细胞（RBCs）比血小板和白细胞更大、更重，所以它们向下移动，而较轻的血小板则向收集PRF的试管顶部移动。这使得较小的细胞类型（如血小板和白细胞）相对难以达到上面，因为红细胞数量超过白细胞增加约1000倍。因此，通过使用固定角度离

心系统，不可能达到血小板或白细胞的最佳积累（图5-3）。

通过水平离心获得PRF的方案

一般来说，PRF治疗需要3种方案（图5-4）。第一种是生产PRF膜的标准固体PRF方案，其中收集大量的血小板和白细胞，细胞均匀分布在4~5mL的PRF上层。这最好使用水平离心系统［700相对离心力（RCF）持续8分钟］来实现。第二种方案是能够将血小板和白细胞浓缩在上层1mL内的液体PRF方案（以前称为可注射PRF或i-PRF）。

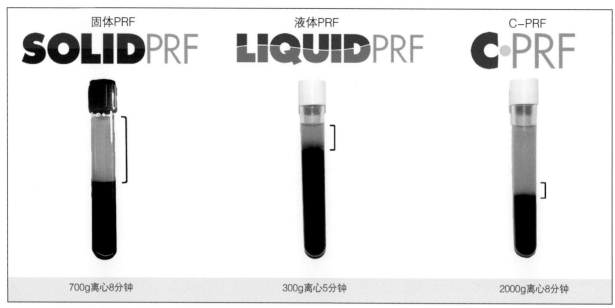

图5-4 使用Bio-PRF离心机生产PRF所需的3种离心方案。（经Miron[1]许可转载）

通过使用水平离心系统，可以确保更高的浓度（尽管细胞浓度更高，但体积更小）。方案为300 RCF，持续5分钟。第三种也是最后一种方案是浓缩PRF（C-PRF），其中通过使用更快的旋转方案，有目的地将细胞聚集到棕黄色层。这最好使用2000 RCF的方案，持续8分钟；所得到的0.3～0.5mL细胞富集区可以仅聚集在棕黄色层内。

牙科手术的大多数PRF准备工作都是按照700 RCF的方案进行的，持续8分钟。对于GBR，所谓的"黏性骨"方案（图5-5）即使用这种旋转速率，将液体PRF（蓝色管或白色管）和固体PRF（红色管）离心管同时离心并依次取出。重要的是要先取出液体PRF离心管。

根据美国疾病控制与预防中心（CDC）关于预防新冠病毒感染相关并发症（如肺血栓）的建议，一些患者正在有目的地服用延缓凝血的维生素。对于这些患者，获得PRF凝块也会延迟。

对于接受抗凝治疗的患者，建议采用950 RCF方案，持续12分钟。还建议患者避免在手术前24～72小时服用维生素，因为会出现异常情况。

PRF在骨增量中的临床应用

本章介绍PRF在种植牙和骨增量手术中的应用，包括拔牙窝骨移植、GBR和上颌窦骨移植。值得注意的是，已经编写了一本关于这一主题的图书，专门介绍了每一种临床适应证[1]。需要指出的是，PRF并不是各种会议上经常出现的"奇迹"生物材料。与骨再生相比，PRF有利于改善软组织愈合的总体证据更为有力。

PRF在拔牙位点管理中的使用

在美国，超过3600万人完全缺牙，1.2亿人至少缺1颗牙齿[13]。众所周知，牙齿缺失后，牙槽骨结构的尺寸会发生显著变化[14-15]。已经进行了大量研究，探索使用骨移植物、膜、生物制剂和生长因子来最大限度地减少拔牙后尺寸变化的方法[1]。

最近的一项系统回顾和荟萃分析研究了PRF在拔牙后牙槽嵴保存中的应用[16]。研究将PRF对于减少拔牙后空间变化的能力作为主要结果，比较了自然伤口愈合、骨移植（BG）和PRF联合骨移植。此外，PRF对软组织愈合的影响和患者报告的疼痛评分为次要结果。总共评估了16项随机对照试验（RCT）[17-32]，其中12项研究了PRF与自然伤口愈合的比较，4项研究了PRF与BG的比较，以及3项重叠研究研究了BG与BG + PRF的比较。

使用PRF与拔牙窝自然伤口愈合

在12项研究中评估了PRF与自然伤口愈合的效果[17-28]。Hauser等使用显微CT发现，与对照组相比，PRF治疗的拔牙窝的骨显微结构有所改善[21]。PRF对固有骨组织质量和牙槽骨宽度的保存也有显著影响。然而，翻开黏骨膜瓣的更具侵入性的手术方法似乎完全抵消了PRF的优势[21]。建议在常规拔牙过程中避免翻瓣，以保持血液供应。Suttapreyasri和Leepong证明，PRF在前4周显示出覆盖拔牙窝的软组织更好的早期愈合[24]。然而，在PRF组中，没有观察到牙槽嵴保存的改善或骨形成的增强[24]。Temmerman等发现，使用PRF作为牙槽窝填充材料有利于在拔牙后3个月保持牙槽嵴的水平和垂直尺寸[25]。在该研究中，与对照组（52%的吸收）相比，当使用PRF（23%的吸收）时，在牙槽嵴顶下方1mm处的骨宽度得到了更好的保持[25]。

Du Toit等进行了一项裂口研究，以评估3个月时接受PRF治疗的拔牙窝的人体骨活检标本与自然愈合的对比[27]。在种植体植入时，取出骨柱进行组织学评估。他们发现，PRF组新形成的类骨增加了9.9% ± 5.9%，而对照组的标本增加

了4.0% ± 2.1%。由于样本量较小，这不被认为有显著差异（$P=0.089$）[27]。Alzah-rani等对比了在拔牙后血凝块与PRF对牙槽嵴尺寸的影响。使用丙烯酸支架和卡尺在石膏模型上测量牙槽嵴宽度[17]。在第1周、第4周和第8周时，使用计算机绘图软件对拔牙窝表面积进行射线照相分析。他们发现，在所有时间节点，与对照组相比，PRF组的牙槽嵴维持和平均残余骨填充更理想[17]。Clark等的另一项研究发现，血凝块组的牙槽嵴高度［（3.8 ± 2）mm］明显低于PRF组［（1.8 ± 2.1）mm；$P < 0.05$］[28]。PRF组也明显存在更多的活骨[28]。Zhang等在拔牙后3个月应用CBCT评估牙槽嵴高度、宽度、骨密度和组织形态计量学[26]。新骨形成的组织学分析证实，PRF提高了骨形成的质量和速率。尽管有这些发现，PRF在减少牙槽骨吸收方面并不是更有效[26]。

在一项裂口研究中，Srinivas等研究了使用PRF与自然伤口愈合相比的骨高度和密度[23]。与血凝块相比，PRF组的愈合指数更好，骨密度也有相当的改善[23]。Areewong等通过组织学分析比较了PRF与正常愈合之间的新骨形成[18]。他们得出结论，PRF不会显著增加新骨形成[18]。Canellas等在拔牙后立即进行CBCT扫描，并在愈合3个月后进行骨密度比较[19]。在种植手术中进行骨活检。与对照组相比，PRF组的牙槽嵴体积更好，新骨形成的百分比更高[19]。3项研究调查了PRF对软组织愈合的影响[20,22,25]。在每项研究中，PRF都改善了术后疼痛，促进了软组织愈合，并减少了炎症的早期不良影响[20,22,25]。总之，10项研究中有7项显示使用PRF减少拔牙后尺寸变化或改善新骨形成的优势。然而，10项研究中有3项没有发现任何优势。一个重要的发现是，所有的研究都发现了对软组织伤口愈合的一些益处。

PRF与拔牙窝骨移植

共有4项随机对照试验研究了PRF与BG在拔牙窝管理中的使用情况[28-31]。Das等研究了与β-磷酸三钙和胶原（β-TCP-Cl）相比，PRF在6个月时用于牙槽嵴保存的使用情况[29]。研究发现，使用PRF或β-TCP-Cl对牙槽嵴保存有效。PRF的结果与β-TCP-Cl相当相似，尽管PRF组冠方1/3的垂直骨吸收明显更大。得出的结论是，异种骨的使用略优于PRF[29]。Clark等评估了4组，包括自然伤口愈合、PRF、冻干同种异体骨（FDBA）以及FDBA+PRF在15周的牙槽嵴保存过程中对新骨形成和牙槽骨尺寸稳定性的影响[28]。他们发现自然愈合组的牙槽嵴高度损失［（3.8±2）mm］明显大于PRF［（1.8±2.1）mm］[28]。PRF和FDBA的组合在减少拔除后水平和垂直骨丧失方面最有效[28]。在de Angelis等的一项研究中，分成了3组：PRF、异种骨移植物和异种骨移植物+PRF，经过6个月的愈合后进行了比较[30]。与异种骨移植物组相比，PRF组经历了显著更大的水平和垂直骨吸收。在PRF组中观察到较少的术后疼痛和伤口愈合[30]。Mendoza-Azpur等在4个月的愈合后将β-TCP与PRF进行了比较[31]。就新的矿化组织而言，PRF加速了拔牙后牙槽窝的伤口愈合；然而，β-TCP生物材料的使用在保持颊舌体积和膜龈联合（MGJ）的最终位置方面更为优越[31]。总之，4项研究中有3项发现，与单独使用PRF相比，使用BG显示出更好的保持牙槽嵴尺寸的能力。单独的PRF能够更好地促进伤口愈合和新骨的矿化，因为BG可以延迟新骨填充。

骨移植材料与骨移植材料+PRF

总共有3项随机对照试验研究了BG与BG+PRF的使用情况[28,30,32]。Thakkar等研究了在3个月和6个月时拔牙窝添加和不添加PRF的脱矿FDBA（DFDBA）的效果[32]。他们观察到，在DFDBA中添加PRF有利于保持牙槽嵴宽度，尽管这种改善没有统计学意义[32]。

Clark等的一项研究发现，与FDBA单独组［（1.8±2.1）mm］相比，PRF+FDBA组［（1.0±2.3）mm］的牙槽嵴保存稍好，但这没有统计学意义[28]。PRF组与单独FDBA组相比，新生骨明显增加[28]。在de Angelis等先前的参考研究中，与异种骨移植材料相比，PRF组的水平和垂直骨吸收明显更大，但BG+PRF组的垂直和水平骨吸收明显低于单独的异种骨移植组[30]。PRF还减少了患者报告的术后疼痛[30]。总之，3项研究中的两项表明，将BG与PRF结合可能有助于减少尺寸变化。如前所述，与单独的BG相比，PRF在拔牙后有更多的新生骨。

拔牙窝使用PRF的总结

对拔牙后尺寸变化的系统评价显示，当使用骨移植材料时，平均损失在0.5~1mm范围内[16]。Chappuis等的一项研究表明，美学区的唇侧骨板厚度是影响拔牙后尺寸改变的关键因素[33]。

大多数研究单独使用PRF的随机对照试验显示骨吸收在1~2.5mm范围内。单独使用PRF保存牙槽嵴的临床结果显示，结果的可变性更为明显和显著，一些研究甚至没有显示出任何优势[16]。与BG相比，单独使用PRF会导致牙槽嵴体积损失更大。与大多数骨移植材料相比，PRF的降解速度要快得多，约为2周，而骨移植材料通常在愈合时具有残留颗粒。因此，为了优化结果，如果计划在未来植入种植体，则应使用骨移植材料，如矿化同种异体移植物，用于拔牙窝。PRF可以与同种异体骨混合以形成黏性骨（图5-5），并且可以在牙槽窝上放置PRF膜以改善软组织愈合（图5-6）。

图5-5 使用与固体PRF碎片混合的颗粒状同种异体骨移植物和添加液体PRF制成的"黏性骨"。（经Miron[1]许可转载）

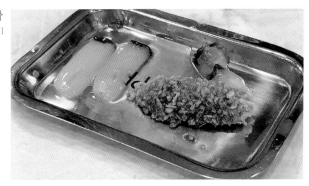

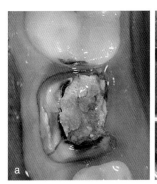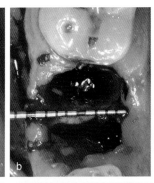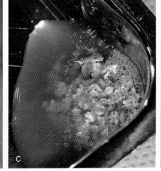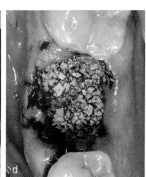

图5-6 PRF与同种异体骨整合用于牙槽嵴保存。（a）下颌第一磨牙无法保留的殆面观。（b）拔牙后。（c）液体PRF和同种异体骨的混合。（d）将黏性骨放入拔牙窝。（e）制作并折叠PRF膜以放置在拔牙窝上。（f）拔牙窝上方放置PRF膜后行交叉缝合。（g）在4个月的愈合过程中，注意牙槽嵴得到良好维持。（病例由Alfonso Gil医生完成；经Miron许可转载[1]）

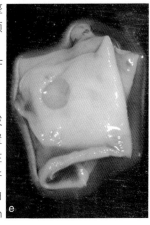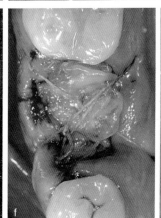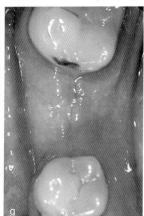

在所有研究中，用PRF进行牙槽窝骨移植的一个显著益处是改善了软组织的愈合。结合先前关于在牙龈退缩进行覆盖和牙周再生过程中使用PRF的系统综述[34-36]，这表明PRF有利于软组织愈合。当与BG联合使用或作为PRF膜用于促进软组织愈合时，研究表明软组织愈合更快，术后疼痛更少。由于PRF中的白细胞，PRF还被证明可以将第三磨牙拔除后的术后疼痛和感染减少3倍[37-38]。

PRF应用于牙槽嵴增量

GBR利用一种屏障膜来阻止生长较快的软组织细胞浸润到骨缺损区，并允许生长较慢的骨细胞重新长入[39]。钛网作为一种保护性支架来维持空间和促进骨填充，但它不具备细胞屏蔽性。钛网是多孔的，允许营养物质、生长因子、细胞和血管向内生长。为了实现更有利的骨愈合，已经研究了各种指标，包括空间维持、血凝块形成、机械稳定性、细胞渗透性、生物相容性和吸收特性[40]。在颗粒生物材料中添加PRF以产生黏性骨会显著改善移植物的操作性。黏性骨可以被成形和塑成期望的轮廓。与生理盐水不同，纤维蛋白将颗粒固定在一起，以更好地容纳移植物。PRF也可以改善骨形成的条件。PRF形成凝块，稳定移植物颗粒以抵抗微动，并为细胞迁移和血管向内生长提供基质。除了改善移植物的物理特性外，PRF还会释放生长因子，促进伤口愈合和血管生成。然而，当PRF与BG一起用于牙槽嵴增量手术时，支持改善骨形成的数据有限[41]。

根据所使用的PRF制作方案，可以使用不同的技术制造黏性骨（图5-5）。在真空管中收集患者的血液用于离心。试管数量将取决于骨增量程序所需的PRF数量。外科医生应按照离心机制造商提供的说明制备自体血液制品。对于Bio-PRF离心机的使用，两个白色/蓝色管和两个红色管在700 RCF下离心8分钟。在离心之后，如果尚未发生凝血，则可以移除红色盖子以允许氧化5分钟。取出两个PRF凝块，并使用PRF压膜盒进行压缩，以形成PRF膜。将膜转移到碗中，并切成1mm大小的PRF碎片。然后将颗粒BG与PRF碎片轻轻地混合。一旦PRF碎片均匀地分布在整个BG中，就添加液体PRF。液体PRF应当从富含细胞的棕黄色涂层获得。应使用足够量的液体PRF使整个移植物水合。最近的研究发现，与单独使用PRF碎片或单独使用液体PRF制备黏性骨相比，用这种方案制备黏性骨的固化期最快（增加了10倍以上），对降解的抵抗力最强，通过拉伸试验评估机械性能最好。

制备黏性骨的另一种选择是使用IntraSpin离心机（BioHorizons）获得未聚集的贫血小板血浆（PPP）和PRF凝块。将PRF凝块放置在金属托盘中，用于由金属板压缩以形成PRF膜并收集挤出的PRF液体。此后，有两种方法来制备移植物。一种方法是将颗粒状骨粉放入碗中，加入制作PRF膜所获取的PRF液体。然后使用PPP浸润移植物并允许凝固以形成黏性骨。另一种方法是将两个PRF膜放入碗中，用剪刀将其切成小块。然后将颗粒BG加入碗中，并将PRF碎片混合到移植物中以均匀分布。然后将PRF液体加入移植物中。使用PRF膜碎片将导致更快的凝结和更致密的移植物。

使用GBR、钛网或骨块进行水平与垂直骨增量的一个重要原则是组织瓣无张力初期关闭。伤口裂开是这些手术中最常见的并发症。这可能对移植物的成功有害，因为存在细菌污染，可能会损害移植物的生物相容性并导致感染。由于PRF已被证明对软组织愈合有积极影响，它可以与骨增量手术一起使用，防止伤口裂开[41-42]。这对于有损害伤口愈合习惯或身体条件不良的患者尤其重要，如吸烟、糖尿病、免疫抑制或高龄。PRF还可以保护下方的BG免受病原体的影响，因为它积累了宿主防御免疫细胞，如白细胞。胶原膜或敷料可以浸泡在PRF液体中并放置在移植物部位上。PRF膜可以在组织瓣关闭之前覆盖在移植物上。PRF已作为一种低成本的生物支架在临床上获得应用，能够改善GBR、钛网和骨块移植的组织愈合（图5-7）。

尽管PRF已经使用了20多年，但只有两项随机对照试验进行了牙槽嵴增量手术。两项RCTs[43-44]均研究了PRF作为胶原膜替代选择的影响。在比较研究中，还没有一项研究将PRF添加到骨移植材料中进行比较（BG+PRF与单独BG），因此仍无法确定PRF是否影响GBR过程中的新骨形成。Moussa等的一项研究评估了单独使用自体皮质骨块或PRF覆盖的水平骨增量[43]。尽管通过CBCT和手动卡尺测量，两组的颊腭向骨宽度都有统计学意义的增加，但两组之间没有发

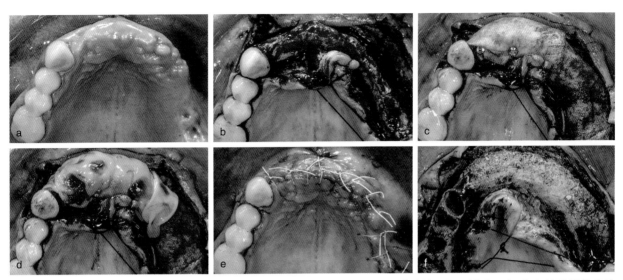

图5-7　通过"香肠技术"，混合DBBM、PRF和自体骨行GBR。（a）可见萎缩的上颌牙槽嵴。（b）翻瓣暴露菲薄的牙槽嵴。（c）将颗粒自体移植物和DBBM以40∶60的比例混合制成黏性骨移植物填充在膜下。使用多个膜钉固定生物膜。（d）移植物上方覆盖3层PRF膜。（e）植骨部位无张力初期关闭。（f）愈合5个月后骨移植区域的𦟛面观。（病例由Omid Moghaddas医生完成；经Miron许可转载[1]）

现差异。然而与对照组相比，PRF组移植物的平均吸收率明显较低［PRF，（0.8±0.6）mm；对照组，（1.6±0.9）mm；$P=0.006$］[43]。Hartlev等评估了用覆盖有PRF或可吸收胶原膜的自体骨块进行的分阶段水平骨增量[44]。共包括27名部分缺牙患者（试验，n=14；对照，n=13）。移植前以及移植后2周和6个月进行CBCT评估。经测定，6个月时，PRF组（14.7%±8.9%）和胶原膜组（17.8%±13.3%）的平均骨体积损失没有差异[44]。

PRF应用于上颌窦骨移植

PRF作为唯一的移植材料

PRF经常被用于上颌窦底提升，无论是作为单一的移植物材料，还是与BGs结合[45-46]。单纯PRF可作为上颌窦底提升术同期种植的移植物材料。重要的是，种植体的植入应与PRF移植同时进行，因为种植体需要支撑膜并保持骨生长的空间。8项研究评估了PRF单独作为上颌窦骨增量的唯一移植物材料[44,47-53]。4项研究评估骨凿提升法，发现平均骨增量为3.4～4.38mm，种植体存

活率为91%～97.8%[48-49,51,53]。5项研究评估了侧壁开窗入路，发现平均骨增量为5.4～10mm，种植体存活率为100%[45,47,50-52]。这些结果与仅使用血凝块的不植骨的结果相似。然而，PRF凝块可以提供更好的早期空间维持。PRF作为唯一的移植物材料的优点包括低成本和完全转化为活骨。对于狭窄的上颌窦（＜10mm）和/或较小范围的提升（4mm），可以考虑将PRF作为唯一的移植材料。对于更宽的上颌窦和需要更大骨增量的上颌窦，建议使用骨移植材料[47]。

PRF+骨替代物

PRF已与骨替代物一起使用，制成黏性骨，从而改善临床操作性并具有增强生物活性潜力。一项系统综述的临床试验比较了单独使用骨移植材料与联合使用PRF进行上颌窦骨增量手术的情况[54-55]。总共有10项临床试验，其中7项研究调查了使用有或无PRF的BG[46,54,56-60]，两项研究评估了使用PRF作为侧壁开窗覆盖膜的情况[55,61]，和一项评估PRF在早期疼痛管理和术后肿胀中的应用的研究[62]。

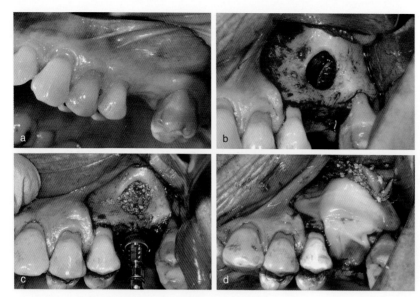

图5-8 侧壁开窗上颌窦底提升同期种植后，放置PRF膜。（a）左侧上颌骨的唇侧观。（b）制备侧壁开窗，窦膜从窦底剥离出来。（c）用混合PRF液的矿化同种异体骨移植物植入上颌窦。然后植入种植体。（d）将胶原膜放置在侧壁开窗的上方，然后放置多张PRF膜。（病例由Michael A.Pikos医生完成；经Miron许可转载[1]）

在通过组织学检查评估骨形成的7项研究中，有5项研究表明，当将PRF添加到骨移植材料中时，骨形成没有显著改善[54,56-57,59-60]。两项研究表明在将PRF与生物材料结合时，可能更早地植入种植体[46,58]。然而，Choukroun等的其中一项研究只进行了9个上颌窦骨移植，其中6个试验位点使用PRF和FDBA，3个对照位点单独使用FDBA[46]。在4个月时对试验点和8个月时对对照组进行骨活检。组织形态计量学分析显示，新骨形成量相似，因此得出结论，使用PRF可以缩短愈合时间。Pichotano等的另一项研究仅包括了12名需要双侧上颌窦骨移植的患者[58]。在裂口设计中，一侧仅植入牛骨矿化物，另一侧在骨移植物中添加PRF。PRF组在4个月时和对照组在8个月时进行了活检。他们报告称，PRF组的新骨形成率更高（44%与30%），两组种植体的存活率均为100%。但得出PRF早期骨形成的断言是值得怀疑的，因为使用两个不同的时间段进行活检的位点数量少、研究设计水平差。此外，上颌窦移植物中骨形成的百分比与种植体的结果之间没有明确的相关性。这两项比较胶原膜和PRF膜的研究没有发现骨形成的差异。尽管他们得出的结论

是PRF提供了等效的结果，但几项研究发现，用PRF膜覆盖侧壁开窗益处较小（图5-8）。

PRF与种植牙的临床应用

在口腔种植的5项对照研究中，对PRF的使用进行了研究。当使用PRF时，大多数研究评估了种植体稳定性（ISQ）值或种植体植入后的骨水平变化[63-66]。一项研究评估了在种植治疗中使用PRF时软组织愈合和黏膜厚度的变化[67]。

Boora等的一项前瞻性研究调查了PRF对20名患者上颌前牙同期种植即刻修复后种植体周围组织反应的影响[63]。PRF组从基线到3个月的平均边缘骨变化略低（对照组为0.5～0.6mm，PRF组为0.2mm）。在随访过程中，探诊深度和探诊出血没有显著差异[63]。Öncü和Alaaddinoğlu的一项研究调查了术后1周和1个月的平均ISQ[64]。研究发现，PRF组在第一周末的平均ISQ值为69.3 ± 10.5，而对照组在第一周末的平均值为64.5 ± 12.2。PRF组4周时的平均ISQ值为77.1 ± 7.1，对照组为70.5 ± 7.7[64]。他们得出的结论是，在早期愈合期应用PRF增加了种植体的稳定性，并可能加速骨整合。Tabrizi等评

估了在裂口随机对照试验中，在使用和不使用PRF的情况下，在上颌骨后部植入种植体的稳定性[65]。包括20名上颌磨牙区缺牙的患者，需要双侧种植（对照组单独植入种植体，而试验组使用了PRF）。种植体植入后2周、4周和6周通过共振频率分析（RFA）评估种植体的稳定性。植入后2周（$P=0.04$）、4周（$P=0.014$）和6周（$P=0.027$），各组间RFA均存在显著差异。该研究表明，在愈合期，使用PRF可以提高种植体在上颌骨后部植入后的稳定性[65]。Diana等进行了随机对照试验，以研究PRF对拔牙和即刻种植的影响[66]。试验组的种植体周围放置了PRF（n=21）。相反，对照组（n=20）未进行任何骨增量。随着时间的推移，两组的种植体稳定性均显著增加（ISQ：研究组，56.58±18.81至71.32±7.82；对照组，60.61±11.49至70.06±8.96；$P=0.01$）。两组之间无显著差异。得出的结论是，PRF不会影响即刻种植的初始稳定性[66]。尽管4项研究中有3项证明了使用PRF的一些益处，但仅显示ISQ值较小的改善（ISQ值＜5）。

PRF和种植体周围软组织

Hehn等进行了随机对照试验，以研究PRF对种植体周围软组织愈合的影响。他们使用半厚瓣技术评估了种植体周围的软组织厚度和初始边缘骨丧失[67]。在种植体植入时间点（基线）和3个月后二期手术时测量组织厚度。在植入时、3个月二期时和6个月随访时获得标准化数字射线照片进行评估。据观察，用PRF增量软组织导致组织体积的实际减少和显著的组织损失。这项研究得出的结论是，不推荐使用半厚瓣技术进行PRF软组织增量来增厚菲薄的黏膜[67]。

研究表明，较厚的软组织有利于种植体周围骨的稳定性[68-70]。如前所述，骨和软组织之间的关系对于保持种植体的稳定性和完整性是必要的。缺乏足够的软组织和硬组织可能是当前文献中观察到高水平种植体周围炎发病的原因之一[71]。PRF已被证明主要作用于软组织伤口愈合。富含生长因子的自体生物材料的局部应用可以刺激种植体上方软组织瓣内的新生血管生成和胶原形成[42,72]。PRF可以与个性化临时基台一起使用，以促进软组织再生并最大限度地减少细菌对种植体表面的潜在入侵。

结论

本章重点介绍了利用PRF行自然再生疗法的广泛应用及其在种植骨增量程序中的应用。如今，PRF是牙科中最常用的生长因子之一。它易于获得、成本低，并且即时使用。它的使用已经在许多随机对照试验中进行了研究，其中报告了其使用的各种优点。未来的研究将继续调查其在再生牙科中的应用，目的是利用更自然的再生策略应用于临床之中。

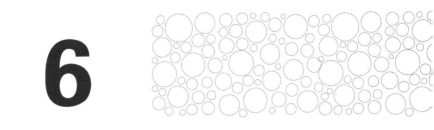

6

重组生长因子和新型移植物用于口腔骨组织工程

RECOMBINANT GROWTH FACTORS AND NOVEL GRAFT CONSTRUCTS FOR ORAL BONE TISSUE ENGINEERING

Lorenzo Tavelli | *Jessica Latimer* | *Shogo Maekawa* | *Chia-Yu Chen* | *David Kim*
Hom-Lay Wang | *William V. Giannobile*

种植治疗是一种有效且广泛首选的治疗方法，可替代缺失的牙齿，为患者提供高满意度以及改善口腔健康相关的生活质量[1]。通过先进的计算机辅助设计（CAD），最终修复位置的虚拟规划可以准确指导缺牙区牙槽嵴的术前评估，并为临床医生决定是否进行分期植骨提供信息。为了获得功能和美观的结果，经常需要牙槽嵴骨增量，50%以上的种植病例可能需要牙槽嵴骨增量[2]。为了实现适当种植体植入的最佳骨体积，稳定的临时基质、细胞募集、充足的血液供应、炎症过程的调节以及局部释放的生长因子至关重要（图6-1）。

自体骨移植物具有成骨作用，通常被认为是骨再生的金标准[3]。它们的缺点是需要开辟第二术区，如下颌升支或正中联合，其中供区的不适感和可供骨体积有限是重要考虑因素[4]。通常，自体骨移植物与同种异体骨移植物或异种骨移植物的混合物用于需要大量骨移植物材料的大范围GBR病例[5-6]。更严重和混合骨缺损可能需要多次骨增量程序，通常很难完全实现骨再生[7-10]。目前的再生骨移植物通常存在一些问题，如与早期吸收或持续吸收有关的问题，以及重建大范围或非包容性骨缺损的能力有限[11-12]。为了解决这些临床限制，已经在骨组织工程领域进行了广泛的研究来评估骨再生技术，例如以下技术：

- 重组生长因子[13-15]
- 增材制造（AM）生产的支架材料[16-19]
- 3D生物打印[20-21]
- 基于干细胞的治疗[22-27]
- 骨合成代谢剂[28-30]
- 基因缓释系统[31-36]

尽管取得了重大进展，但在临床中使用这些组织工程技术的转化应用仍在进行中。仍有很大的必要来开发可预测的治疗方法，以提高骨体积和质量，避免侵入性手术或明显的术后不适感。生物因子、支架技术以及细胞和分子疗法的应用进展将催生下一代骨组织工程生物材料。

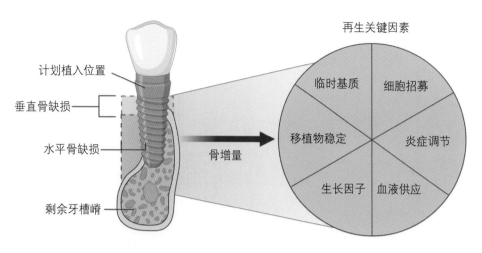

计划植入位置

垂直骨缺损

水平骨缺损

剩余牙槽嵴

骨增量

再生关键因素

临时基质 细胞招募

移植物稳定 炎症调节

生长因子 血液供应

图6-1 用于种植重建骨组织工程的关键组成部分。

骨再生的生长因子和信号分子

生长因子是一组高活性信号分子，能够促进细胞迁移（趋化性）、增殖和分化[37-39]。这些生物介质通过与特定细胞受体结合来调节关键的伤口愈合事件。生长因子能诱导细胞内信号通路，激活改变靶细胞活性和表型的基因[37,40]。细胞和分子生物学的进步使人们能够更好地理解不同生长因子和细胞因子对伤口愈合的作用；这为使用重组人生长因子或生物制剂的组织工程学方法奠定了基础[37,41-42]。

伤口愈合阶段有4个不同且部分重叠阶段：止血期、炎症期、肉芽期和成熟期[43-44]。血栓形成后，脱颗粒血小板释放PDGF，PDGF负责刺激中性粒细胞、单核细胞、巨噬细胞和成纤维细胞的趋化性与有丝分裂性，在炎症反应初期起着关键作用[37,41]。在这一阶段，血小板还释放转化生长因子β（TGF-β），促进细胞趋化和额外的细胞因子和血管内皮生长因子（VEGF）的自分泌表达，以增加血管通透性[37,41,43]。巨噬细胞是接下来的伤口愈合阶段的主要角色，进行伤口清创并分泌生长因子，如PDGF、TGF-β、表皮生长因子（EGF）、成纤维细胞生长因子-2（fibroblast growth factor-2，FGF-2）和VEGF[37,41,43]。在其他功能中，PDGF、FGF-2和TGF-β刺激成纤维细胞的增殖，在细胞外基质合成中起关键作用[45-46]。EGF、FGF-2、角质细胞生长因子（KGF）、PDGF、TGF-β和VEGF促进内皮细胞和上皮细胞的增殖，这些细胞由巨噬细胞、角质细胞、成纤维细胞和内皮细胞释放[37,41,43]。基于损伤的组织，基质合成和成熟阶段涉及多个细胞群。BMPs是成骨细胞释放的一组生长因子，刺激间充质干细胞迁移和成骨细胞分化（BMP-2、BMP-3、BMP-4和BMP-7）[37,47-48]。巨噬细胞和成纤维细胞释放的胰岛素样生长因子-2（IGF-2）也有助于成骨细胞增殖和骨基质合成[37,41]。在这一后期，PDGF刺激间充质干细胞迁移，并与TGF-β一起促进成纤维细胞分化为肌成纤维细胞，这是伤口愈合收缩和闭合的关键步骤。内皮细胞和成纤维细胞的凋亡由TGF-β协调，而VEGF具有促进血管生成和抵抗骨形成细胞凋亡的作用[37,41]。

生长因子治疗的目的是通过模仿胚胎和出生后发育过程来修复与再生受损组织[37,49]。尽管有几种信号分子在伤口愈合过程中发挥作用，

表6-1　rhBMP和rhPDGF-BB在骨组织工程中的临床应用总结[51]

临床应用	参考	组	总结
rhBMPs			
牙槽嵴保存	Coomes等[52]（2014）	试验组：rhBMP-2+ACS 对照组：CS	在5个月时，在不翻瓣拔牙部位，试验组的颊侧平均再生（4.75mm与1.85mm）和平均牙槽嵴宽度（6.0mm与4.62mm），优于对照组
	Fiorellini等[53]（2005）	试验组：0.75mg/mL或1.50mg/mL rhBMP-2+ACS 对照组：单独ACS或不治疗	在4个月时，与未治疗组相比，试验组25%（3.27mm与0.57mm）和50%（3.97mm与1.62mm）ESL处的平均骨嵴高度下降最小（-0.02±1.20mm），平均骨嵴宽度显著增加
	Huh等[54]（2011）	试验组：ErhBMP-2+β-TCP和HA 对照组：β-TCP+HA	试验组在3个月时，25%ESL处，平均骨嵴高度（-0.059与-1.087mm）减少，平均骨嵴宽度（1.149mm与0.006mm）增加
	Jo等[55]（2019）	试验组：rhBMP-2 ACS 对照组：rhBMP-2+β-TCP+HA并使用胶原膜	在4个月时，没有观察到缓释系统之间的显著差异；当用于牙槽嵴保存时，两者都是有效的
	Kim等[56]（2014）	试验组：rhBMP-2+DFDBA 对照组：DFDBA 两组均使用胶原膜	拔牙窝愈合3个月后，骨高度和宽度的放射线分析没有发现显著差异
	Shim等[57]（2018）	试验组：rhBMP-2+HA 对照组：DBBM	与对照组相比，试验组在3个月时的平均骨形成更大（25.37%与6.13%）
分阶段骨增量术	De Freitas等[58]（2013）	试验组：rhBMP-2（1.5mg/mL）+ACS	试验组在骨增量6个月后，上颌牙槽嵴下方2mm处的放射线测量的水平骨增量显著增加（1.5mm与0.5mm）
	De Freitas等[59]（2016）	对照组：自体骨 两组均使用钛网	在6个月时采集样本。在试验组中观察到较高的富含细胞和血管的骨髓。对照组的死骨比例较高
	Marx等[60]（2013）	试验组：rhBMP-2（1.05mg）+CS+粉碎松质FDBA+PRP 对照组：自体骨移植物 两组均使用钛网	与自体骨移植物相比，复合移植物在6个月时不含剩余的不可存活的骨颗粒，且新骨的平均百分比更高（59%与54%）。复合移植物减少了手术时间，但水肿持续时间更长
	Misch[61-62]（2011，2017）	病例系列：rhBMP-2/ACS+同种异体块状骨移植物+同种异体颗粒骨移植物+胶原膜	在4～6个月时，CBCT评估的平均水平骨增量为4.61mm（范围为2.8～7.7mm）

ACS，可吸收胶原海绵；CS，胶原海绵；ESL，拔牙窝深度；ErhBMP-2，大肠埃希菌产生的BMP-2；β-TCP，β-磷酸三钙；HA，羟基磷灰石；DFDBA，脱矿冻干种异体骨；DBBM，脱蛋白牛骨矿化物；FDBA，冻干同种异体骨；PRP，富含血小板的血浆。　→

但可以假设使用单一的重组生长因子可以诱导分子和生化级联反应，最终促进再生[37,42,50]。研究最多的用于口腔再生的重组人类生长因子有PDGF-BB、TGF-β、FGF-2、IGF和BMPs（表6-1）[51-88]。

表6-1（续） rhBMP和rhPDGF-BB在骨组织工程中的临床应用总结[51]

临床应用	参考	组	总结
rhBMPs（续）			
分阶段骨增量术（续）	Misch等[63]（2015）	病例系列：使用rhBMP-2/ACS+颗粒同种异体骨使用钛网	6个月时CBCT评估的平均垂直骨增量为8.53mm（范围：4.4～16.3mm）
	Thoma等[64]（2018）	试验组：rhBMP-2+块状DBBM 对照组：自体骨块	两组均使用DBBM和胶原膜在4个月时，用卡尺进行临床测量或患者报告的结果测量，平均牙槽嵴宽度没有显著差异
	Thoma等[65]（2019）		在4个月时用CBCT测量时，没有观察到平均牙槽嵴宽度的显著差异
上颌窦底提升	Boyne等[66]（2005）	试验组：0.75mg/mL或1.50mg/mL rhBMP-2+ACS 对照组：骨移植物（自体骨+同种异体骨或自体骨）+屏障膜	与试验组相比，在对照组（4.7mm）的牙槽嵴顶部观察到平均牙槽嵴宽度显著增加，4个月时两组平均增加了2.0mm
	Froum等[67]（2013）	试验组：4.2mg或8.4mg rhBMP-2+ACS+矿化松质同种异体骨 对照组：矿化松质同种异体骨 两组均使用胶原膜	在上颌窦底提升术后6～9个月的组织学检查中，两组之间的活骨没有观察到显著差异
	Kao等[68]（2012）	试验组：rhBMP-2+DBBM 对照组：DBBM	在骨增量后6～9个月采集的样本中，试验组中观察到较少的新骨形成
	Kim等[69]（2015）	试验组：rhBMP-2+HA 对照组：DBBM	两组之间增大的体积没有显著差异。在骨增量后3个月采集的样本中，试验组观察到新骨形成的平均百分比更高（16.10%与8.25%）
	Kim等[70]（2015）	试验组：ErhBMP-2+BCP 对照组：DBBM	在6个月时用CBCT测量，没有观察到平均牙槽嵴体积的显著差异
	Triplett等[71]（2009）	试验组：1.50mg/mL rhBMP-2+ACS 对照组：自体骨+屏障膜	对照组的骨高度平均变化较大（9.46mm与7.83mm）
种植体周围骨再生	Jung等[72]（2003）	试验组：rhBMP-2+DBBM 对照组：DBBM 两组均使用胶原膜	两种治疗方法在愈合6个月后都产生了显著的垂直向骨填充，试验组的填充率略高（96%与91%）
	Jung等[73]（2009）		5年时各组间无显著差异
	Jung等[74]（2022）		17年时各组间无显著差异

ACS，可吸收胶原海绵；ErhBMP-2，大肠埃希菌产生的BMP-2；HA，羟基磷灰石；DBBM，脱蛋白牛骨矿化物。

→

表6-1（续）　rhBMP和rhPDGF-BB在骨组织工程中的临床应用总结[51]

临床应用	参考	组	总结
rhPDGF-BB			
牙槽嵴保存	Geurs等[75]（2014）	试验组：同种异体/β-TCP/CS/同种异体或同种异体/β-TCP/PRP/CS或同种异体/β-TCP/rhPDGF-BB/CS 对照组：CS	使用PRP和rhPDGF-BB导致较少的残余骨移植材料。在8周时，所有组均显著形成新骨
	Ntounis等[76]（2015）		临床医生评估发现，使用PRP和rhPDGF-BB与骨质量改善（无D4类骨）和更少的残余骨移植颗粒有关
	McAllister等[77]（2010）	第1组：rhPDGF-BB+DBBM 第2组：rhPDGF-BB+β-TCP 两组均用CTGs覆盖	DBBM和β-TCP的两种缓释系统在3个月时有相似的活骨百分比（21%与24%）
	Wallace等[78]（2013）	试验组：rhPDGF-BB+同种异体骨 对照组：单独同种异体骨 两组均覆盖脱细胞真皮基质	试验组在4个月时有较高的平均活骨百分比（41.8%与32.5%）
分阶段骨增量术	Funato等[79]（2013）	仅1组：使用rhPDGF-BB+自体骨+DBBM 使用了钛网和胶原膜	垂直牙槽嵴高度的平均增量为（8.6±4）mm
	Nevins等[80]（2014）	第1组：rhPDGF-BB+DBBM 第2组：rhPDGF-BB+马骨基质 两组均使用了帐篷钉和细胞外基质膜	这两种缓释系统都支持新骨形成，并表现出骨诱导特性，便于种植体在5个月后行植入手术
	Santana和Santana[81]（2015）	试验组：rhPDGF-BB+β-TCP+HA 对照组：自体骨移植 两组均采用胶原膜	在骨再生体积方面没有观察到显著差异
	Simion等[82]（2007）	仅1组：块状DBBM+rhPDGF-BB或DBBM胶原骨+rhPDGF-BB	骨再生有利于种植体的成功植入；植骨区域在5个月时显示异种骨颗粒部分嵌入骨中
	Urban等[83]（2009）	仅1组：使用rhPDGF-BB+自体骨+DBBM 使用了钛增强ePTFE胶原膜	严重的牙槽骨缺损，9个月时观察到完全的垂直向骨再生
	Urban等[84]（2013）	仅1组：使用rhPDGF-BB+自体骨+DBBM 使用了胶原膜	在9个月时观察到水平向牙槽嵴增加了6mm

CS，胶原海绵；CTGs，结缔组织移植物；β-TCP，β-磷酸三钙；HA，羟基磷灰石；DBBM，脱蛋白牛骨矿化物；PRP，富含血小板的血浆；ePTFE，膨体聚四氟乙烯。　→

表6-1（续）　rhBMP和rhPDGF-BB在骨组织工程中的临床应用总结[51]

临床应用	参考	组	总结
rhPDGF-BB（续）			
上颌窦底提升	Froum等[67]（2013）	试验组：rhPDGF-BB+DBBM 对照组：DBBM 两组均使用胶原膜	试验组在4~5个月时显示出更高的平均活骨百分比（21.1%与11.8%），但在7~9个月时没有差异
	Kubota等[85]（2017）	仅1组：rhPDGF-BB+DBBM 使用胶原膜	平均骨高度增加为（13.03±1.22）mm
	Nevins等[86]（2009）	仅1组：rhPDGF-BB+DBBM 使用胶原膜	骨再生促进了种植体的成功植入；在6~8个月时有新骨形成和DBBM吸收的证据
种植体周围骨再生	Amorfini等[87]（2014）	试验组：同种异体骨块+rhPDGF-BB或盐水 对照组：DBBM+自体骨+rhPDGF-BB或盐水 两组均使用胶原膜	在1年时，各组之间的骨体积没有观察到显著差异
	Santana等[88]（2015）	试验组：rhDGF-BB+β-TCP+自体骨移植物 对照组：无 两组均使用胶原膜	植入天然宿骨或同时拔牙窝植骨的两组种植体的存活率为100%

β-TCP，β-磷酸三钙；DBBM，脱蛋白牛骨矿化物

重组人类骨形态发生蛋白（rhBMPs）

由于rhBMP-2、rhBMP-4、rhBMP-7和rhBMP-12在成骨和间充质细胞分化中的作用[37,47-48]，它们已被评估用于牙周和种植体周围的骨再生[37,66,71,89-90]。尽管临床前研究表明BMPs在诱导牙周再生方面的潜力，包括骨再生、形成新牙骨质和具有定向纤维的新牙周膜[37,91-94]。天然牙固连的风险限制了BMPs单纯用于缺牙区或种植部位的骨再生[37,48,52,64,71-72]。目前，rhBMP-2和rhBMP-7是美国食品药品监督管理局（FDA）批准的唯一用于骨增量或修复的BMPs。然而，大多数口腔再生临床研究都是关于rhBMP-2的。

rhBMP-2在牙槽嵴保存的疗效已经在几项试验中进行了研究[52-57]。生长因子与生物可吸收胶原载体一起使用或与骨移植物材料［同种异体骨移植物、羟基磷灰石（HA）、β-磷酸三钙（β-TCP）或脱矿骨基质］一起使用[52-57,75-76]（图6-2）。Fiorellini等观察到，与位点自然愈合（对照组）相比，用胶原海绵浸润rhBMP-2治疗的部位获得了显著更高的牙槽嵴体积。rhBMP-2组在种植体植入时需要额外骨增量的位点数明显少于对照组[53]。然而，接受生长因子治疗的患者报告称，在早期伤口愈合过程中，水肿和红斑的发生率更高[53]。另一项试验后来证实了这些发现；与对照组相比，在胶原海绵浸润rhBMP-2在维持足够的牙槽嵴体积方面比单独的胶原海绵更有效，种植时需要额外骨增量的位点更少。然而，与Fiorellini等[53]的研究一致，在用rhBMP-2[52]治疗的位点观察到轻度红斑和局部肿

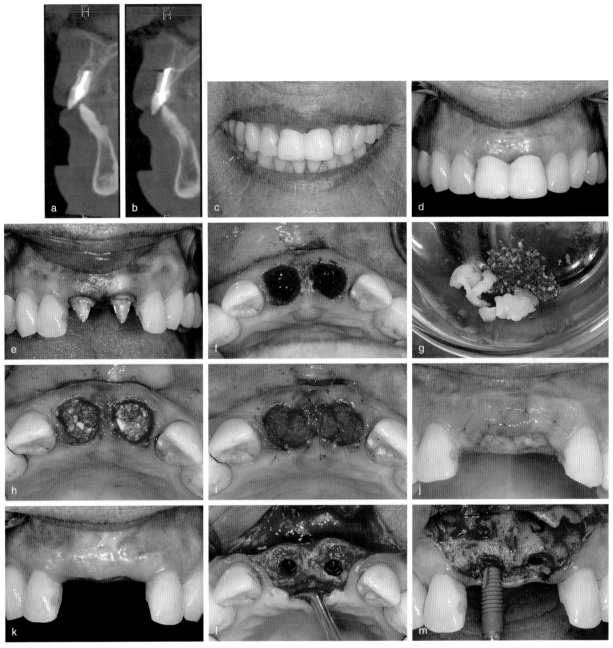

图6-2　rhBMP-2用于保存牙槽骨的病例。（a和b）失败的上颌中切牙的横截面图像。注意唇侧骨缺损。（c）高位笑线暴露出了牙齿颈部和牙间龈乳头。（d）上颌中切牙牙冠修复的照片。（e）无法修复治疗的中切牙。（f）拔除上颌中切牙。（g）将含有rhBMP-2的胶原海绵与矿化同种异体骨混合。（h）将混合物植入拔牙窝中。（i）用胶原海绵浸泡rhBMP-2后覆盖拔牙窝。（j）拔牙后1周的术后愈合。（k）愈合4个月后的唇侧观。（l）种植体窝洞的殆面观。注意唇侧骨的重建和良好的骨厚度。（m）在右侧中切牙位点植入窄直径（3.6mm）的Astra Tech EV种植体。→

胀。其他医学领域也提出了与BMP-2炎症效应有关的问题[95-96]，因为不太明显的炎症反应，一些学者主张使用BMP-7而不是BMP-2[95]。尽管如此，其他学者已经证明，当用于牙槽嵴保存时，

rhBMP-2能够增强骨增量的效果[54,57,97]。组织学研究表明，将rhBMP-2添加到骨移植物中会导致较少的残余骨颗粒，与单纯使用骨移植物相比，有机基质和新骨形成的百分比更高[57,75-76]。

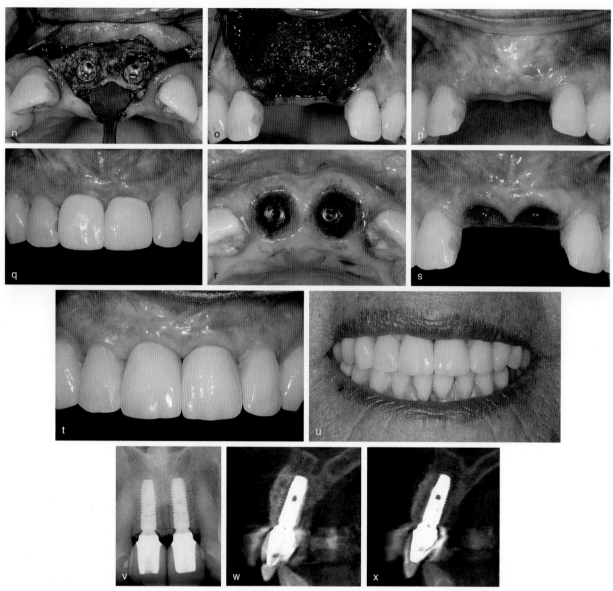

图6-2（续） （n）两个窄直径Astra Tech EV种植体的殆面观。（o）将牛骨矿化物放置在唇侧进行轮廓增量。（p）愈合2个月后的唇侧观。（q）螺丝固位的临时修复体成形软组织的穿龈轮廓。（r）愈合2个月后的软组织轮廓，殆面观。（s）愈合2个月后的软组织轮廓，唇侧观。（t）戴入最终的金属烤瓷种植修复体。（u）微笑下可见种植修复体和天然牙列相协调。（v）上颌种植体与最终种植修复体修复后的根尖X线片。（w和x）CT扫描的横截面图像显示了良好的唇侧骨和牙槽嵴轮廓。（病例由Craig M. Misch医生完成）

当生长因子用于分阶段骨增量时，BMP-2对骨再生也观察到了积极的结果[58-60,64-65]。在一个评估体积和种植相关的病例系列中，评估了用rhBMP-2和同种异体骨块行牙槽嵴增量的结果，Misch[62]报告了平均水平牙槽嵴骨增加4.61mm（图6-3）。rhBMP-2与钛网联合用于水平骨增量也已在下颌骨后部[61]和上颌骨前部[98]中进行了描述，结果良好。在垂直骨增量方面，一项回顾性研究表明，用CBCT测量[63]，rhBMP-2与钛网和颗粒状同种异体骨获得8.53mm的平均垂直

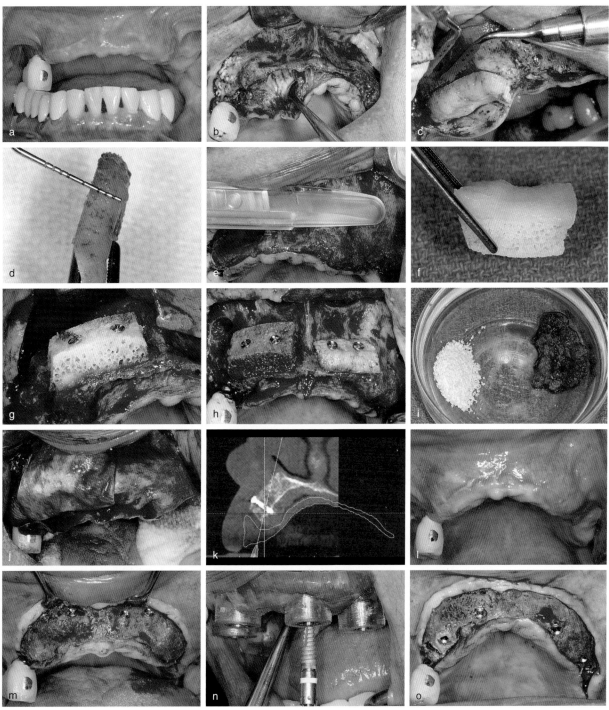

图6-3　rhBMP-2与块状骨移植物一起使用的病例。（a）萎缩的上颌骨前部。（b）上颌骨前部牙槽嵴非常狭窄。（c）用超声骨刀从上颌结节处获取块状骨。（d）块状自体骨的宽度为4mm。（e）使用骨刨从上颌骨获取颗粒状自体骨。（f）将用rhBMP-2浸泡的胶原海绵放置在同种异体骨块和基骨之间。（g）用骨钉将同种异体骨块固定在上颌骨上。（h）自体骨块用骨钉固定在上颌骨前部。（i）颗粒状自体骨与牛骨矿化物和富含血小板纤维蛋白混合。（j）骨移植物上覆盖着一层胶原膜。（k）上颌骨的CT扫描显示同种异体骨块结合良好。（l）块状骨愈合6个月后。（m）带有rhBMP-2的同种异体骨块和自体骨块看起来均整合良好。（n）在重建的上颌骨中应用导板进行规划和植入种植体。（o）种植体可以植入在有良好的骨增量效果的上颌骨之中。（病例由Craig M. Misch医生完成）

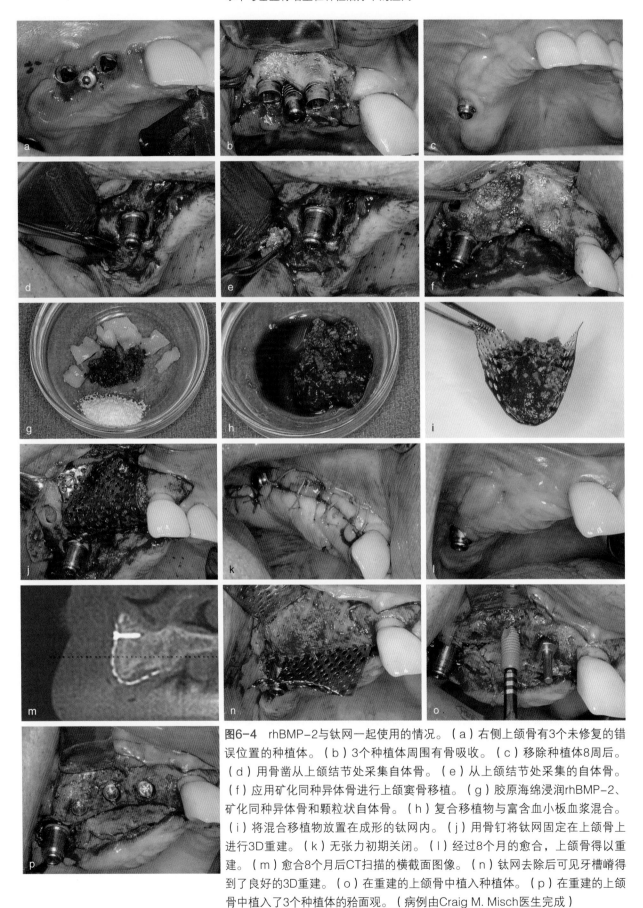

图6-4 rhBMP-2与钛网一起使用的情况。（a）右侧上颌骨有3个未修复的错误位置的种植体。（b）3个种植体周围有骨吸收。（c）移除种植体8周后。（d）用骨凿从上颌结节处采集自体骨。（e）从上颌结节处采集的自体骨。（f）应用矿化同种异体骨进行上颌窦骨移植。（g）胶原海绵浸润rhBMP-2、矿化同种异体骨和颗粒状自体骨。（h）复合移植物与富含血小板血浆混合。（i）将混合移植物放置在成形的钛网内。（j）用骨钉将钛网固定在上颌骨上进行3D重建。（k）无张力初期关闭。（l）经过8个月的愈合，上颌骨得以重建。（m）愈合8个月后CT扫描的横截面图像。（n）钛网去除后可见牙槽嵴得到了良好的3D重建。（o）在重建的上颌骨中植入种植体。（p）在重建的上颌骨中植入了3个种植体的殆面观。（病例由Craig M. Misch医生完成）

骨增量（图6-4）。Thoma等的一项随机临床试验得出结论，rhBMP-2与异种块状骨移植物的临床结果与自体骨与颗粒状异种骨的组合相似[64]。类似地，De Freitas等证明，在胶原海绵上浸润rhBMP-2并与钛网一起使用是颗粒状自体骨移植物的有效替代品[58]。用生长因子处理的位点显示骨髓富含毛细血管、未分化细胞和骨衬里细胞，而对照组表现出更高量的非活性骨颗粒包绕在板层骨内[59]。学者还评估了治疗位点的基因表达，表明与用自体骨移植物处理的位点相比，用rhBMP-2处理的牙槽嵴具有更高的参与活性骨重塑和成熟基因表达以及更低的破骨细胞形成标记物表达[59]。尽管在使用rhBMP-2后观察到肿胀和红斑的增加，但与以自体骨移植物为基础的骨增量术相比，术后的总体不适感有所减轻[58,60,64]。

骨形态形成蛋白在上颌窦底提升术中的应用也已得到研究[66,68-71,90]。总体而言，与牙槽嵴保存和牙槽嵴骨增量的观察结果相比，临床结果有所逊色[66,68-71,90]。一项系统综述和荟萃分析得出结论，有证据支持rhBMP-2用于牙槽嵴骨增量术；然而，rhBMP-2在上颌窦底提升方面的性能不如自体骨移植物和同种异体骨移植物[13,99]。考虑到rhBMP-2的高成本和术后明显的水肿，优选使用骨替代物进行上颌窦骨移植。虽然大多数关于牙槽嵴和上颌窦骨增量的临床研究都使用了BMP-2，但很少有报道描述BMP-7治疗上颌窦底提升的结果[100-101]。

一些临床前研究报告称，高剂量缓释生长因子与不良后遗症有关，例如使用rhBMP-2观察到的血清肿形成。为了减轻这些并发症，诱导靶生长因子在宿主细胞内表达的基因缓释技术正在被广泛研究。已有临床前证据支持使用基因治疗载体进行种植体周围骨再生，这为下一代生物活性种植体表面提供了巨大潜力[102]。

重组人血小板衍生生长因子BB（rhPDGF-BB）

PDGF是成纤维细胞和牙周膜（PDL）细胞的强力促分裂剂，通过刺激周细胞增殖和诱导巨噬细胞合成FGF-2和TGF-β来促进血管生成[14,38,103]。PDGF还通过增强成纤维细胞的招募和激活以及通过增加伤口断裂强度来加速伤口愈合速度[38,103]。其作用机制为PDL和牙槽骨细胞表达多种PDGF受体α、β、χ和δ，促进PDGF的增殖和趋化[104-107]。

一项研究rhPDGF各种亚型对PDL细胞有丝分裂和趋化反应影响的体外研究表明，BB亚型是最有效的亚型[108]。早在20世纪80年代末引入以来[109]，多项临床前和临床研究证实了rhPDGF-BB可以促进骨、牙骨质和PDL再生[106,109-111]。rhPDGF-BB已被美国食品药品监督管理局批准与β-TCP联合治疗牙周骨内缺损、根分叉缺损和牙龈退缩。一项多中心临床试验表明，rhPDGF-BB可增强单独骨移植材料治疗骨内缺损的再生效果[111]。与单独骨移植相比，rhPDGF-BB+β-TCP组在3个月时的临床附着水平增加更显著。在6个月时，与对照组相比，接受生长因子治疗的位点表现出明显更高的线性骨增量和骨缺损填充百分比[111]。这些结果在36个月内是稳定的[112]。

美国牙周病学会（AAP）最近的一项基于最佳证据的系统综述和网络荟萃分析调查了生物制剂对骨下缺损再生结果的影响——基于150项随机临床试验和7000多个骨下缺损——得出结论，rhPDGF-BB是对大多数参数表现出最大影响的生物制剂，包括临床附着水平增加、牙周袋深减少、牙龈退缩最少和放射学线性骨的增加[113]。当在利用骨移植物与生物制剂结合的骨再生方法中添加屏障膜时，没有观察到益处，支持了屏障膜可能危害生物制剂的血管生成、细胞募集和伤口

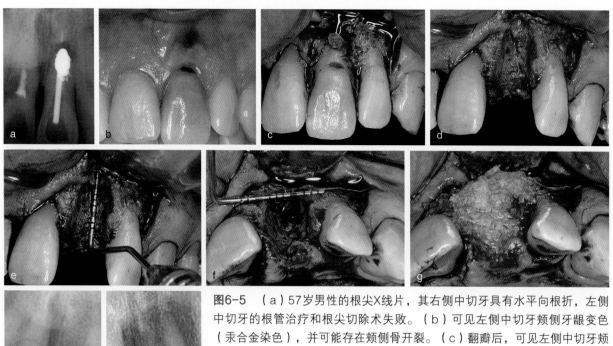

图6-5 （a）57岁男性的根尖X线片，其右侧中切牙具有水平向根折，左侧中切牙的根管治疗和根尖切除术失败。（b）可见左侧中切牙颊侧牙龈变色（汞合金染色），并可能存在颊侧骨开裂。（c）翻瓣后，可见左侧中切牙颊侧骨开裂。（d）在微创拔除左侧中切牙后，颊侧骨板100%缺失。（e和f）在缺损处观察到明显的垂直和水平骨缺损。（g）冻干同种异体骨（FDBA）和rhPDGF-BB的混合物用于缺损区行骨增量，并使用交联胶原膜来覆盖骨移植材料。（h）术后拍摄X线片。（i）术后6个月的X线片显示成骨良好。　➡

愈合能力的假设[110-112,114]。

　　尽管rhPDGF-BB的使用主要记录在天然牙列中，但几项临床研究已经探讨了其在不同骨移植材料的骨增量手术中的安全性、有效性和临床应用性。最近对rhPDGF-BB在口腔再生过程中的应用进行了系统评估，得出的结论是，有临床证据支持rhPDGF-BB与同种异体骨移植物、异种骨移植物和合成骨移植物联合治疗骨下、根分叉、牙槽嵴保存、骨增量与上颌窦底提升的安全性及有效性[14]。

　　很少有报道描述rhPDGF-BB对牙槽嵴保存的结果，以及对其临床疗效的综合评估，因为这种应用目前是不可行的[97]。在牙槽嵴保存后，rhPDGF-BB的作用主要在组织学和组织形态计量学水平上进行了观察[75-76,115]。Nevins等报道，与釉基质衍生物（EMD）+骨移植物和单独的骨移植物相比，用rhPDGF-BB+骨移植物处理的部位的新骨形成趋势更为优越，尽管这种差异没有统计学意义[115]。另一组研究表明，与单独的骨移植物相比，加入rhPDGF-BB可显著减少骨颗粒的数量，并提高组织学样本中有机基质的百分比[75-76]。然而，未来在生长因子应用的部位进行种植的临床意义和益处仍有待确定。最近的AAP基于最佳证据的共识声明表明，包括rhPDGF-BB在内的生物制剂可用于复杂的骨缺损中[15]。图6-5和图6-6说明了rhPDGF-BB在拔牙时用于复杂牙槽嵴重建的应用。

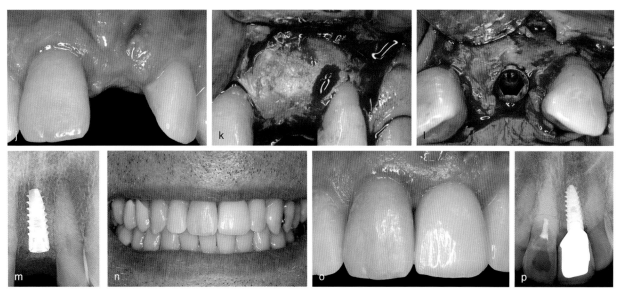

图6-5（续） （j）骨增量术后8个月的临床照片。（k）临床二期手术显示有足够的再生骨用于种植体植入。（l和 m）将种植体放置在左侧中切牙位点。（n~p）临床照片和修复后的X线片显示了良好的临床结果。（病例由David Kim医生完成）

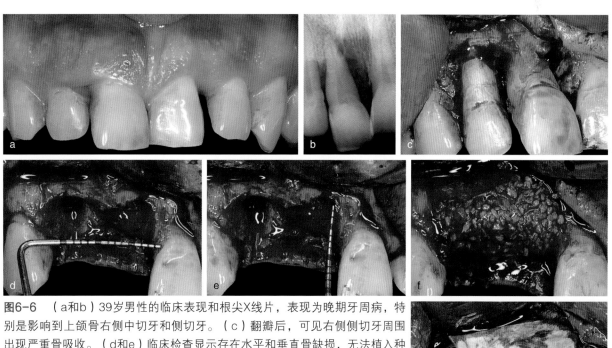

图6-6 （a和b）39岁男性的临床表现和根尖X线片，表现为晚期牙周病，特别是影响到上颌骨右侧中切牙和侧切牙。（c）翻瓣后，可见右侧侧切牙周围出现严重骨吸收。（d和e）临床检查显示存在水平和垂直骨缺损，无法植入种植体。（f）在不使用帐篷钉的情况下植入rhPDGF-BB水合的FDBA。（g）将交联胶原膜覆盖骨移植物。➡

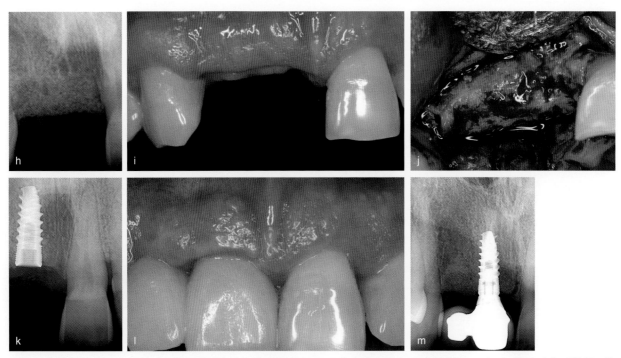

图6-6（续） （h~j）术后12个月的X线片和临床照片显示了成功的水平与垂直骨增量。（k）种植手术后拍摄X线片。（l和m）临床照片和X线片显示结果满意。（病例由David Kim医生完成）

目前，关于使用rhPDGF-BB进行牙槽嵴骨增量的大多数证据来自病例系列或病例报告，因此目前评估在传统骨增量程序中添加rhPDGF-BB的影响是不可行的[14]。然而，文献中没有报告与使用rhPDGF-BB相关的并发症，并且在这些情况下使用rhPDGF-BB也被认为是安全的[14]。在一项将rhPDGF-BB和合成骨移植物组合与自体骨移植物进行比较的研究中发现，这两种治疗方法在所有评估参数中都产生了相似的结果[81]。Amorfini等观察到，与不含生长因子的骨增量位点相比，接受rhPDGF-BB进行水平骨增量的位点更好地保留了再生骨的体积。两组之间的差异接近显著性（$P=0.052$）[87]。Santana等表明，用rhPDGF-BB+β-TCP进行唇侧缺损增量的即刻种植可以获得与传统种植治疗相同的结果[88]。Simion等描述了用浸润rhPDGF-BB的脱蛋白牛骨移植物治疗的两例骨增量（一例水平和一例垂直

牙槽嵴骨增量），没有添加屏障膜。来自骨增量部位的活检标本的组织学分析显示了正在进行骨重塑的区域，其中交替发生脱矿和再矿化，学者推测rhPDGF-BB具有促进大范围骨缺陷部位骨再生的潜力，而不需要屏障膜[82]。来自同一组的一项动物研究比较了单独异种骨移植物、异种骨移植物+rhPDGF-B的再生能力，和异种骨移植物+rhPDGF-BB+屏障膜用于垂直骨增量的结果，在用异种骨移植物+rhPDGF-BB处理的部位获得了最大量的新形成的骨，没有添加屏障膜[116]。

rhPDGF-BB也被用于上颌窦底提升[67,85-86]。与单独的骨移植物相比，在用骨移植物+rhPDGF-BB治疗的部位观察到更快的骨形成[67]。4~5个月后，单独用骨移植物治疗部位的平均活骨为11.8%，而在同样接受rhPDGF-BB的部位，平均活骨明显更多（21.1%）。这些发现使学者推测，添加生长因子可能允许在上颌窦骨增量后更

早地植入种植体[67]。根据这一假设，Kubota等报告称，将脱蛋白牛骨移植物与rhPDGF-BB联合使用可将侧壁开窗上颌窦底提升的愈合时间缩短至4个月，4个月后平均垂直向骨高度为13mm[85]。Nevins等还显示，在6～8个月时，与rhPDGF-BB联合使用的骨移植物颗粒可有效替换为新形成的骨[86]。

其他重组人生长因子

虽然rhBMP和rhPDGF-BB是在临床中已用于骨增量程序的两种主要生长因子，但还有其他几种重组人生长因子显示出增强骨愈合的潜力，如rhIGF-1、重组人生长和分化因子-5（rhGDF-5）以及rhFGF-2，也称为基础成纤维细胞生长因子[37,117-118]。由于这些生长因子主要应用在临床前研究中，它们还需要几年时间才能获得美国食品药品监督管理局的批准并上市。

IGFs在细胞生长、分化和存活中起着重要作用[119]。IGF-1是骨胶原合成的主要刺激因子之一[109]，能够预防成纤维细胞凋亡[119]。IGF-1也已被证明与PDGF协同作用，加速皮肤伤口愈合[120-121]。rhIGF-1和rhPDGF-BB的组合已在临床前和临床研究中被研究用于牙周再生，显示出有希望的结果[109,122-124]，而它们在骨增量方面的联合应用仅在动物研究中进行了探索[125-126]。Lynch等证明，在犬模型中，相对于对照组（安慰剂凝胶），rhIGF-1和rhPDGF-BB的组合在植入后能够促进更高的骨填充[125]。Stefani等在一项犬研究中也发现了类似的结果，rhIGF-1和rhPDGF-BB应用于种植体周围，以促进拔牙窝的骨再生[126]。

FGF-2是一种肝素结合细胞因子，通过促进成纤维细胞增殖、肉芽组织形成和再上皮化，在急性伤口中发挥重要作用。它还增强了不同细胞群的血管生成和成骨活性[38,41,127-128]。rhFGF-2已被证明能刺激PDL内的间充质干细胞的增殖和迁移[127-128]。鉴于这些促进伤口愈合的特性，rhFGF-2已在口腔组织/骨再生中进行了探索应用，无论是单独使用还是加入支架基质中[128-132]。临床前研究表明，rhFGF-2对骨增量程序具有积极作用。Hosokawa等证明，与接受有安慰剂溶液的胶原小球的部位相比，用胶原小球缓释FGF-2加速了覆盖有屏障膜的骨缺损区的骨再生[133]。有人认为，依次应用rhFGF-2和BMP-2可以进一步增强成骨祖细胞分化[118,134-136]。然而，多种生长因子的临床应用可能不具有成本效益。目前，rhFGF-2已在日本获得批准，主要用于治疗牙周患者的骨下缺损[128,137]。

rhGDF是TGF超家族的成员[138-139]。已发现GDF-5的突变导致骨变形[140-141]。根据这一观察，几项临床前研究调查了rhGDF的骨诱导特性[142-144]。临床研究评估了rhGDF-5与骨移植物联合治疗骨下缺损[145-146]和上颌窦底提升的结果[138-139]。在一项关于上颌窦底提升的随机临床试验中，Koch等证明，rhGDF-5与β-TCP联合使用是一种安全的方法，与自体骨移植物+β-TCP相比，其组织形态计量学结果和放射学骨增量相当[138-139]。

支架技术的进步

尽管传统的牙槽嵴骨增量术已经在牙科中成功地进行了几十年，但涉及口腔硬组织"个性化重建"的临床方法现在正被引入商业市场[147]。在当前的日常牙科实践中，大量的生物材料可以制作成标准化的剂型、形状和尺寸进行使用。临床医生对这些产品进行调整，以适应形态多样的骨缺损类型，并与生物制品相结合，为患者实现所需的骨再生结果。随着组织工程和再生医学领域的新兴技术推动支架材料的生产从"为制造而设计"向"为设计而制造"的范式转变，这种通用

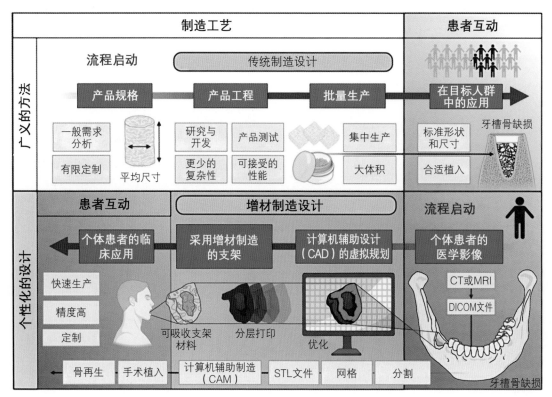

图6-7 由于增材制造（AM）的兴起，支架生产的范式发生了转变，这促进了为患者个别设计支架的有效生产。传统的广义设计方法利用产品规范和工程流程来进行大规模生产，然后分配给目标人群。相反，AM利用CAD/CAM软件处理个体患者数据，可进行复杂的设计和个性化骨再生支架的定制。与传统制造不同，这种现代设计过程以直接的患者互动开始和结束。（经Latimer等[19]许可转载）

的硬组织重建方法正在发生变化。骨组织工程的未来将减少对通用生物材料的依赖，并增加根据患者个体3D数据（如口内扫描和CBCT成像）设计的个性化支架材料的应用（图6-7）。

现代骨移植发展背后的主要驱动力是增材制造（AM），这是一种采用计算机辅助设计（CAD）和计算机辅助制造（CAM）来创建3D结构的逐层构建过程。AM最早是在20世纪80年代开发的，现在被认为是第4次工业革命的技术标志。虽然用于临床的骨组织工程的AM仍在开发中，AM已经催生了当前的数字牙科时代，改变

了牙科行业的格局。牙科器械，如手术导板、轮廓和实践模型、夹板、正畸应用、临时修复体以及天然牙和种植体的最终修复体，通常可以在学院和私人诊所中使用商用AM设备进行制造。个性化3D结构提供了许多好处，如骨增量术前的治疗计划、提高手术准确性、减少术中工作时间和获得更卓越的临床结果[148-150]。考虑到AM技术的重大进步及其对牙科的影响，AM领域下一个合乎逻辑的应用是生产生物可吸收支架材料，个性化地用于骨和牙周组织再生。

增材制造的类型

可用于骨组织工程的AM的主要形式可分为几种类型。

挤出

基于挤出的打印主要是指熔融沉积建模（FDM），这是一个CAD文件通过喷嘴或注射器输出，将材料挤出为细丝的过程。FDM打印分辨率（＞100μm）低，但机械强度高且经济、高效[151]。

光聚合

- 立体光刻（SLA）应用高功率激光选择性地引发储存器中的光敏液体的化学聚合反应。SLA提供了高精度，但缺点是材料多样性有限、潜在毒性问题以及需要后处理[152]。
- 数字光处理（DLP）使用投影光源来固化光敏材料，以逐层的方式形成物体。这种方法能够以快速的打印速度进行高分辨率打印，并可以处理生物陶瓷粉末[153-154]。

烧结/粉末层熔融

- 选择性激光烧结（SLS）是一种粉末层熔融工艺，将粉末铺在轧制板上，用激光烧结，使材料一层一层熔化。SLS可用于制造高分辨率的结构，机械性能强，适合骨再生[155]。该技术也适用于聚合物–陶瓷复合材料，如通过HA增强的聚己内酯（PCL）[156-157]。
- 直接金属激光烧结（DMLS）是另一种烧结工艺，可以熔融粉末金属，形成适合骨再生的多孔结构。该技术最相关的应用是制造用于GBR的个性化钛网[158-159]。

黏合剂喷射

黏合剂喷射作为3D打印方法，其特征是将液体黏合剂通过打印头沉积在粉末薄层上。这项技术不需加热或支撑结构；然而，该工艺的主要缺点是机械强度低。

近场静电纺丝/熔融电写

近场静电纺丝（NFES）或熔融电写（MEW）是一种类似于传统的基于挤出的增材制造技术工艺。NFES/MEW通过施加电场，在可流动的聚合物上施加力，并将超细纤维组装成具有微米尺度和纳米尺度特征的高精细结构。这种方法不需要使用挥发性溶剂，是处理骨组织工程中细胞相容性材料的绝佳选择[160-161]。MEW是一种强大的工具，甚至可以构建多室结构，包括骨、PDL和组织类型之间过渡区域的组织特异性区域[162]。

3D生物打印

生物打印是"利用计算机辅助处理，将活体和非活体材料与规定的2D或3D组织进行仿造和组装，以生产生物工程结构[163]"。生物打印通常涉及先进的挤出工艺，如NFES/MEW。这些方法依赖于生物墨水的使用，生物墨水是含有细胞悬浮液或细胞聚集体的水凝胶制剂，适合通过自动生物制造技术进行处理[163]。生物墨水必须是可打印的，而且必须表现出理想的性能，以保持细胞活力和长期功能，这些功能是形成新组织的关键，例如细胞增殖、迁移和分化。可以封装在牙科生物墨水中的细胞类型的例子包括PDL细胞、牙髓干细胞、成骨细胞样细胞、骨髓来源的间充质干细胞以及人脐静脉内皮细胞[21,164-167]。多种细胞类型可以被纳入生物打印结构中，以使其预血管化并提高成骨活性，从而促进植入后的成功结合[168]。

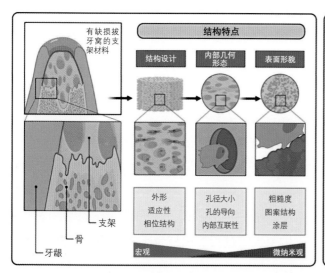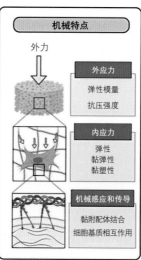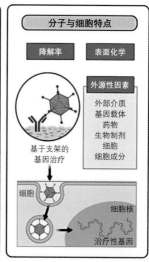

图6-8 可以制造具有促进骨组织再生的多种可调特征的个性化支架。细胞-支架相互作用的关键因素包括宏观到微观的结构特点、生物力学调节细胞行为的机械特点，以及可能增强口腔组织再生的分子和细胞特点。（经Latimer等[19]许可转载）

支架材料和功能化

骨组织工程的支架可以由天然生物聚合物、合成聚合物、陶瓷、无细胞组织基质或复合材料制成，这些材料包括两种或多种材料的组合。骨是一种既具有高弹性又具有高强度的复合组织；它主要由有机部分（Ⅰ型胶原）和无机矿物组成，无机矿物主要由纳米晶HA组成[169]。为了模拟天然骨的生物逻辑和机械性质，经常使用生物活性复合材料来创建生物可吸收支架，以优化骨再生。细胞-支架相互作用的关键决定因素包括结构设计、内部几何形状和表面形貌。支架可以充当生长因子的载体，通过物理吸附、作为储存结构进行物理截留或在后处理步骤中应用专用涂层[18,170-172]。增材支架生产的优势在于可以优化支架的物理性能并微调其机械性能、降解率、表面化学和细胞行为的生物力学调节。此外，非细胞基支架和生物打印支架都可以通过添加细胞、生物活性分子、仿生材料和基因治疗载体来实现功能化[173-175]。支架设计和功能化策略的关键考虑因素如图6-8所示。

基于图像的支架材料进行个性化重建的临床应用

很少有人体研究可以证明AM生产的个性化生物可吸收支架的有效性。2015年，第一个有文献记载的临床病例是使用了PCL-HA复合物[20]。SLS用于制造由富含4%HA的PCL粉末组成的支架。用rhPDGF-BB溶液浸润支架，并将其植入犬下颌的牙周缺损中。在1年的随访中，观察到临床附着水平和部分根部覆盖增加了3mm；然而最终，移植物暴露导致失败。这种并发症的发生是由于PCL材料的吸收率缓慢，在一系列使用预制FDM打印的PCL支架进行牙槽嵴保存的病例中也观察到了这种并发症[176]。2016年，20例患者接受了3D喷墨打印的人造骨结构进行治疗。共23例上下颌非负重的颌骨畸形中，移植了采用5%硫酸软骨素钠、12%琥珀酸二钠和83%蒸馏水在α-TCP粉末组成的支架[177-178]。在1年时，通过CBCT扫描检查，在剩余的21个移植部位中的18个部位发现了令人满意的骨整合。在术后1～5年内有4个部位发生感染，需要移除移植物。失败与移植物的体积较大有关，在7年时，没有一个移植物被完全替代；在支架内仅观察到部分新骨形成。尽管在这些最初的研究中观察到的成功有限，但这些努力代表了临床牙科支架技术的新篇章。

很快，利用具有理想骨组织工程性能的生物可吸收支架的个性化疗法将在商业上应用。硬组织再生的未来可能涉及生物医学实验室，这些实验室配备了专门用于定制骨支架的生物工程师和计算机技术人员，类似于目前技工室，基于患者的3D数据生产修复体组件的情况。这一工作流程已经应用于使用DML增材制造GBR中的个性化钛网[179-180]。AM还产生了一种称为4D打印的新制造概念，其中时间是打印结构的第四维度[181]。4D打印旨在创建先进或"智能"材料制造的支架，这些材料可以根据体内条件，适应pH、湿度、光和温度等外部刺激动态响应[182]。这些敏感材料可以与环境刺激相互作用，以在伤口愈合和组织形成过程中调节血管生成和成骨因子的释放。总的来说，AM将提供新的策略，利用个性化支架作为促进再生的外源性药物的载体。AM制造的一种生物可吸收的同种异体骨替代物是一种即将成功临床转化的治疗理念，对未来有令人振奋的意义。

细胞疗法

在骨再生的干细胞治疗领域已经出现了大量的新研究。干细胞的定义是具备能力分化为骨细胞、脂肪细胞或软骨细胞谱系的细胞；间充质干细胞（MSCs）已被表征为SH2、SH3、CD29、CD44、CD71、CD90、CD106、CD120a和CD124的高度阳性，以及CD14、CD34和CD45阴性[183]。骨髓来源的间充质干细胞（BMSCs）是用于颅面骨再生的最常见的细胞类型。BMSCs是在清醒镇静和局部麻醉下从髂骨后部采集的。然后将收获

的细胞悬浮液转移到细胞培养环境中，并在37℃和5%CO_2下培养10天以上。培养的骨髓基质干细胞主要表现出富含CD90。美国密歇根大学的Kaigler等进行了第一项使用干细胞治疗牙槽嵴重建的随机临床试验[22]。从骨髓中分离并植入牙槽骨缺损的组织修复细胞（TRCs）与对照组（常规GBR）相比，在拔牙后6周时，再生骨体积和骨矿密度显著增加。尽管在12周时不再观察到治疗组之间的显著差异，但细胞治疗显著减少了种植体植入时进行二次植骨手术的需要。富含CD90阳性的骨髓基质干细胞也被用于改善上颌窦底提升的临床结果[23]。与对照组（单独使用β-TCP）相比，含有干细胞的β-TCP在总体骨体积上没有差异，但在术后4个月时骨密度明显更高。组织学上，骨柱标本可见在骨再生区域内表现出显著更高的骨体积，更高的CD90阳性细胞百分比与骨体积的增加呈正相关（图6-9）。

骨髓间充质干细胞的另一种采集方法是利用离心法获得骨髓抽吸浓缩物（BMAC）[185]。这种方法省时，临床使用更容易，因为制备方案只需约15分钟，不需要细胞培养。这些细胞可被诱导分化为成骨细胞、脂肪细胞或软骨细胞，并已显示为CD44和CD73阳性的细胞群，而CD34和CD45阴性[185]。在一项随机临床试验中，在术后3~4个月，BMAC与脱蛋白牛骨矿化物（DBBM）联合治疗上颌窦底提升与自体骨和DBBM联合治疗相比显示出相似的骨体积，这表明BMAC可以以类似于自体骨的方式富集到异种骨移植物中[186]。

在1年时，在治疗组之间观察到，菌斑、牙龈和出血指数；探测深度；种植体周围的放射线骨水平等临床参数均有相当的结果[187]。负载后没有发生种植体失败；然而，在BMAC+异种骨移植物中，有3个种植体在初始愈合阶段未能形成骨整合（存活率：91%）；在用自体骨移植物+DBBM处理的部位中种植体的存活率为100%。此

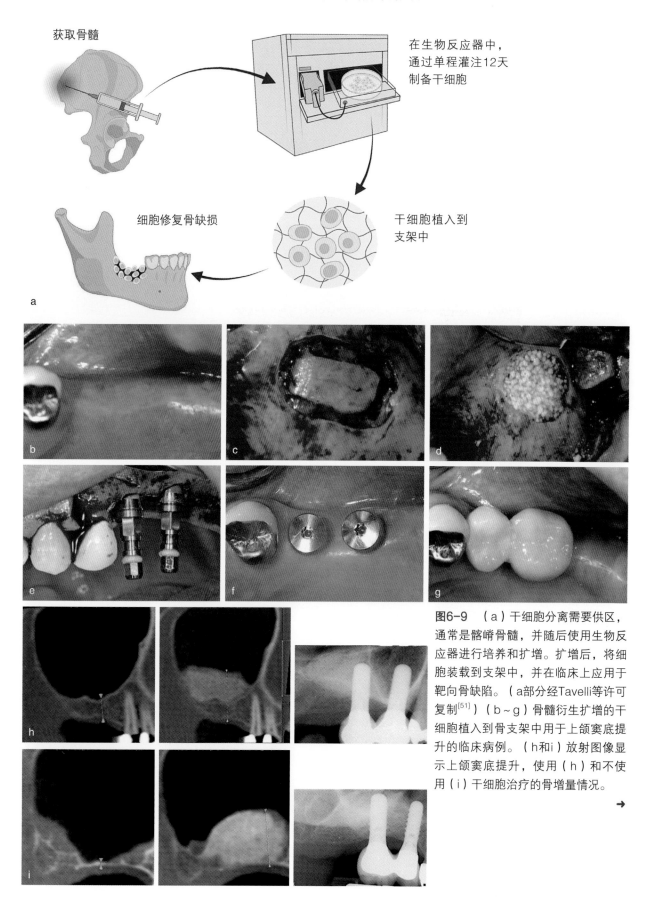

获取骨髓

在生物反应器中，通过单程灌注12天制备干细胞

细胞修复骨缺损

干细胞植入到支架中

a

图6-9 （a）干细胞分离需要供区，通常是髂嵴骨髓，并随后使用生物反应器进行培养和扩增。扩增后，将细胞装载到支架中，并在临床上应用于靶向骨缺陷。（a部分经Tavelli等许可复制[51]）（b~g）骨髓衍生扩增的干细胞植入到骨支架中用于上颌窦底提升的临床病例。（h和i）放射图像显示上颌窦底提升，使用（h）和不使用（i）干细胞治疗的骨增量情况。

→

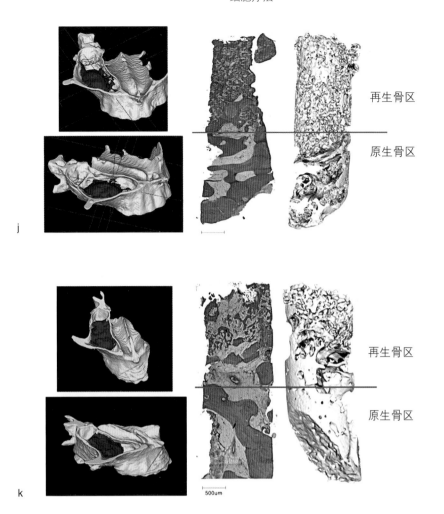

再生骨区

原生骨区

j

再生骨区

原生骨区

k

500um

图6-9（续） （j和k）每个治疗组的两个活检样本的CBCT三维重建、组织学和μCT分析。与对照组（j）相比，在用细胞治疗（k）行骨增量的上颌窦中发现显著更高的骨体积分数。（l）CD90+干细胞富集程度与骨体积分数呈正相关。（b～l部分经Kaigler等[23]许可复制）

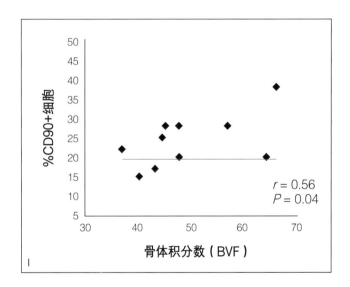

l

外，一项随机临床试验将DBBM和富含培养人骨细胞的自体骨移植物的1：1混合物与DBBM和自体骨混合行上颌窦底提升术进行了比较，结果没有显著差异[188]。

在牙槽嵴骨增量的应用中，当上颌骨前部行水平骨增量时，与单独使用异种骨移植物相比，使用BMAC和DBBM显示出轻微增加的矿化组织面积；然而没有发现总骨体积的差异[189]。一个病例系列使用从骨髓中获得的富含单核细胞和富血小板血浆的同种异体骨移植物在前上颌骨和后上颌骨进行GBR手术，在体积增量方面显示出积极的临床结果[190]。另一项对照研究显示，用BMAC浸润的同种异体骨块与仅同种异体骨块相比，骨块移植物颊侧的骨密度更高[191]。考虑到当用松质同种异体骨片移植时，皮质骨打孔可能不会促进水平骨增量中的血管生成或新骨形成[192]，用富含BMAC的移植物材料可能有助于获得更好的再生结果。

在一项系统综述和荟萃分析中，在GBR后6个月，在传统骨移植材料中添加MSCs获得了新骨形成的显著增加[193]。然而，研究设计的局限性在于，该分析是在骨增量手术类型高度异质性的情况下进行的，并且高质量证据的随机对照试验主要评估了上颌窦底提升。可以得出的结论是，干细胞疗法除了在提高骨密度方面外，尚未证明其优越性。由于从髂嵴采集骨髓间充质干细胞的限制，已经开发出替代性和微创性的MSCs分离方法。其中一种方法是利用牙槽骨骨髓组织获得牙槽骨来源的间充质干细胞（aBMSCs）[194]。aBMSCs具有免疫调节特性，可能为治疗炎症提供细胞疗法[195]。根据组织来源，间充质细胞具有不同的分子、表型和再生能力[196]。除了它们的相对方便获得之外，可能进一步支持aBMSCs在颅面组织再生中的应用。总的来说，BMACs和BMSCs在上颌窦底提升、牙槽嵴保存和GBR的应

用中已显示出有助于早期骨再生和增加骨密度的潜力；然而，需要对该技术进行优化以提高其临床实用性。需要进一步开发用于细胞治疗及其衍生物的安全有效的方案。转化为常规临床使用可能会增加重建大体积骨缺陷的潜力，并获得更高质量的再生骨。

骨合成代谢剂

骨组织（包括牙槽骨）的结构和生物力学特性由成骨细胞和破骨细胞的平衡调节[197]。在骨质疏松症等骨代谢疾病中，有利于骨吸收而非骨形成的骨重塑失衡导致骨量和矿物质密度下降[198]。骨质疏松症的治疗历来使用抗骨吸收剂，抑制破骨细胞活化和骨吸收；然而，这些药物也会导致并发症发生，如牙科手术后发生药物相关的颌骨坏死（MRONJ）[199]。抗再吸收药物的替代品，骨合成代谢药物反而会增加骨形成，从而促进骨体积和骨矿物质密度的增加[200]。其作用机制主要通过两种合成代谢途径发生：Wnt信号传导和PTH。

经典的Wnt信号通路对骨形成至关重要，并影响整个成骨细胞谱系。Wnt糖蛋白与其受体的结合激活了与骨形成相关基因的表达[201]。Wnt拮抗剂，如硬化蛋白或Dickkopf（Dkk）家族蛋白，能够阻断这一途径。硬化蛋白中和单克隆抗体（Scl-Ab）对硬化蛋白的抑制作用已被研究并批准用于骨质疏松症治疗[202]。系统性Scl-Ab治疗已显示出牙周炎的治疗潜力[28]，促进牙周再生[30]，并增加种植体周围骨再生[29]。此外，一项临床前研究表明，Scl-Ab或抑制DKK的Scl-Ab可防止拔牙后的牙槽骨吸收并增加牙槽骨体积[203]。在结扎诱导的牙周炎大鼠模型中，Scl-Abs治疗与ONJ无关，而唑来膦酸可以导致ONJ[204]。

PTH在骨稳态中的作用不仅是分解代谢的，

而且还激活经典的Wnt信号通路，从而增加成骨细胞的数量和功能。特立帕肽于2002年被美国食品药品监督管理局批准为骨质疏松症的治疗剂，可使骨量和骨密度有显著改善[205]。据报道，特立帕肽对牙周缺损的线性骨增量以及其他临床参数有显著影响，例如牙周袋探诊深度和临床附着水平[206]。在临床前模型中，特立帕肽增加了老年大鼠的骨体积、骨密度和骨–种植体百分比[207]。一项随机临床试验显示特立帕肽改善了MRONJ中的骨愈合[208]。因此，PTH受体激动剂的使用可以在种植体放置之前增强骨增量效果。需要进一步的研究来验证GBR程序的有效性和安全性，但骨合成代谢剂可能使因骨质量受损而难以治疗的患者能够接受种植治疗[209]。

最近，阿巴帕肽也被批准用于绝经后的骨质疏松症患者，据报道，其对骨骼的合成代谢作用优于特立帕肽[210]。阿巴帕肽可能对牙槽骨体积和质量产生积极影响，但目前尚无实验数据。需要进一步的研究来评估其对口腔硬组织再生的治疗潜力。随着未来临床前和临床研究的增加，以及局部缓释系统的开发，骨合成代谢剂可能成为一种可行的治疗选择，以增加口腔颅面骨再生中的骨体积和密度，而不会导致发生MRONJ的风险。

结论

目前，临床使用生物制品进行骨增量的组织工程方法主要使用rhBMP–2或rhPDGF–BB。在平衡增加的成本与临床效益时，应在以下情况下使用生长因子：传统骨移植物和膜的再生能力有限与基骨移植物的采集是不可行的。由于其强大的生物效应，这些分子介质可以增加骨体积，促进早期伤口愈合，并最大限度地减少术后并发症。硬组织再生的临床适应证包括重建大范围、垂直或混合牙槽嵴骨缺损和种植体周围骨再生。

随着现代生物材料和技术的发展，将新型生物制品、先进的支架技术以及细胞和基因疗法引入临床实践，会改变口腔重建中硬组织再生的现状。随着骨组织工程和再生医学中越来越多的人获得个性化的治疗方式，患者将受益于安全、有效的治疗，临床医生可能会在骨增量中获得更可预测的临床结果。

7

水平与垂直骨增量的
密歇根分类法和决策树

THE MICHIGAN CLASSIFICATION AND DECISION TREES FOR HORIZONTAL AND VERTICAL BONE AUGMENTATION

Craig M. Misch │ *Hom-Lay Wang*

颌骨萎缩和骨缺损的分类

对于牙齿缺失后的上颌骨和下颌骨萎缩，人们提出了不同的分类方法。1985年，Lekholm和Zarb[1]根据剩余颌骨形状和骨吸收程度提出了一个5级（A~E）分类。1987年，Misch和Judy[2]对骨质划分4种（A~D），并对骨量进行了定义，以描述萎缩牙槽嵴骨质逐渐丧失的情况。1988年，Cawood和Howell[3]根据牙齿缺失后发生的垂直和水平吸收变化以及牙槽突的形状，将无牙颌分为Ⅰ~Ⅵ级。这种分类主要用于制订修复性手术前的治疗策略。这些分类方法的缺点是只能描述颌骨形态的变化和/或剩余骨量的定量测量。在选择骨增量技术或生物材料时，对骨形态和所需的骨增量体积进行分类可能比对萎缩颌骨的形状和/或尺寸进行分类更重要。2013年第8届欧洲共识会议制定了牙槽嵴缺损的科隆分类法[4]，该分类是一种改进，因为它解决了缺损的形态和增量的需求。根据骨缺损的方向，可将其分为水平、垂直或混合3种。根据骨增量需求分为低、

中或高。增量与缺损区域的关系分为内部（骨轮廓内）或外部（骨轮廓外）骨缺损。这种区分非常重要，因为骨轮廓内的骨缺损比骨轮廓外的骨缺损更容易重建，也更容易预测。虽然科隆分类法对骨缺损的定义有了很大的改进，但一个争议点是，在处理内部和外部缺损时，水平与垂直骨增量所需的重建尺寸（即骨增量）是相同的（低：<4mm，中：4~8mm，高：>8mm）。如前所述，与外部骨缺损相比，内部骨缺损更容易修复和增量，也更容易预测。骨轮廓内8mm缺损的修复相当常规，而骨轮廓外8mm缺损的修复则具有挑战性。此外，在骨轮廓外进行水平与垂直骨增量的重建要求也可能大相径庭。这一点可以从以下事实中得到解释：即使最小剩余牙槽嵴宽度为1mm或2mm，在大多数情况下也不需要多于5mm的额外宽度就能为种植体植入提供足够的宽度。一项关于水平骨增量的系统综述发现，大多数研究使用的种植体直径为3.5~4mm，这表明6~7mm的骨宽度即被认为是植入种植体的足够宽度[5]。除非牙槽嵴与对颌牙弓之间存在明显差

表7-1 骨外缺损（骨轮廓外）骨增量的密歇根分类法

缺损类型	需要增加的骨量		
	低	中	高
水平	<3mm	3~5mm	>5mm
垂直	<4mm	4~8mm	>8mm

异，否则很少需要水平骨增量超过8mm。但是，上颌骨或下颌骨前牙区因感染、外伤或失败种植体造成的严重缺损可能需要超过8mm的垂直骨重建。

骨增量密歇根分类法

本文对Wang和Al-Shammari[6]于2002年提出的HVC牙槽嵴骨缺损分类法进行了修改。主要分为水平缺损（H）、垂直缺损（V）和混合缺损（C）3类。不过，对混合缺损的治疗通常更具挑战性，这在实践中意味着它与垂直骨增量基本相同。在本书中，密歇根分类法承认了水平和垂直牙槽嵴骨缺损在增量需求上的差异（表7-1）。缺损分为骨内（骨轮廓内）或骨外（骨轮廓外）缺损。然而，骨内缺损的修复比较简单，通常可以使用骨替代物和屏障膜的引导骨再生（GBR）概念来完成。因此，本书将主要关注骨外缺损和骨轮廓外缺损的骨增量。

Misch骨增量决策树

水平骨增量

骨轮廓外水平骨增量（HBA）技术包括GBR、钛网骨移植（MG）、块状骨移植（BG）、牙槽嵴扩张（RE）和隧道骨移植（TG）。决策树是根据计划植入的种植体大小所需的骨外HBA量来确定的（图7-1）。骨增量的程度分为低（<3mm）、中（3~5mm）和高

（>5mm）。这些类别的尺寸不一定是绝对的，因为不同技术和移植材料的骨增量有一定的范围。这也可能受到外科医生的技术和经验以及患者因素的影响。HBA 3种类型的管理指南是基于已发表的研究。颜色标识（绿色、黄色和红色）反映了随着骨增量程度的增加，实现可预测和无并发症结果的难度也在增加。另外，在某些区域，窄直径种植体可能是一种可行的选择，仅需要较少的骨增量或不需要骨增量。

低HBA（<3mm）

使用GBR、MG、BG、RE或TG可以实现低HBA增量。对于GBR，可使用天然胶原蛋白或交联胶原膜与骨替代物，如矿化同种异体骨或牛骨矿化物[5,7-9]。同种异体骨的吸收速度可能快于维持空间所需的速度，从而导致体积增加较少[8]。临床医生也可以考虑采用分层或三明治的方法，使用颗粒状自体移植物，然后覆盖矿化同种异体骨或牛骨矿化物[10-11]。虽然MG可用于较小的水平骨增量，但由于需要花费更多的时间来塑形钛网或定制钛网成本更高，且需要移除钛网，因此不太适合此类患者。BG可利用口内取骨，如局部骨、上腭、颧突、结节或升支[12-14]。虽然也可以考虑使用同种异体骨块，但绝大多数临床研究都是针对上颌骨的HBA[15-16]。如果剩余牙槽嵴宽度≥3mm，则可使用牙槽嵴扩张（RE）[7,13,17]。虽然单牙部位可以使用RE治疗，但要在有限的牙间隙中，将颊侧皮质骨扩张到3mm以上会比较困难。较长的缺牙间隙可以使皮质骨板扩张更顺应和更容易。种植体可以在牙槽嵴扩张同时植入，也可以在愈合后分阶段植入。如果不同时植入种植体，则应在皮质骨板之间植入骨替代物。以保持扩张的空间。有关TG的出版物大多是病例系列，对增量和种植体植入的结果报道不一[18-20]。此外，CT扫描中放

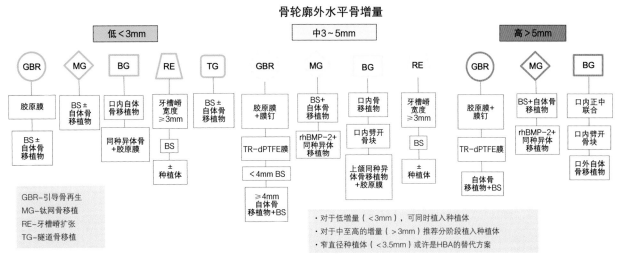

图7-1 骨轮廓外水平骨增量的Misch决策树。BS：骨替代物；TR：钛加强；dPTFE：致密聚四氟乙烯；rhBMP-2：重组人骨形态发生蛋白-2。

射性骨替代物的体积测量可能无法显示真实的骨增量。这些TG报告没有报告种植体周围边缘骨的变化，也缺乏任何短期或长期的随访。虽然这种方法可以考虑用于轻微的水平缺损，但没有足够的定量数据来评估这种技术的临床实用性。对于低水平增量，种植体植入可以与骨增量同时进行，也可以在愈合后分阶段进行。

中HBA（3~5mm）

使用GBR、MG、BG或RE可以实现中HBA增量。虽然单独使用骨替代物可能适合少量GBR增量，但使用与牛骨矿化物混合的颗粒状自体骨移植物可产生更大的骨量[7-8,14,21-22]。胶原膜可使用天然或交联的胶原膜，用膜钉或骨膜缝合固定，对骨量的增加有积极影响[9]。不吸收膜，如钛加强（TR）dPTFE膜也可考虑用于GBR[23]。单独使用自体骨或与牛骨矿化物以50∶50的比例混合使用钛网骨移植，可获得在此范围内的增量。MG单独使用自体骨或与牛骨矿化物以50∶50的比例混合使用，可产生在此范围内的增量[24]。虽然重组人骨形态发生蛋白2/可吸收胶原海绵（rhBMP-2/ACS）可与MG一起使用，可作为取

骨的替代方法，但较高的成本对于只需要少量骨增量的病例来说，成本较高是一个问题[25]。来自上腭、上颌结节、升支或者正中联合的口内块状骨可用于中等骨增量。虽然也可以考虑使用同种异体骨块，但绝大多数临床研究都是针对上颌骨的水平骨增量[15-16]。牙槽嵴扩张对中等骨增量非常有效，但剩余牙槽嵴宽度必须≥3mm[7,13-14,17]。种植体植入可与牙槽嵴扩张同时进行，也可在愈合后分阶段植入。然而，当尝试同时植入宽度大于3.5mm的种植体时，颊侧骨板折断的风险可能会更大。使用锥形钻和种植体可以更缓慢地扩张颊侧骨板，有助于减少对基底骨板的压力。如果不同时植入种植体，则应在皮质骨板之间放置骨替代物，以保持扩张的空间。虽然RE可考虑同期植入，但对于GBR、MG和BG，分阶段植入可能是首选。

高HBA（＞5mm）

使用GBR、MG或BG可以获得较高的HBA增量。进行GBR时，将颗粒状自体移植物和牛骨矿化物以50∶50的比例混合，再覆盖一层天然胶原膜，膜钉固位，可获得大于5mm的骨

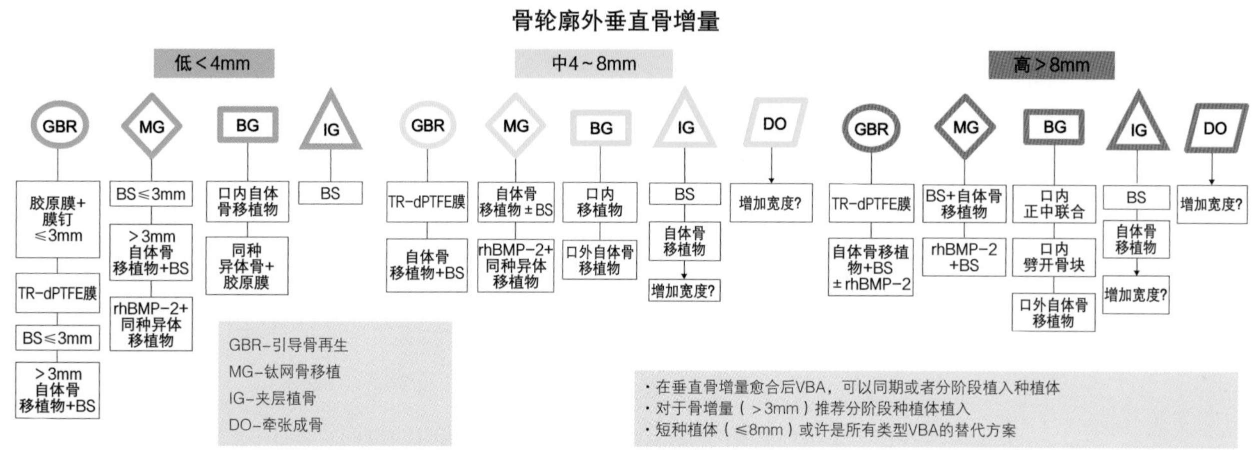

图7-2 骨轮廓外垂直骨增量的Misch决策树。BS：骨替代物；TR：钛加强；dPTFE：致密聚四氟乙烯；rhBMP-2：重组人骨形态发生蛋白-2。

增量[21-22,26]。交联胶原膜能更长时间地保持其屏障功能，这在追求更高的体积增量时可能会带来生物优势。尽管一些研究表明使用交联膜的骨量略有增加，但没有研究发现统计学上的显著差异来得出优于非交联膜的优越性[27-28]。尝试与骨移植物一起使用帐篷钉时可以帮助减少胶原蛋白膜的塌陷[29-30]。不可吸收的钛加强dPTFE膜非常适合使用GBR获得大范围水平骨增量[28,31]。MG时单独使用颗粒状自体骨移植物或自体骨和牛骨矿化物以50：50的比例的混合物可以获得大范围骨增量[24,32-34]。重建长跨度无牙颌时，可能需要从颅骨、胫骨或髂嵴获取口外的颗粒状自体骨。使用rhBMP-2/ACS与矿化同种异体移植物混合可被视为MG自体骨获取的替代方案[35-36]。对于块状骨移植，需要使用正中联合或口外供体部位，例如颅骨或髂嵴，以获取更大的骨块[37-41]。另一种方法是使用下颌升支作为片骨技术的供体部位。由于薄骨板位于牙槽嵴的侧面以进行颗粒状自体骨填充，因此骨块的厚度不会限制水平增量[42-44]。与rhBMP-2结合使用的同种异体骨块显示上颌骨的增量超过5mm，但愈合过程中的吸收可能是不可预测的[45]。大多数研究都提倡用胶原膜覆盖，以减少体积损失[15,46]。当骨增量的量比较大

时，建议采用分阶段种植体植入方法。

垂直骨增量

骨轮廓外垂直骨增量（VBA）技术包括GBR、MG、BG、夹层植骨（IG）和牵张成骨（DO）。决策树基于将首选种植体放置在计划位置而需要骨外VBA的量来做出决策（图7-2）。骨增量程度被分为低（<4mm）、中（4~8mm）和高（>8mm）。这些类别的维度不是绝对的，因为各种技术和移植的一系列骨增量材料可能受到外科医生的技能和经验以及患者因素的影响。对于3类VBA的管理指南基于已发表的研究中可获得的骨量。颜色设计为（绿色、黄色、红色）反映了以实现可预测且无并发症的目标，骨增量结果越大其难度也越大。还值得注意的是在某些区域，短种植体可能是需要较少或不需要骨增量的一种可行的方法。

低VBA（<4mm）

低VBA增量可以使用GBR、MG、BG或者IG。尽管也可以使用DO，但只需将骨分段抬高，即可获得较小的VBA，而无需使用器械进行逐渐牵引。使用GBR时，可以考虑使用胶原

蛋白膜，以获得高达约3mm的增量[9,28]。交联胶原膜可能是首选，因为它可以保持更长的屏障功能。该因素可能有利于再生更具生物学挑战性的垂直骨缺损[27-28]。膜应使用膜钉固定或进行骨膜缝合固定[9,47]。帐篷钉可以有利于胶原膜的额外支撑[48]。不可吸收的膜，例如钛加强dPTFE，当VBA需求接近5mm时可能是首选[13,28,49-51]。钛增强dPTFE膜也可能是同期植入种植体的首选[50-51]。颗粒状自体骨移植也可以与MG一起使用，实现垂直骨增量。然而，对于GBR和MG，选择合适的移植材料非常重要。虽然单独的骨替代物可用于GBR和MG小范围骨增量（3mm），它们可能不会导致完全的垂直向骨填充[9,28,52]。临床研究表明更大的垂直骨增量（>3mm）使用GBR或MG时，至少需要50%的颗粒状自体骨移植物[28,49-51,53-55]。少量自体骨移植物可以从牙槽嵴或口内第二供区如下颌后牙区、上颌颧突或上颌结节处获取。rhBMP-2/ACS可能被视为MG自体骨的替代品，但VBA的成本很高[36,56]。对于增量达到5mm，可以从口内供体部位例如下颌升支或正中联合获取自体骨块移植物[13]。使用了皮质骨板和颗粒状自体骨的片骨技术也可以考虑[42,44]。同种异体骨块可以用于较小的VBA，但不同程度的吸收可能使其更难以预测[57]。覆盖范围大多数研究都提倡使用胶原膜来最大限度地减少体积损失[15,46]。尽管系统性综述显示同种异体骨块具有良好的种植体存活率，许多研究提供了较低水平的证据（病例系列）、随访时间短且方法多样化[15,46]。在下颌后牙少量的垂直骨缺损时，IG是一种有据可查且可靠的治疗选择[58]。上颌与下颌前牙牙槽嵴缺损节段截骨术和夹层植骨术易于操作[59-60]。尽管研究表明同时种植与植骨（GBR、MG、BG）结果良好，但当骨增量>3mm，延期种植的方法可能是首选[28]。

中VBA（4～8mm）

使用GBR、MG、BG、IG或DO可以实现VBA的中等增量。对于垂直增量>5mm，使用GBR，临床研究使用了钛加强dPTFE膜，至少50%颗粒状自体骨混合骨替代物，如牛骨矿化物或矿化同种异体骨移植物[28,49-51]。MG可与颗粒状自体骨移植物单独或与骨替代物以50∶50的比例混合使用[33,61-64]。可使用取骨钻或骨刨从口内获取颗粒状自体骨移植物用于中VBA。对于跨度和面积更大的垂直骨缺损，MG可使用骨刨从颅骨皮质骨或从近端胫骨或髂嵴获取的松质骨。rhBMP-2/ACS与矿化同种异体骨移植物的组合可被视为MG使用自体骨移植的替代方案。虽然成本增加并且术后水肿明显，但是避免了口外取骨，证明了其合理性[36,56]。当计划增量约5mm时，可以使用口内块状骨移植（下颌升支、正中联合）[65]。使用皮质骨片和颗粒状自体骨移植的片骨技术也可以考虑[42-43]。通常块状骨移植进行垂直骨重建（>5mm）需要口外供体部位，例如颅骨或髂嵴[8,65]。IG可用于下颌骨后牙区中度骨增量，最大可达8mm[58,66-72]。病例研究报告了与IG处理中度上颌骨和下颌骨前牙牙槽嵴缺损[59-60]。然而，在许多情况下，在IG之后需要额外的水平增量。萎缩的上颌无牙颌可以通过Le Fort Ⅰ型截骨术和来自髂骨的皮质松质骨进行IG[73-75]。在治疗中度缺损时，DO可用于纠正垂直骨缺损[13,65,76-77]。然而，在DO之后的许多病例，需要额外的水平骨增量[78]。当骨增量水平为中度时，推荐分阶段种植体植入。

高VBA（>8mm）

高VBA可通过使用GBR、MG、BG、IG或DO来完成。高VBA只能由训练有素、经验丰富的专家来处理。使用钛加强dPTFE膜和与牛骨矿化物混合的颗粒状自体骨移植物的GBR可用来治疗

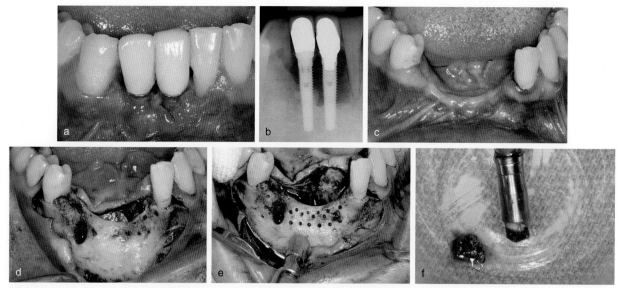

图7-3 （a）两颗失败的下颌切牙种植体。（b）根尖X线片显示种植体和相邻切牙周围的骨质明显丧失。相邻的尖牙有牙根外吸收。（c）拔除失败的种植体和邻牙两个月后的临床表现。（d）下颌前牙的水平和垂直牙槽嵴缺损。（e）牙槽嵴皮质骨打孔。取骨钻用来获取自体骨。（f）使用取骨钻获取松质骨。　➡

高VBA[49,64]。不过，在使用GBR和MG时，谨慎的做法可能是增加自体骨的比例。然而，对于GBR和MG，当垂直骨缺损超过5mm时，也可适当增加自体骨的比例[64]。可能需要利用口内第二供区来获得足够的自体骨。建议将颗粒状自体骨移植物与牛骨矿化物（30%~40%）混合，以减少移植物吸收和体积损失。在处理较大的垂直骨缺损时，Urban发现当与带孔dPTFE膜结合使用时，将含有rhBMP-2的胶原蛋白海绵覆盖在骨移植物上可以改善早期皮质化[79]。当需要额外的膜支撑时，也可以考虑使用帐篷钉。对于更大的跨度或显著的垂直骨缺损，MG可以与来自颅骨、髂嵴或胫骨的颗粒状自体骨联合使用[34,63]。rhBMP-2与矿化的同种异体骨提供了口外获取自体骨的替代方案[36,56]。使用块状骨移植时，大块皮质松质骨可以从髂嵴获取用于Onlay骨增量[8,80-82]。颅骨皮质骨块能够以堆叠的方式获得更大的骨高度[82-85]。IG也可以考虑，因为其可获得的增量也在文献报告结果的范围之中[59-60]。然而，应该预期可能需要额外的骨增量，特别是在上颌骨。当进行Le Fort Ⅰ型截骨术时，来

自髂骨的皮质松质骨夹层移植，较大的软组织蒂允许更大的垂直和前向再复位[73-75]。DO可用于牵张成骨以获得较大的VBA，可能在部分无牙颌病例中优于IG，因为它克服了软组织蒂移动的局限性[12-13,65,77]。然而，在应用了3D骨重建的牵张成骨之后，继发性HBA重建也是意料之中[78]。当需要高的骨增量时，推荐分阶段的种植体植入。

混合缺损

水平和垂直联合缺损的治疗主要取决于对更具挑战性的垂直骨缺损的治疗。由于难以描述复杂的形态和不同的尺寸来对这类缺损进行分类，因此没有针对混合缺损的分类方法。外科医生可参考Misch决策树作为处理此类骨缺损的指南。颗粒状骨移植非常适合重建混合缺损，因为它比骨块更容易塑形和成形。使用颗粒状自体骨移植物与低吸收或吸收较慢的颗粒状移植物材料（如牛骨矿化物或皮质同种异体骨移植物）混合使用，可作为轮廓外骨增量的支架，因为它的吸收速度较慢。富血小板纤维蛋白（PRF）可作为颗粒移植材料的黏合剂产生"黏性骨[86]"（图

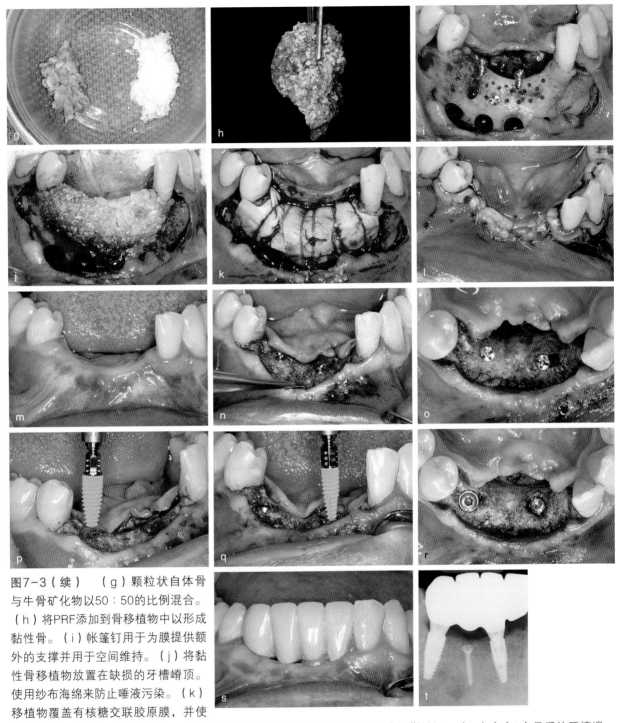

图7-3（续） （g）颗粒状自体骨与牛骨矿化物以50：50的比例混合。（h）将PRF添加到骨移植物中以形成黏性骨。（i）帐篷钉用于为膜提供额外的支撑并用于空间维持。（j）将黏性骨移植物放置在缺损的牙槽嵴顶。使用纱布海绵来防止唾液污染。（k）移植物覆盖有核糖交联胶原膜，并使用骨膜缝合提供额外的稳定性。（l）组织瓣减张以在移植物上进行无张力初期关闭。（m）愈合6个月后的牙槽嵴。（n）翻瓣显示移植物的良好整合以及垂直骨增量到帐篷钉的位置。（o）𬌗面观揭示了牙槽嵴缺损的3D重建。（p）右侧尖牙部位植入4.1mm×10mm的种植体。（q）在左侧中切牙位点植入3.3mm×10mm的种植体。（r）种植体植入移植骨中的𬌗面观。（s）全科医生进行了种植固定局部义齿修复。（t）已修复种植体根尖X线片。

7-3）。虽然纤维蛋白凝块可能不会促进骨再生，但它能改善移植物的操作性，使其更容易形成和保持所需的三维形状[87]。它还能在手术过程中更好地将移植物固定在骨嵴上，有助于减少愈合过程中颗粒的微动。

GBR和MG非常适合使用颗粒状骨移植物。在治疗具有轻微垂直骨缺损和低骨增量要求的混合骨缺损时（＜3mm），可考虑使用同种异体骨移植和牛骨矿化物等骨替代物[28]。对于垂直向较小的混合缺损（＜4mm），使用GBR和可吸收膜进行治疗，交联胶原膜可能是首选，因为它能保持较长的耐受性。这一因素可能有利于再生更具生物挑战性的垂直骨缺损[27-28,48]。帐篷钉也可用于对胶原膜提供额外支撑[48]。应使用膜钉或骨膜缝合固定胶原膜[9,47]。当垂直增量要求接近5mm，不可吸收膜，比如钛加强dPTFE膜[13,28,49-51]是首选。虽然骨替代物可用于较小的GBR骨增量（3mm），但当需要更大的增量时，它可能无法使GBR和MG实现完全的垂直骨填充[9,28,52]。临床研究表明，使用GBR或MG时，如果需要更大的垂直增量（＞3mm），骨替代物至少需要含有50%的颗粒状自体骨移植物[28,49-51,53-55]。自体骨移植物可以从周围的牙槽嵴或口内供体部位获取，如下颌后牙区。对于跨度和面积较大的垂直骨缺损（＞5mm），可使用MG从颅骨获取的皮质骨或从胫骨近端或髂嵴获取的松质骨。在使用GBR和MG时，谨慎的做法还包括当缺损的垂直部分超过5mm时，将自体骨的比例提高到60%～70%[64]。然而，建议将颗粒状自体骨移植物与一些牛骨矿化物混合，以减少移植物的吸收和体积损失。Urban发现在垂直骨增量时将含有rhBMP-2的胶原海绵放在移植物上，当与带孔的dPTFE膜联合使用时可改善早期皮质化[79]。在MG时，可考虑使用rhBMP-2代替自体骨，但成本较高，术后水肿严重[36,56]。对于较大的缺损，为避免口外取骨，较高的费用可能是合理的。

对于混合缺损，使用颅骨或下颌骨皮质块状骨移植在技术上更具挑战性。研磨和修整皮质骨以正确适应复杂的缺损形态可能既耗时又困难。另一种方法是使用皮质骨块支撑钛加强dPTFE膜并将颗粒骨移植物放置在周围来重建牙槽嵴轮廓[88-89]。片骨技术非常适合治疗混合缺损[42-44]。可以从下颌骨一侧或两侧的升支获取皮质骨块。然后皮质骨块纵向分为两部分薄骨片。薄皮质骨片重建外侧缺陷的骨壁，并且间隙内充满颗粒状自体骨移植物。可以将骨片放置在颗粒状自体骨上方形成新的牙槽嵴顶。来自髂嵴的皮质松质骨块移植物可用于较大的缺损并且更容易形成牙槽嵴，因为松质骨具有延展性[8]（图7-4）。此外，从髂骨内表面获取的骨块具有可以重建牙槽嵴顶部和唇侧骨缺损的J形。在垂直增量较小的情况下和低增量（＜4mm）时，可以考虑定制同种异体骨块，因为CAD/CAM技术无需手术时塑形并改善了贴合度[90-91]。然而，它们的不同程度吸收可能会使它们更难以预测[57]。大多数研究都提倡使用胶原膜覆盖以减少体积损失[15,46]。尽管对同种异体移植骨块显示良好的种植体存活率，许多研究提供了较低水平的证据（病例系列），随访时间短，方法多样化[15,46]。DO和IG可应用于治疗混合缺损，但这通常需要分阶段方法。骨缺损的水平骨增量需要在下一次手术中完成[78]。

同期与延期种植体植入

对于骨轮廓内的缺损，同时进行种植体植入对于无并发症的愈合与骨充填提供更有利的环境。RE允许在扩张的皮质骨板内同时植入种植体。对于骨轮廓外的缺损，同时种植应仅限于使用GBR、MG或BG治疗的低HBA和低VBA[28,92]。同时种植可减少预约次数，缩短了治疗时间，但存在伤口裂开和细菌污染的风险，可能会影响种植体颈部周围的骨形成。此外，如果骨增量不完全成功，种植体粗糙的表面可能会暴露出来。这

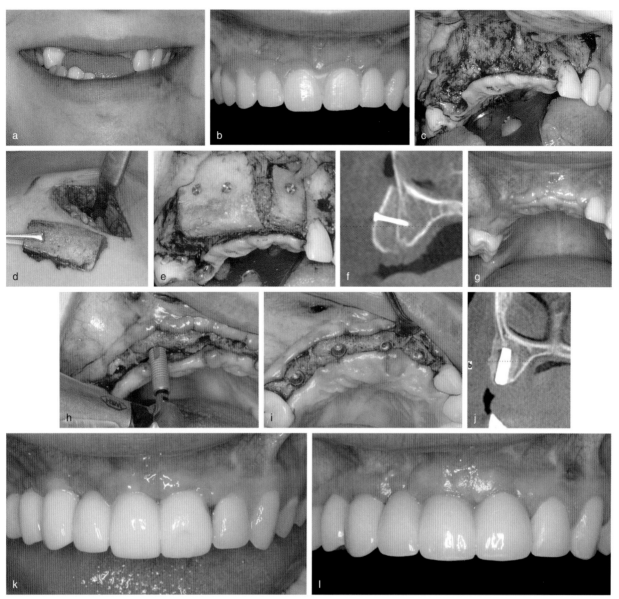

图7-4 （a）18岁女性因车祸导致几颗前牙撕脱。（b）诊断性试戴临时义齿用于评估上颌骨骨缺损。（c）翻瓣显示上颌骨的3D骨缺损。（d）从髂嵴前部获取皮质松质骨块状移植物。（e）用皮质松质骨块移植物重建上颌骨缺损。J形骨块用于修复牙槽嵴顶部缺损。（f）术后CT扫描显示牙槽嵴缺损的3D重建。（g）愈合4个月后移植的牙槽嵴。（h）将4mm×11mm的种植体植入愈合的骨移植物中。（i）已将4个种植体植入愈合的骨移植物中。（j）术后CT扫描显示种植体周围良好的骨量。（k）使用螺丝固位的临时局部义齿修复。（l）最终的金属烤瓷固定种植修复体。

可能会使种植体容易发生种植体周围炎，尤其是进行垂直骨增量时[93]。在移植物愈合后分阶段种植体植入会增加治疗时间，但这是一种更安全的方法。

移植材料的选择

尽管自体骨被认为是移植材料的金标准，

但过时的系统综述未能证明其相对牙槽嵴骨替代物的优越性[94-95]。这些综述的缺点是使用了次要结果——种植体存活率——来衡量移植物的成功率[74]。综述包括几项植入髂骨移植物的机械加工种植体的研究。与分阶段植入的螺纹状种植体相比，机械加工种植体的存活率要低得多[76]。因此，这些综述错误地得出结论：种植体植入块状骨移植物中与其他牙槽嵴骨增量相比，存活率较低[94-95]。另一个重要因素是块状骨移植通常用于治疗骨轮廓之外较大的骨缺损，与GBR、MG和RE等其他技术相比，并发症的风险更大。Al-Nawas与Schiegnitz[96]在2014年的系统综述回顾了2000年之后的研究，为了减少机械加工种植体的影响。虽然他们的结论是没有证据表明自体骨优于骨替代物，他们还使用种植体存活率衡量移植物成功率，并且超过80%的种植体被放置在移植部位骨轮廓内（上颌窦、内置法移植）。他们确实指出应谨慎解释他们的发现，因为缺损较小，并且骨增量的数量也少。不专注于一个次要结果，例如种植体存活率，来评估不同移植材料产生的水平与垂直骨增量更具临床相关性[13,97]。

对HBA的系统综述发现，使用各种增量技术，配合自体骨和混有自体骨的移植物可以获得更大的骨增量[8,14]。可以使用颗粒状移植材料获得低至中等水平增量（＜5mm），而无需对其来源有任何偏好[8,98]。尽管对于GBR，对于低至中等水平增量（＜5mm）而言，可能不需要添加颗粒状自体骨移植物，但对于较高增量（＞5mm），推荐颗粒状自体骨移植物与异种移植物混合[7,21-22,26,99]。一些GBR研究发现，添加颗粒状自体骨移植物并没有增加骨量，但其水平骨增量处于低至中等范围（＜5mm）[98,100-102]。系统综述表明更大的平均水平骨增量可能通过块状自体骨移植结合GBR使用颗粒骨移植物和膜来实现[7-8,13,103]。然而，高水平增量（＞5mm）也可以通过GBR技术获得[7,21-22]。块状自体骨移植物可用于低、中、高水平HBA增量。对于上颌骨低至中等骨增量，可以使用同种异体块状骨移植物[15-16]。大多数关于MG的研究都使用自体移植物或50：50至70：30的自体骨移植物和骨替代物混合物以获得中（3～5mm）至

高HBA增量（＞5mm）[34,53-54,104-105]。rhBMP-2/ACS的使用可以考虑与矿化同种异体骨混合作为自体骨移植的替代方案[35-36]。缺乏MG单独使用骨替代物行HBA治疗的数据，但可以获得水平较低的体积增加[106-109]。由于RE为骨向内生长创造了有利的环境，骨替代物可能用于分离的皮质骨板之间。尽管临床研究表明骨替代物可与GBR、MG和BG一起用于治疗低VBA（＜3mm），但获得中至高VBA（＞5mm）更需要使用自体骨[8-9,28,57,65,107-108,110]。在垂直增量较大的情况下，移植材料需要具备更高水平生物活性和再生能力[28,64]。对于GBR和MG，可以通过单独使用颗粒状自体骨或将其与骨替代物混合，比例不超过50：50[28,51]。使用MG进行中或高VBA时，rhBMP-2/ACS与矿化同种异体骨混合可被视为自体骨的替代物[36,56]。自体骨块移植物可用于低、中、高VBA。来自升支或正中联合的口内块状骨移植物可以用于低至中VBA（＜4～8mm）。使用口内片骨技术可以获得比实体皮质骨块移植物更大的VBA[43-44]。然而，口外供体部位，例如对于较大的跨度需要中至高VBA可能需要颅骨或髂嵴[8]。在上颌骨BG解决小范围VBA（＜3mm）时，可考虑使用同种异体骨块移植物[15,46,57]。由于IG为抬高骨段下方的骨向内生长创造了有利的环境，骨替代物可用于低至中VBA增量（＜8mm）[8,58,111]。当IG需要较大的间隙来实现高VBA（＞8mm）时，可能需要自体骨块或rhBMP-2[8,73-75]。

与主要具有骨引导性的骨替代物相比，自体骨具有优越的生物学品质。动物研究表明自体骨移植物相对骨替代物在早期诱导更多的骨形成[112-115]。

一项系统综述回顾了上颌窦骨增量移植材料组织形态测量结果及对愈合时间的影响，发现相比其他骨替代物，自体骨产生最高的新骨量和最

表7-2 对于口内不同区域的HBA技术				
骨增量要求	上颌前牙	上颌后牙	下颌前牙	下颌后牙
低（<3mm）	GBR, BG, RE	GBR, BG, RE, TG	GBR, BG, RE	GBR, BG, RE, TG
中（3~5mm）	GBR, MG, BG, RE	GBR, MG, BG, RE	GBR, MG, BG, RE	GBR, MG, BG, RE
高（>5mm）	GBR, MG, BG	GBR, MG, BG	GBR, MG, BG	GBR, MG, BG

表7-3 对于口内不同区域的VBA技术				
骨增量要求	上颌前牙	上颌后牙	下颌前牙	下颌后牙
低（<4mm）	GBR, MG, BG, IG	GBR, MG, BG, IG	GBR, MG, BG, IG	GBR, MG, BG, IG
中（4~8mm）	GBR, MG, BG, IG, DO	GBR, MG, BG, IG, DO	GBR, MG, BG, IG, DO	GBR, MG, BG, IG
高（>8mm）	GBR, MG, BG, IG, DO	GBR, MG, BG, IG, DO	GBR, MG, BG, IG, DO	GBR, MG, BG, IG

低的残留量[116]。对HBA的临床研究，比较了同种异体骨与块状自体骨（来自升支），发现自体骨愈合6个月后显示出明显更多的活骨[117]。这些研究表明，一般来说，从愈合时间而言，自体骨移植物比骨替代物短。但在骨替代物中混合颗粒状自体骨与对移植物愈合时间的影响不太确定。一些研究表明它正在加速，而其他研究学则没有显著差异[98,101,116,118]。没有强有力的证据表明自体血小板浓缩物、外源生长因子和/或基于细胞的疗法可以加速骨形成并缩短愈合时间[119]。除了移植材料的类型，愈合时间会根据移植材料、缺损的形貌和缺陷的尺寸而变化，骨轮廓内的骨缺损修复通常会比骨轮廓外的骨增量更快。新骨向内生长主要根据牙槽嵴的走行，骨轮廓外较大的增量应该允许愈合更长的时间，特别是对于垂直骨增量[64,101]。然而，使用自体皮质松质骨移植来重建较大的骨缺损可能例外[120-121]。其卓越的生物学特性允许在3~4个月内植入种植体[122]。对于特定的骨增量技术的愈合时间在指定的章节中予以介绍。

根据位置选择增量技术

全口无牙颌和部分缺牙的上颌骨与下颌骨

可以使用GBR、MG、BG、RE和TG来完成（表7-2）。GBR是一种多功能技术，并发症发生率低，可用于所有区域（前牙、后牙）的低、中、高骨增量。MG和BG可以考虑用于中至高水平骨增量。对于狭窄的下颌后牙区行BG，采用升支区移植物是理想的，因为供区和受区都在相同的术区。在美学区，使用MG可能会使软组织管理复杂化。相比分阶段种植体植入，RE允许在更长的跨度同期植入种植体，以及经历更短的骨愈合时间进行分阶段种植体植入。在下颌骨中，RE通常由于皮质骨板的密度，推荐分阶段植入种植体。对于单牙种植位点，RE可能更具技术敏感性。此外，2mm的颊侧骨可能在美学区无法满足，需进行额外的骨增量[123]。在某些情况下，与RE同时植入可能会影响种植体的位置（过于偏腭/舌侧）或角度（过于偏唇侧）。在增量较低时，可考虑位于上颌骨和下颌后牙区的TG。

对于部分缺牙上颌骨和下颌骨的VBA，外科医生可以考虑GBR、MG、BG、IG和DO（表7-3）。GBR和MG的使用在所有位点都有详细记录。在上颌前牙，使用MG可能会使软组织管理变得复杂，以达到美观目的。IG和DO是治疗上颌与下颌前牙的有效方法。IG在下颌后牙区有很

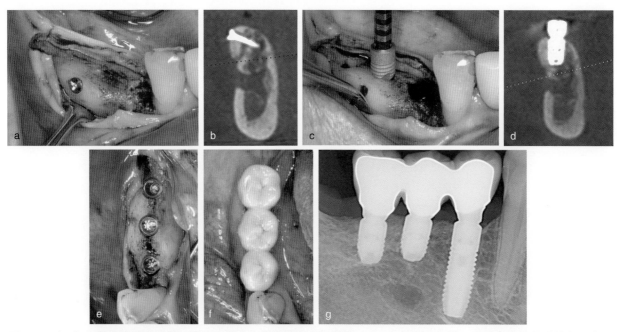

图7-5 （a）水平牙槽嵴骨缺损，通过下颌升支骨移植来进行增量。（b）术后CT扫描，可见愈合的骨移植物，有足够的骨量来放置短种植体。（c）将4mm×6mm种植体植入愈合的骨移植物中。（d）植入愈合骨移植物的短种植体的术后CT扫描。（e）右侧下颌后部3个种植体的殆面观。（f）用联冠修复了3个种植体。（g）3个已修复种植体的根尖X线片。

好的文献记录，但如果可能的话，短种植体是首选。在上颌后牙区，Jensen与Cottam报道了在上颌后牙区IG联合上颌窦提升技术[124]。DO在下颌后牙区的相关并发症，包括颌骨骨折、装置发生问题和骨段的移位[125]。上颌窦可能使上颌后牙区的IG和DO复杂化，因为窦底下方的骨量可能有限，并且较厚的无弹性腭黏膜倾向于将骨段牵拉至内侧。严重萎缩的上颌无牙颌可以通过以下方法重建：使用BG、GBR或MG进行上颌窦底提升和Onlay骨移植[31,34,74]。另一种选择是Le Fort Ⅰ向下移位并使用自体骨进行IG[74]。严重萎缩下颌无牙颌可能不需要骨增量，除非无法放置超短种植体（≤6mm）[126]。在这种情况下，可以使用髂骨或颅骨行块状自体骨移植[127]。

不植骨和"少植骨"的治疗选择

HBA的替代方案是使用窄直径种植体（3.0~3.5mm）。系统综述发现种植体直径范围为3.0~3.5mm与标准直径种植体（>3.5mm）相比，种植体存活率没有差异[128]。然而直径3~3.25mm的种植体主要用于前牙单牙种植。种植体直径3.3~3.5mm可使用在所有区域，包括前牙与后牙单牙修复体。然而，缺乏对于窄直径种植体宽平台牙冠可能出现的技术并发症的长期数据。种植体连接的改良和使用更强的合金可能会减少部件松动和种植体断裂等问题[129]。考虑窄直径种植体，应该有最少的水平骨宽度来维持种植体（5~5.5mm）周围至少1mm的骨板厚度[130]。

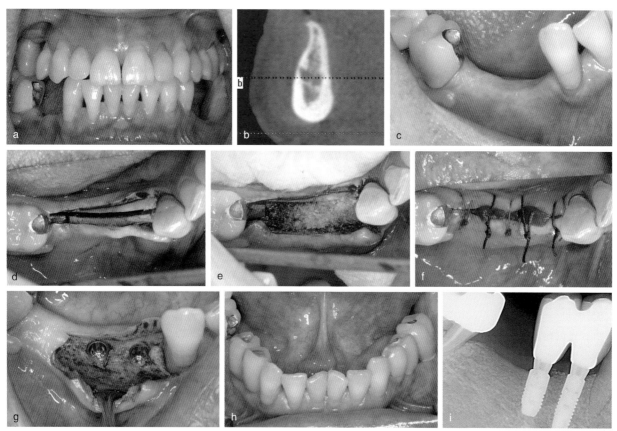

图7-6 （a）部分缺牙的萎缩下颌骨后部，术前视图。（b）CT扫描显示右侧下颌后牙区牙槽嵴较窄。（c）右侧下颌后牙区狭窄牙槽嵴的术前视图。（d）使用超声骨刀来行牙槽嵴劈开截骨术。（e）皮质骨板之间的间隙充填矿化的同种异体松质骨。（f）胶原蛋白敷料放置在移植间隙上。（g）愈合4个月后，将两个种植体植入牙槽嵴中。（h）下颌后牙种植体进行联冠修复。（i）已修复的右侧下颌种植的根尖X线片。

上下颌后牙萎缩的VBA替代方案是放置短种植体（＜8mm）。短种植体与VBA手术后植入较长种植体的对比研究结论是鉴于短种植体并发症较少，通常是首选，其成本更低、治疗时间更短、种植体存活率更高[131-134]。上下颌前牙垂直骨缺损的重建可能更具有挑战性并很难获得满意的美学效果。另一种方法是将种植体植入剩余牙槽嵴中，上方使用人造牙龈的修复体来替换缺失的软硬组织[135]。萎缩无牙颌下颌骨植入短种植体优于大范围颌骨重建[136]。在上颌窦前方与颏孔前方进行倾斜种植和悬臂修复还可以避免后牙区VBA的需要[137]。对于萎缩的上颌骨使用4个颧

种植体是大量Le Fort Ⅰ和IG或使用髂骨或颅骨行BG重建的替代方案[138]。患者通常更喜欢这些不植骨策略而不是更复杂的手术。复杂的手术可能会导致更大的并发症、增加患者不适并需要更长的治疗周期，成本较高。

当没有足够的骨量用于种植体植入时，骨增量程序的目标可能是植入窄和/或短种植体。这种"少植骨"方法要求较低，因为骨增量的阈值降低[139]。临床医生可以利用更简单、创伤更小、可预测的骨增量技术。因为需要较低的骨增量，所以并发症也可能较少（图7-5和图7-6）。

结论

Misch决策树可作为选择骨增量技术的临床程序指南。首选的治疗决策应基于现场和患者相关因素，并结合手术经验和技术做出。临床医生还应该考虑每个选项的优点和缺点以及相关的并发症与费用。特定骨增量技术的选择将取决于骨质丧失的程度、骨量的多少和骨缺损形态、在口腔中的位置、修复体设计以及临床医生或患者的偏好。术者应权衡每个替代方案的利弊并选择一种可靠性最高的方法[121]。费用与不适感最小化也是重要的考虑因素，但这些因素不能用来指导材料或技术的选择。选择不植骨方案也可以被视为骨增量程序的替代方案。

风险评估

除了用于指导选择手术技术和材料的HBA和VBA决策树外，对每个病例的风险评估可以帮助外科医生确定可能影响治疗复杂性、并发症风险以及成功预后的因素。种植SAC分类以及科隆ABC种植治疗风险评分是评估种植手术病例难度有用的参考[140-141]。

系统健康和局部因素

评估患者的系统健康状况很重要，评估有可能影响伤口愈合、骨生理学和长期种植成功的病理状况。糖尿病、骨质疏松症、骨软化症、免疫缺陷、肝硬化、贫血等病症，肾衰竭、吸收不良和心血管疾病会对骨增量后的愈合产生负面影响[142]。如果病情处于不可控状态，则更应该谨慎。免疫抑制药物或改变骨代谢以及阻碍愈合的局部因素，例如吸烟和颌骨放疗，也可能会影响结果[142]。身体状况不佳的患者接受骨移植手术和种植手术的失败风险较高，因为有潜在的延迟愈合和感染的风险。更详细的主题讨论见第9章。

牙科危险因素

骨增量的牙科评估包括评估牙周健康、口腔卫生、美学要求、软组织质量和牙槽嵴形态。在骨增量手术之前，必须治疗和控制任何活动性牙周病。如果患者有慢性牙周炎或难治性牙周炎病史，则风险较高，因为他们可能更容易发生种植体周围炎[143]。患者的口腔卫生应作为初步评价的一部分。如果口腔卫生指导患者去除菌斑效果不佳，手术应推迟直到证明有足够的家庭护理。对于嘴唇高位运动、暴露牙龈的患者，在美学区进行骨增量手术的风险很高。美学区的垂直骨缺损，外科医生和修复科医生需要决定患者是接受手术重建治疗还是通过义龈进行修复[135]。请注意，即使唇线较低且掩盖了任何美学缺陷，患者可能仍然对妥协的结果不满意。术前讨论手术治疗的局限性和设定切合实际的患者期望很重要。

SAC分类和科隆ABC风险评分评估了种植手术的软组织。足够的角化黏膜（>2mm）和较厚的表型（>2mm）风险较低，而缺乏角化黏膜和薄表型具有更高的风险[140-141]。薄黏膜可能导致并发症，例如使用不可吸收膜、钛网和块状骨移植进行较大的骨增量时发生创口裂开。感染、外伤或其他原因造成的软组织缺陷可能需要在骨增量和种植前进行处理。瘢痕组织会损害瓣的血液供应并使减张和初期创口关闭困难。使用结缔组织和游离牙龈移植物可以改善组织厚度与质量。如果骨增量后发现角化龈和/或黏膜厚度不足，可结合软组织增量手术完成随后的种植治疗[144-146]。关于这个主题更详细的讨论见第8章和第18章。

骨增量风险

骨缺损的形态和所需的骨增量范围决定了风险评估。SAC分类认为任何HBA或VBA进行分阶段种植体植入是高风险的复杂程序[140]。科隆ABC分类指定骨轮廓内HBA为中等风险[141]。骨轮廓外HBA和任何VBA都是复杂的程序，风险增加[141]。Misch决策树的颜色（绿色、黄色、红色）不一定反映临床程序的风险。这种梯度表示为了实现可预测且无并发症的骨增量目标会面临更大的难度。然而，作为一般规则，较大的骨增量手术与较小增量相比风险更大，尤其是VBA[28]。

骨增量程序与手术风险密切相关。这些风险取决于与重要的解剖结果（如神经和动脉等）的临近程度[140-141]。这些结构可能在翻瓣和骨膜减张以促进瓣推进的过程中受到损伤。根据供体部位不同，自体骨获取也可能损伤神经。并发症的风险是骨增量技术所独有的。据报道，DO和BG与GBR相比，并发症的发生率更高[13,28,58,147]。然而，GBR过程更常用于较小范围的骨增量。一般来说，并发症更常见于VBA[28]。每种手术技术的并发症在各自的章节中进行了更详细的讨论。

骨增量手术可能技术敏感并依赖于术者经验[94]。新手外科医生在实施复杂程序时，可以预计并发症和失败率更高。经验丰富且技术精湛的外科医生可能能够利用特定的技术并取得可预测且出色的结果。骨轮廓外HBA和VBA应由训练有素具有丰富专业知识的临床医生执行，尤其是大范围的骨增量手术。移植后或种植体失败的再治疗病例更为复杂，因为通常需要VBA和软组织修复。这些患者应由经验丰富的专家进行处理。并发症的发生风险也可能与患者因素有关，包括全身健康、吸烟和依从性。

骨增量的临床评估
CLINICAL EVALUATION FOR BONE AUGMENTATION

Craig M. Misch | *Mark Ludlow*

患者的全面评估对于骨增量手术的规划十分必要。对患者进行初步评估时首先要确定主诉、现病史和既往牙科病史。临床医生应明确牙齿脱落的病因和时间。在开始治疗之前，明确患者的期望和修复目标也很重要。修复体类型（比如，固定或活动）和设计将指导今后所有的临床决策，包括种植体的尺寸和数量以及首选的位置。正确的种植体位置是实现良好功能和美观效果以及长期健康的必要条件[1]。如果在计划种植位点没有足够的骨量植入种植体，就需要进行骨增量。这一概念被称为以修复为导向的骨增量[2-3]。除了提供足够的骨基础，还必须为种植体周围提供最佳的软组织条件。薄组织表型或缺乏角化黏膜也可能需要进行软组织增量。

过去，在种植治疗的诊断和设计阶段使用的是模拟法。根尖X线片和全景X线片用于评估种植体植入所需的骨量。这些信息与研究模型和诊断蜡型相结合，作为评估现有条件和可视化修复治疗设计的工具。由于解剖学信息和修复学信息没有结合在一起，这些方法有很多局限性，可能会影响最终的修复效果。

数字放射摄影和成像

使用数字化技术进行诊断和种植规划已成为新的标准[4]。使用X射线传感器的数字成像技术已经取代了传统的根尖X线片。根尖X线片可用于评估牙体和/或现存的种植体。对于种植牙而言，上颌骨和下颌骨的CBCT是首选，因为可以对骨量、骨密度、区域解剖和病变进行三维评估（图8-1）。一项CBCT研究对216例患者的1377个缺牙位点进行评估后，发现39%的愈合牙槽嵴不适合种植体植入，其中56%的位点需要进行骨增量[5]。DICOM（医学数字成像和通信）是CBCT获得的大型图像数据集的格式协议。DICOM文件可载入虚拟规划软件，用于三维评估区域的解剖以及拟种植位点可用骨量。大多数软件包可提供不同的种植体系统库，以便临床医生选择特定的品牌及尺寸（图8-2）。

除了评估骨量、骨质和种植体模拟植入外，临床医生还需要观察修复体的位置和轮廓。将口

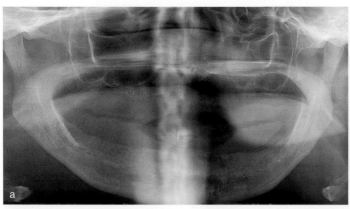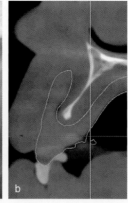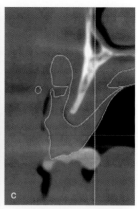

图8-1 （a）使用传统的全景X线片对患者进行初步评估，整体显示骨量充足。（b和c）同一患者的CBCT扫描横截面显示骨量不足，需要进行骨增量。（病例由Mark Ludlow医生完成）

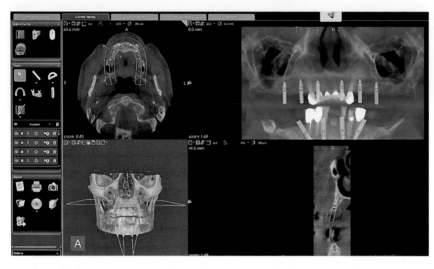

图8-2 CBCT软件有种植体系统库，使临床医生可以评估骨量和是否需要在种植位点进行骨增量。

腔状况数字化并创建3D虚拟模型的方法有很多种。其中一种方法是用藻酸盐印模来灌注石膏模型。模型放入光学扫描仪，该扫描仪使用高分辨率相机为其创建三维图像。另一种方法是使用口内扫描仪直接从患者口腔中获取数字印模。光学扫描仪记录口腔结构的三维几何形状并将这些数据传输到标准镶嵌语言（STL）文件中。

然后，临床医生或技工室技师可以在牙科软件中设计理想的修复方案，制作数字化诊断蜡型（图8-3）。将理想修复设计的STL文件与术前扫描的STL文件和CBCT的DICOM数据集匹配，创建一个虚拟患者。外科医生可以评估种植体与理想

修复体之间的可用骨量[6]（图8-4）。

在数字化技术出现之前，将修复信息与放射影像合并的方法是使用一种扫描装置。在单次扫描方案中，患者会戴上一个将硫酸钡与丙烯酸混合的装置，以便在CBCT扫描时从放射影像上识别出修复义齿的影像。该装置可以设计为带腭托的丙烯酸可摘局部义齿，也可以使用真空成型机用塑料板制作，覆盖剩余的牙齿。不透射线的硫酸钡将显示颌骨扫描中的修复学信息（图8-5）。对于无牙颌的病例，可以使用双扫描方案。

上颌骨和/或下颌骨的第一次CBCT扫描是在

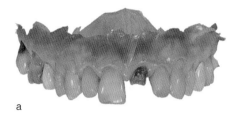
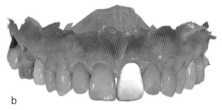

图8-3 （a~c）口内扫描用于创建虚拟患者，以进行数字蜡型和修复导向的种植规划。（病例由Mark Ludlow医生完成）

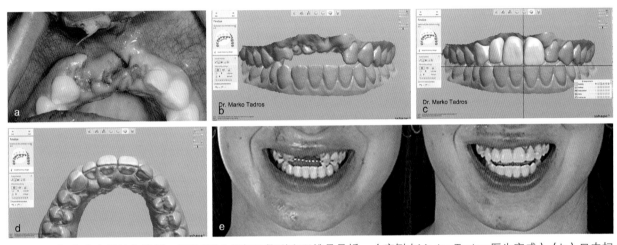

图8-4 （a）患者因外伤摔倒，导致3颗上颌切牙撕脱和牙槽骨骨折。（病例由Marko Tadros医生完成）（b）口内扫描用于数字蜡型制作。（c和d）数字蜡型的唇侧观和𬌗面观。（e）患者面部照片上的数字化微笑设计。

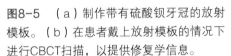
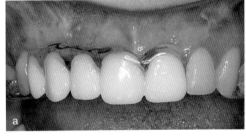
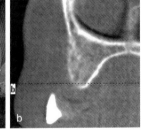

图8-5 （a）制作带有硫酸钡牙冠的放射模板。（b）在患者戴上放射模板的情况下进行CBCT扫描，以提供修复学信息。

患者佩戴扫描装置的情况下进行的。第二次扫描仅对扫描装置进行扫描。重要的是两次扫描之间不要移动或移除放射标记。如果患者的全口义齿固位良好且牙齿位置正确，就可以使用该义齿作为扫描装置。如果需要，可以在椅旁对义齿衬垫上硬质或硅橡胶印模材料，以提高密合性和稳定性。如果义齿不合适，可能需要制作诊断义齿。放射标记可使用贴纸、牙胶或玻璃珠粘贴在扫描装置的不同位置。3~4个放射标记放在颊侧基托的不同位置。另外3~4个放射标记贴在舌面或腭侧面上（图8-6a和图8-6b）。这些不透射线的标记将用于对齐和匹配双扫描的数据。

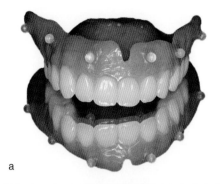
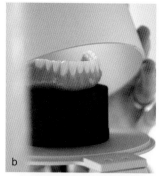
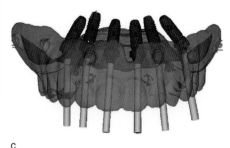

图8-6 （a）用蜡将玻璃珠固定在患者的上颌义齿上。（b）对佩戴义齿的患者和义齿分别进行CBCT扫描（双扫描）。（c）将两个扫描结果匹配，以规划种植体的数量、位置，并选择基台。（病例由Mark Ludlow医生完成）

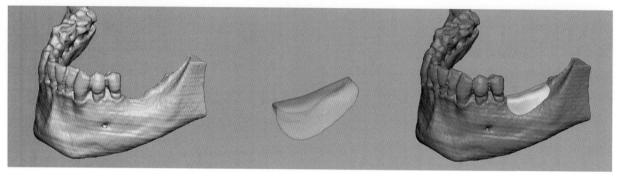

图8-7 用于制作个性化骨块的骨增量CAD图。（图片由Botiss生物材料公司提供）

需要用放射线透射的咬合定位材料将扫描装置与对侧牙固定，以防止在扫描过程中发生移动。该咬合定位材料还将用于种植过程中正确定位和固定手术导板。然后将两个DICOM文件导入种植规划软件。在双扫描过程中，放射标记用于确定两个扫描文件的方向并将其合并为三维扫描文件。当骨解剖结构和修复体位置在计算机上合并，外科医生和修复科医生就可以虚拟地规划理想的种植体数量、位置和大小（图8-6c）。

虚拟骨增量

在牙科种植诊断和治疗规划中利用数字技术的方法有很多。在完成虚拟种植体植入后，外科医生可以更好地确定是否存在限制种植体植入理想位置的骨缺损。计算机辅助设计（CAD）软件可用于进行虚拟骨增量（图8-7）。虚拟骨增量应计划种植体周围骨量略微过量大约1mm，以补偿任何骨质重塑或吸收。这种虚拟骨增量可以用丙烯酸研磨或打印，作为可消毒的骨移植导板，供增量手术中使用。在需要进行骨增量的部位，可从牙槽嵴到外侧进行测量，以确定所需的骨增量。外科医生可以使用密歇根骨增量分类法和决策树来规划手术（见第7章）。另一个为骨增量手术提供指导的方法是制作种植导板，这样外科医生就可以看到计划种植的部位与牙槽嵴的关系。这些额外信息有助于确保通过骨增量将种植体植入理想位置。骨增量手术愈合后，医生会进行新的CBCT扫描。该扫描可验证骨愈合结果，确认所获得的骨增量，并帮助规划种植手术。一项关于引导骨再生（GBR）手术后虚拟种植的临床研究发现，如果希望颊侧骨厚度大于1.9mm，30%的部位需要在种植体植入时进行额外的骨增量[7]。如果外科医生在骨增量手术时掌握了更多的信息，就可以避免这一缺点。

骨增量导板

有人建议使用数字化导板来协助外科医生进行一系列骨增量手术。CBCT扫描可评估骨解剖结构和口内自体骨供区。在上颌窦骨增量时，可在窦底的适当水平规划上颌窦开窗的轮廓。使用CAD软件设计出一个由骨支撑的导板，导板上有一个开口，以显示上颌骨外侧壁的截骨轮廓[8-10]。如前所述，CAD软件可用于进行虚拟三维牙槽嵴骨增量，以模拟移植物的尺寸。根据所需的骨块大小，外科医生可以将下颌骨正中联合或升支作为潜在的供骨部位。取骨导板可设计为固定在骨上，或将来自CBCT的DICOM数据与来自石膏或口内扫描的STL文件合并，使取骨导板与牙齿贴合，以获得更好的定位和稳定性。可对块状骨的截骨进行规划，以获得适当的尺寸，同时避开局部重要的解剖结构，如下颌管和牙根。导板设计有一个开放式窗口，以限定移植物的尺寸并可加快截骨程序[11-13]。与取骨导板类似，也有病例报告利用导板进行牙槽嵴扩张、夹层植骨术和牵张成骨[14-17]。尽管这些导板利用数字化技术为临床提供更多信息，但大多数有经验的外科医生在常规病例中并不需要这些导板。

数字化引导骨增量

以修复为导向的虚拟骨增量可用于制作进行骨增量的个性化支架。定制块状骨移植物可由同种异体骨、异种骨跟异质骨制作[18-19]。获取颌骨的CBCT信息，以及利用CAD软件来设计贴合缺损区的骨块并获得所需的体积（图8-7）。可使用铣床或3D打印技术制造定制骨块。计算机辅助铣削可以应用3种不同类型的移植物，并可定制移植物的形状和表面纹理。3D打印只能用于异质骨材料，可定制形状和内部大孔隙率移植物。使用定制骨块可以缩短手术时间，并提高移植骨块在牙嵴上的贴合度和稳定性。但是，制造过程有时间要求并增加成本。额外使用生长因子可促进骨形成和骨块的结合。与传统的徒手切割和塑形方法相比，使用个性化钛网有以下几个优势：它缩短了手术时间，制作出的钛网形状更稳定、更贴合，边缘整齐，无锐利边缘[20-21]。这些为患者量身定做的钛网尤其适用于处理大跨度、大范围、复杂的骨缺损[20-21]。

开发个性化钛网的工作流程首先要对颌骨进行CBCT扫描。DICOM文件可用来创建颌骨的3D虚拟模型（图8-8a）。在对修复体进行数字蜡型模拟后，利用种植规划软件对种植体进行虚拟定位（图8-8b）。使用CAD软件，以数字化方式重建用于种植体植入的理想牙槽嵴尺寸。包括轻微过增量1mm，以补偿移植物的吸收、假骨膜的厚度以及计划骨量与实际骨再生量之间的差异[22]。然后使用CAD软件和快速成型技术在虚拟骨增量的牙槽嵴上设计钛网（图8-8c）。通过选择结构、厚度、网格和缺损边界的边缘来创建虚拟钛网。钛网设计为带孔结构，厚度为0.3～0.6mm，开孔径一致[23]。螺钉固定的位置也纳入设计中。由于个性化钛网比较贴合植骨区，使其更加稳定，可以减少延伸的边界以及减少使用固位螺钉的数量[21]。未来的种植体位置也可以在钛网结构中设定为圆形开口（图8-8d）。钛网结构的虚拟设计应与临床医生共享，以获得临床医生的最终批准。

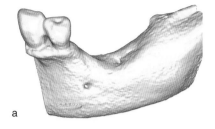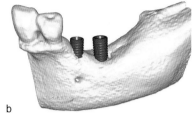

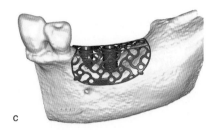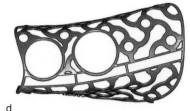

图8-8 （a）根据CBCT扫描创建下颌骨的3D虚拟模型。（b）种植计划用于指导个性化钛网的设计。（c）CAD软件用于创建虚拟钛网。（d）钛网设计为圆孔以限定种植体植入的位置。

　　钛网使用计算机辅助制作（CAM）通过直接金属激光烧结制造技术进行制作。根据3D虚拟模型，使用高能聚焦激光束，直接在局部区域将一薄层金属粉末熔融，形成3D扩展结构。然后制作个性化钛网，在全自动超声波机中进行净化，并在受控的洁净室中包装。然后它被送到外科医生手中进行消毒和骨增量手术。尽管个性化钛网的成本高于市售成品钛网，但是它能减少手术时间，提供更好的稳定性以及潜在的减少暴露等优点，证明增加费用也是合理的[20,24]。钛具有生物相容性，并具有其他物理特性，使其成为定制钛网的理想选择。然而，其他生物材料也已经被评估，包括聚醚醚酮（PEEK）、聚（d，l-乳酸）PDLLA和镁[25-28]。个性化氧化锆"膜"已被制造用于GBR的屏障膜[29]。个性化氧化锆"膜"的生产流程与个性化钛网类似。在虚拟骨增量之后，使用CAD软件设计氧化锆"膜"。"膜"的厚度需要达到至少1mm，因为氧化锆在未烧结状态下很脆弱。设计中还包括固定螺钉的孔。然后使用计算机辅助研磨和烧结。Mandelli等[29]使用

个性化氧化锆"膜"的程序成功进行了8次GBR手术。1例在愈合1个月后发生暴露，但由于氧化锆的高生物相容性及其耐菌斑黏附性，并无感染发生。在所有病例中均可植入种植体，无需任何额外的骨增量操作。氧化锆"膜"的另一个好处是，由于光滑，比钛网更容易移除。

种植手术导板

　　过去，外科医生徒手进行手术，用或不用模拟制作的手术导板。实现理想的种植体定位需要较高的操作技能和经验。这种方法还需要大量时间来制作研究模型、诊断蜡型和手术导板。因为模板未与放射解剖信息匹配，通常需要开放式设计，为外科医生植入种植体提供更多的可视性和灵活性。

　　如今，虚拟种植计划也可用于进行引导种植手术（图8-9）。系统性综述和临床研究的回顾一致表明，计算机生成的手术导板较徒手植入过程中可提供更好的控制和植入精度[30-31]。

　　此外，研究表明，任何引导手术相比于徒手

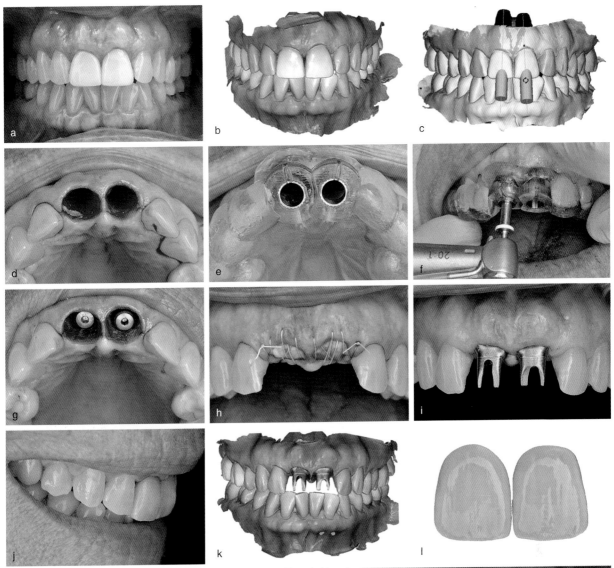

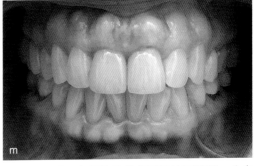

图8-9 （a）失败的上颌中切牙的术前视图。（b）获取术前口内扫描以创建虚拟患者。（c）CBCT扫描数据与口扫数据合并，用于种植体的虚拟规划。由于骨的解剖结构，导致种植体的位置最终采取粘接固位修复体。（d和e）中切牙被拔除，并戴入牙支持式种植手术导板。（f）使用导板引导种植窝洞预备。（g）以全程引导的方式植入种植体但未能实现足够的初始稳定性，未能即刻临时修复。（h）拔牙窝间隙充填矿化同种异体骨并覆盖有胶原蛋白，行潜入式愈合。（i）在暴露种植体后接入用于临时修复的个性化基台，然后戴入研磨好的临时冠。（j和k）经过两个月的愈合期，对种植体基台和临时冠进行口内扫描，以制作最终牙冠。（l）粘固固位的氧化锆牙冠。（m）最终种植戴牙后的唇侧观。（病例由Mark Ludlow医生完成）

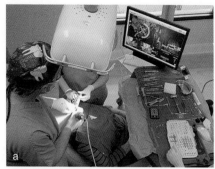

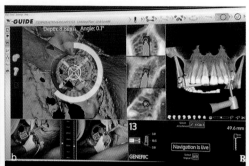

图8-10 （a）使用导航系统，种植手机与计算机屏幕实时反馈，用于种植窝洞制备。（b）通过计算机屏幕，外科医生可以看到钻头的位置、角度和深度。

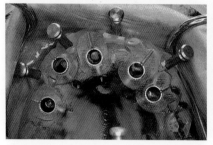

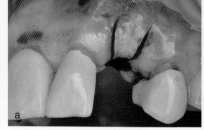

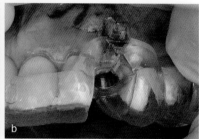

图8-11 上颌软组织支持式导板通过固位钉来获得稳定。（病例由Mark Ludlow医生完成）

图8-12 （a）切开并翻开小范围黏骨膜瓣以保留角化龈。（b）翻开黏骨膜瓣后，戴入牙支持式手术导板。（病例由Mark Ludlow医生完成）

手术都会产生更好的效果，并提高准确性[31]。引导手术要么是静态的（使用限制性设备），要么是动态的（使用跟踪位置的导航系统，实时引导钻孔和种植）（图8-10）。

静态手术导板可由牙齿、黏膜或骨支撑。牙支持导板可以提供更高的精度，因为它有固定且稳定的支撑[32-34]。黏膜支持式导板的准确性可能会受到定位问题和软组织弹性的影响。外科医生必须使用咬合记录来引导导板就位。使用固位钉来稳定导板可以提高其精度[35-36]（图8-11）。骨支持导板的准确性最低，因为它们是根据CBCT数据制作的，其分辨率低于石膏或口内扫描[32-33,37]。牙齿和黏膜支持式导板可以使用环切不翻瓣技术或翻瓣技术（图8-12）。什么时候将种植体植入移植的骨中，可能谨慎的做法是使用翻瓣入路，以便外科医生可以评估移植物的整合或是否需要额外的移植。此外，可能需要移除膜钉、骨钉、膜或钛网以免干扰种植体的植入。此外，组织环切会去除部分角化黏膜，而角化黏膜在萎缩的牙槽嵴中通常是缺乏的。

美学区评估

上颌前牙骨增量需要进行美学评估[38]。这包括前牙位置、牙齿数量和牙龈在嘴唇运动时的暴露与嘴唇支撑。临床医生应该评估高笑线以及动态的嘴唇运动（图8-13）。面部和口内摄影和/或建议使用录像来记录现有的情况并改进诊断与治疗计划。过去，诊断蜡型和诊断饰面试戴可帮助确定牙齿长度和需要的垂直向骨与软组织增量，以最终获得合适的牙齿尺寸。数字技术的使用使得临床医生可使用软件程序进行美学分析，设计修复体并创建数字诊断饰面[39]（图8-14）。诊断饰面也可以通过丙烯酸树脂被铣削出来，用于椅旁试戴（图8-15）。这些信息对于参与治疗的其

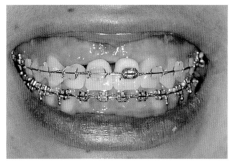
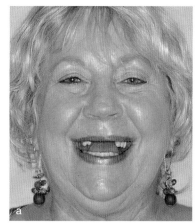
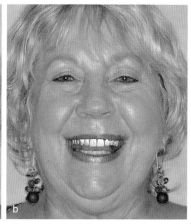

图8-13 患者因外伤失去了3颗切牙,导致牙槽骨缺损。她大笑时暴露大量牙龈,因此这是一个具有挑战性的病例。

图8-14 (a)微笑时的面部照片。(b)制作数字诊断饰面,以便进行美学分析、设计修复体,并与主治医生和技工室技师进行沟通。(病例由Mark Ludlow医生完成)

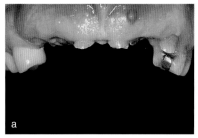
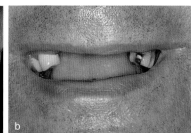
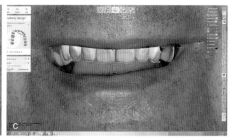
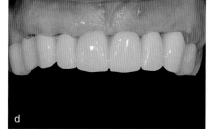
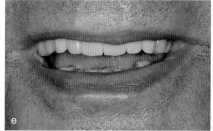

图8-15 (a)术前照片可见未修复和缺失的牙齿。(b)患者术前大笑的照片。(c)数字化模拟缺牙,结合大笑的照片,以评估所需的修复体外形。(d)数字化设计,并通过CAM技术研磨丙烯酸树脂。(e)试戴研磨好的诊断饰面,评估唇部支撑和美学效果。(病例由Mark Ludlow医生完成)

他临床医生和与技师的沟通非常有价值。

  虽然这种数字化诊断饰面有助于激励和教育患者,但临床医生必须考虑到骨增量的局限性。设定切合实际的期望要比过度承诺和交付不足好得多(图8-16)。当在美学区进行垂直骨增量时,外科医生和修复科医生必须确定缺失的软硬组织是通过手术重建还是利用修复体来替代。必须为种植体植入创造足够的骨量,并为种植体修复提供适当的软组织外形。即使熟练的外科医生成功修复了骨缺损,修复科医生和患者仍可能会发现最终结果存在美学缺陷[40]。在种植体之间或桥体之间重建龈乳头高度存在解剖学限制。虽然前牙之间的龈乳头高度约为4.5mm,但相邻种植体之间或种植体与桥体之间的龈乳头平均高度仅为3.5mm[41-43]。但是,如果在牙槽嵴上进行软组织增量,临床医生就可以获得正常长度的修复

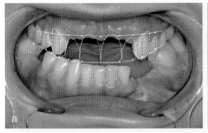
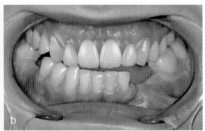

图8-16 （a）患者因外伤失去4颗上颌切牙。数字化规划提示需要进行骨和软组织增量来重建上颌骨。（b）应用于患者全脸照片的数字模型。在这个病例中，虚拟牙龈重建在临床上不可行。

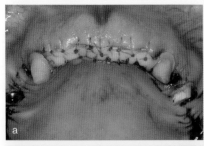
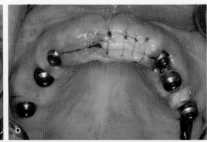
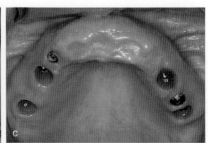
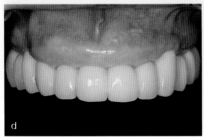
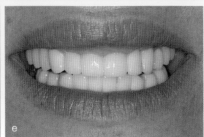

图8-17 （a）在第一次种植手术中，从上腭获取上皮结缔组织移植物并放置在唇侧与腭侧之间。（b）进行第二组上皮结缔组织移植以增强桥体部位。（c）桥体部位增量8周后的软组织视图。（d）最终修复体的唇侧观。注意软组织增量允许正常的桥体高度和微妙的扇贝状牙龈曲线。（e）微笑暴露了牙槽嵴跟桥体之间的过渡区。

体，并模仿天然牙的扇贝状牙龈（图8-17）。一项关于口腔医生和患者对微笑时龈乳头长度的调查研究发现，患者认为理想长度、短1mm，以及短2mm，这3种情况都是吸引人的，但修复科医生认为龈乳头缺失了2mm就不那么吸引人了[44]。Kokich等报道了相同的发现[45]，即对于外行人2mm龈乳头的差异没有引起注意。这可能表明许多患者可能相比软组织更关注牙齿本身。Kokich等[46]的另一项研究发现外行人认为不对称的审美差异比对称的差异更容易察觉。在较小跨度（少于5颗牙齿）和/或单侧部分缺牙病例中，通过贴面或牙冠修复邻牙可以获得外观上的对称性和连

续性。重要的是要彻底评估患者对治疗的期望并与其讨论任何潜在限制和/或风险。

一种替代手术重建的方法是使用龈瓷、丙烯酸或复合材料进行修复，以替代缺失的软硬组织。在低位笑线不暴露牙龈的情况下，这种选择可能更受青睐（图8-18和图8-19）。与手术重建缺失的软硬组织相比，修复替代方案更可预测、成本更低、风险更小、治疗时间更短。重要的是要评估在动态唇部运动时，修复体与牙槽嵴之间的过渡区是否可见，因为很难使人工牙龈和黏膜之间的过渡区看起来自然。在无法重建牙槽嵴以获得正常牙齿长度的情况下，降低牙槽嵴高度并

图8-18 （a）患者有两颗切牙缺失，由于创伤导致三维骨缺损。（b）带有义龈的螺丝固位种植冠的唇侧观（c）带有义龈的最终冠就位的唇侧观。（d）患者微笑时，过渡区被上唇覆盖。修复义龈与牙冠以及邻近的天然牙龈很好地融合在一起。（修复由Katherine Misch医生完成）

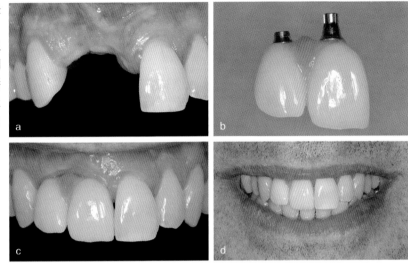

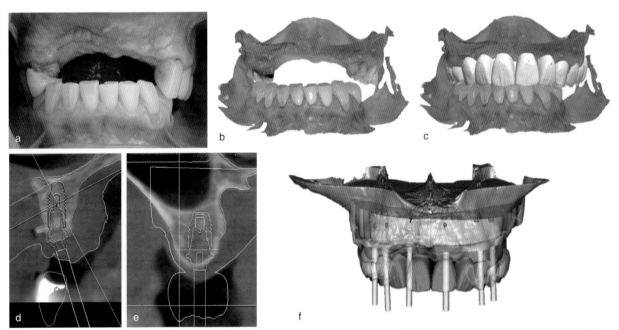

图8-19 （a）术前视图显示上颌骨前部有明显的三维缺损。（b和c）对上颌骨进行口内扫描，以制作数字化诊断蜡型。（d和e）以CBCT扫描和数字蜡型为指导，对种植体的尺寸、位置进行虚拟规划。（f）基台的高度和角度是根据修复体的数字蜡型选择的。（g）数字化设计临时种植修复体。

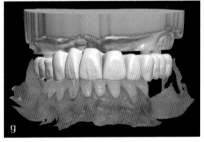

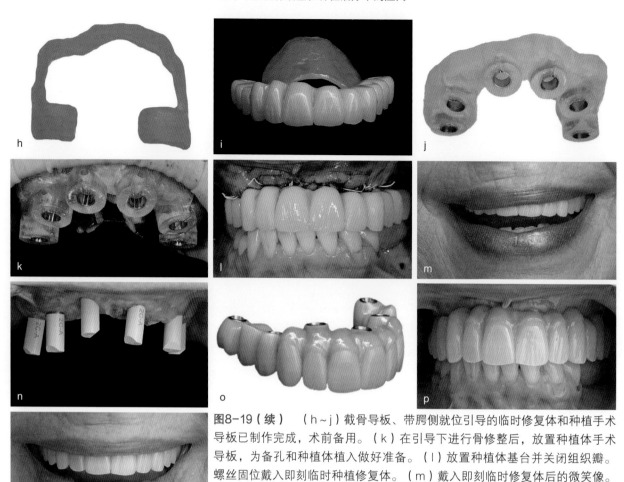

图8-19（续） （h~j）截骨导板、带腭侧就位引导的临时修复体和种植手术导板已制作完成，术前备用。（k）在引导下进行骨修整后，放置种植体手术导板，为备孔和种植体植入做好准备。（l）放置种植体基台并关闭组织瓣。螺丝固位戴入即刻临时种植修复体。（m）戴入即刻临时修复体后的微笑像。注意微笑时只露出牙齿。（n）插入扫描杆进行口内扫描，以制作数字模型和最终修复体。（o）带有义龈的最终上颌种植体支持式氧化锆固定修复体。（p和q）上颌种植固定修复体戴入后。注意过渡区被上唇很好地覆盖。（病例由Mark Ludlow医生完成）

用唇部遮盖修复体的过渡区可能更好[47]。当牙龈过度暴露时，外科医生可能还会考虑采用一些技术来减少上唇的移动，包括唇部复位手术和/或肉毒素注射[48-49]。当多颗牙缺失时，需评估是否需要额外的唇部支撑。当计划使用无基托的固定义齿时，这一点更为重要。可以对没有基托的牙齿进行诊断饰面试戴，以评估是否需要额外的唇部支撑。

软组织评估

应评估缺牙区牙槽嵴的软组织特征，包括角化组织的量、牙龈表型、黏膜厚度、前庭深度、系带附着以及是否存在表面不规则或瘢痕组织。软组织矫正手术的时机将在有关软组织增量的章节中详细讨论。在大多数病例里，软组织增量手术会在骨增量手术后进行。缺乏角化组织最好采用自体游离龈移植。黏膜薄有可能导致瓣穿孔或钛网暴露或骨块穿透组织，从而有暴露的风险。

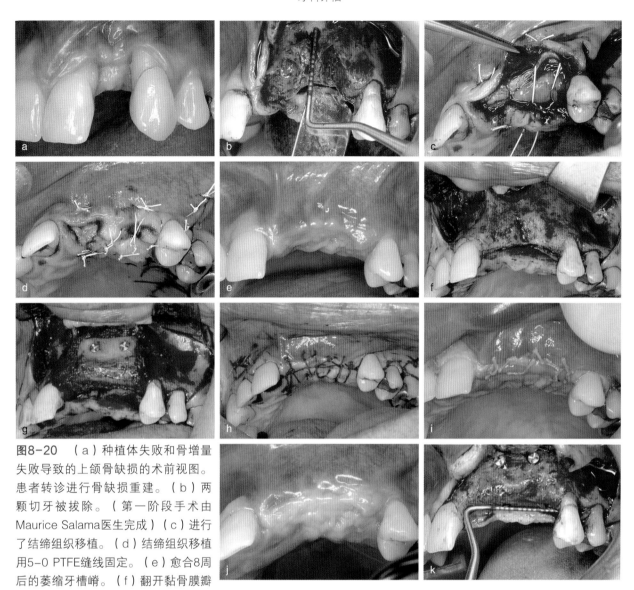

图8-20 （a）种植体失败和骨增量失败导致的上颌骨缺损的术前视图。患者转诊进行骨缺损重建。（b）两颗切牙被拔除。（第一阶段手术由Maurice Salama医生完成）（c）进行了结缔组织移植。（d）结缔组织移植用5-0 PTFE缝线固定。（e）愈合8周后的萎缩牙槽嵴。（f）翻开黏骨膜瓣后可见三维牙槽嵴缺损的唇侧观。（g）用取自髂嵴的皮质松质块骨重建牙槽嵴。（h）唇侧组织瓣减张并推进到块状骨移植上，获得初期创口关闭。（i）愈合两周后拆除缝线。（j）愈合4个月后的移植部位。注意软组织的质量。（k）骨移植物很好地结合在一起，吸收极少。

可以通过在牙槽骨黏膜薄的区域植入结缔组织或异体真皮来增加黏膜的厚度（图8-20）。系带、瘢痕组织和/或前庭深度明显不足会限制组织瓣的推进能力。前庭成形术或前庭切除术可解决这些问题。但是，任何软组织矫正手术应在植骨手术前至少8周进行，以便重新建立该区域的血管。外科医生应该意识到，在植骨手术后推进唇侧组织瓣会将膜龈联合移向腭/舌侧。可以在植入种植体的同时重新复位角化龈，或者进行游离龈移植。

牙科评估

进行骨增量手术之前，必须对牙周健康状况进行评估。任何活跃的牙周疾病都需要得到治疗和控制。应在骨移植前对骨增量部位邻近牙齿的牙周和牙髓状况进行评估。如有必要，应在植

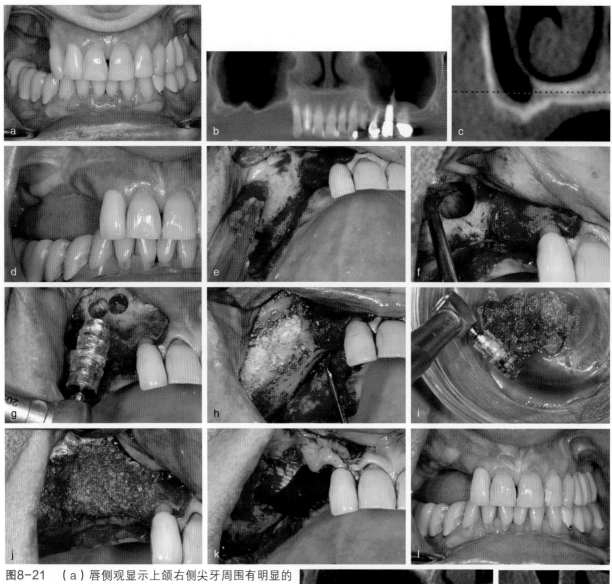

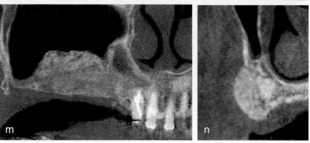

图8-21 （a）唇侧观显示上颌右侧尖牙周围有明显的附着丧失。（b）CBCT的全景图显示，上颌右侧尖牙远中骨质严重缺失，缺乏可用骨质来植入种植体。（c）CBCT扫描的截面图显示，牙槽嵴的垂直骨量不足，右侧前磨牙区域上颌窦底下的骨量极少。（d）上颌右侧拔牙8周后的牙槽嵴愈合情况。（e）在上颌骨外侧壁使用骨刨采集自体骨。（f）侧壁开窗为上颌窦植骨做好准备。（g）从上颌窦前方区域采集自体骨。（h）上颌窦内植入矿化同种异体骨移植物。（i）将收集的颗粒状自体骨储存在无菌生理盐水中。（j）右侧上颌骨植入自体骨与矿化同种异体骨及富血小板血浆的混合物。（k）用核糖交联胶原膜和富血小板血浆覆盖植骨区。（l）愈合6个月后的唇侧观。（m）愈合6个月后的右侧上颌骨全景图。（n）CBCT扫描的横截面显示理想的GBR三维牙槽嵴骨增量效果。　→

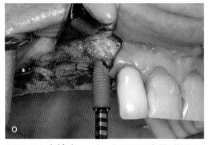

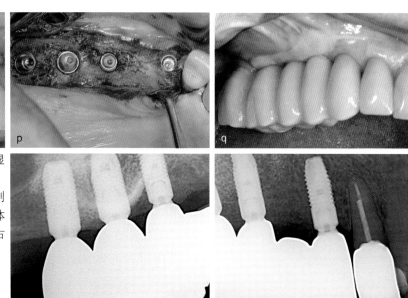

图8-21（续） （o）翻开黏骨膜瓣显示成骨良好，有利于种植体的植入。（p）殆面观可见将4个种植体植入到愈合的骨移植区域。（q）最终种植体支持的固定局部义齿。（r和s）上颌右侧种植体修复后的根尖X线片。

骨前完成根尖周病变的牙髓治疗，以降低感染风险。边缘骨高度决定了垂直骨移植可以达到的水平。如果边缘骨缺损的水平限制了增量的需要，则可能需要拔除稳定的牙齿。

在某些病例里，可以考虑对邻牙进行正畸牵引。通常最好在骨移植手术前8周拔除任何受损的牙齿，以便该部位的软组织愈合（图8-21）。也可以使用结缔组织移植来提高软组织的质量和体积。

在骨增量时拔牙可能会影响创口关闭时组织瓣的推进。

咬合检查应评估颌骨和牙齿之间的骨骼关系、前导和侧导、垂直高度、咬合平面、牙齿磨损情况，以及用于修复的颌间垂直空间。在某些情况下，需要进行更广泛的咬合重建，而不仅仅是替换缺失的牙齿。与缺牙区相对的牙齿过萌很常见，与缺牙区相邻的牙齿移位也很常见。在牙齿磨损严重的情况下，可能需要进行全口牙齿修复。在进行种植治疗的同时，需要进行修复矫正或正畸治疗。修复空间在很大程度上决定了修复体的设计和修复材料的选择[50]。

评估之后，应向患者提供治疗方案，包括替代方案、优缺点、风险和费用。模型、图册和病例照片可以帮助患者了解他们的选择。在确定首选方案后，应提供详细的治疗计划，包括治疗步骤、治疗时间和预估费用。

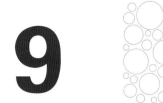

骨增量的系统和局部考虑

SYSTEMIC AND LOCAL CONSIDERATIONS FOR BONE AUGMENTATION

Tara Aghaloo | *Craig M. Misch*

成功种植治疗的目标是实现种植体的长期存活、功能、美观和健康[1-2]。如果没有足够的骨质和骨量，就无法实施以修复为导向的种植治疗。为了获得所需的骨量，通常需要进行骨增量。事实上，多数的种植手术至少需要少量的骨增量，这增加了手术的复杂性[3]。任何外科手术的一个重要步骤是确定患者的风险因素，其中包括系统和局部因素。由于复杂的疾病问题或对伤口愈合有负面影响的习惯，病例变得更具挑战性，临床医生必须与患者合作，减少可改变的风险因素或改善影响骨增量手术成功的系统性疾病。本章将重点讨论与骨增量相关的已发现和可能出现的系统和局部风险因素。系统风险因素包括糖尿病、头颈部放疗、化疗（包括类固醇和其他生物免疫抑制剂）、骨质疏松症和抗吸收药物、吸烟、饮酒和营养问题。越早发现这些风险因素，就能越好地帮助患者成为其健康和种植手术的积极参与者。

糖尿病

糖尿病是一种由高血糖状态导致血管病理变化和伤口愈合过程受损的疾病。由于血糖控制不佳，糖尿病患者会出现高炎症状态。这种高炎症状态会导致骨重建不平衡，在进行骨增量手术时必须考虑到这一点[4]。骨重建会受到以下因素的影响：成骨细胞分化受损、矿物质沉积速度下降、类骨表面减少以及正常的磷钙代谢受阻[4-5]。总体而言，这些因素导致骨重建并发症和骨愈合受损[6]。骨愈合受损的同时，糖尿病患者的骨小梁连通性差、孔隙率增加、胶原基质减少，导致骨质疏松症[6]。糖尿病还严重影响血管，表现为血管增殖和修复不足，导致血管生成不足[7]。糖尿病患者对微生物侵入的免疫炎症反应发生改变。中性粒细胞往往功能低下，而其单核细胞和巨噬细胞系则往往反应过度。其结果是减少了对病原菌的非特异性杀灭。

表9-1　HbA1c与平均血糖的关系		
HbA1c水平	估计的血糖水平	
	mg/dL	mmol/L
6%	126	7.0
7%	154	8.6
8%	183	10.2
9%	212	11.8
10%	240	13.4

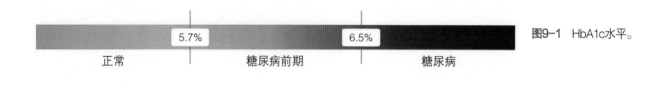

图9-1　HbA1c水平。

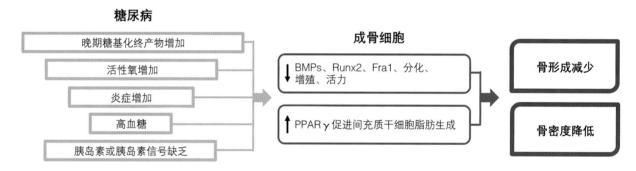

图9-2　糖尿病对新骨形成的影响。

由于糖尿病对骨质愈合和质量以及血管生成的负面影响，骨增量手术通常会受到影响，增加了失败和感染的风险。

如果糖尿病患者（或有糖尿病风险的患者）即将接受漫长而复杂的骨增量手术，了解他们目前的血糖水平非常重要。正常的空腹血糖水平是＜100mg/dL（63～99mg/dL）。外科医生应该使用血糖仪检查血糖水平，并评估是否存在血糖问题（高血糖）或在治疗过程中出现低血糖的风险。另一个重要的筛查工具是糖化血红蛋白（HbA1c）检测。该检测可测量糖化血红蛋白水平，并估算出30～90天内的平均血糖水平（表9-1）。正常的HbA1c水平应低于5.7%（图9-1）。对于糖尿病患者，最佳的术前HbA1c值应为7%或以下。

糖尿病与严重的血管疾病有关。在大血管中，它会导致动脉粥样硬化和冠状动脉疾病；在小血管中，它会导致视网膜病变和外周血管疾病[8]。由于HbA1c升高与大血管和微血管并发症增加有关，因此监测和控制糖尿病是系统疾病治疗的目标[9]。目前，糖尿病患者保持理想的血糖水平被认为是骨增量成功最重要的因素[10]。研究表明，注射胰岛素可促进骨形成[11]。Oates等发现，对于种植体植入，HbA1c > 8.1%的患者的种植体稳定性较基线有大幅度下降，需要更长的愈合时间[12]。这表明骨整合受损与血糖控制不佳直接相关[13]（图9-2）。由于伤口愈合缓慢和免疫功能低下，糖尿病患者术后感染的风险增加[14]。抗生素和氯己定辅助用药似乎可以提高种植体的成功率[15]。重要的是，糖尿病患者吸烟和饮酒会对种植体的成功率产生更大的影响[16-17]。由于糖尿病患者感染、血管损伤和伤口延迟愈合的风险增加，因此在进行任何侵入性骨增量手术之前，应与患者就血糖控制、愈合时间延长、手术失败和术后并发症的风险等问题进行广泛讨论。

头颈部放疗

头颈部放疗最常见于接受鳞状细胞癌或其他恶性肿瘤治疗的患者。根据部位、分期和并发症，治疗可能包括手术、化疗、放疗或这些方式的组合。众所周知，放疗会导致辐射区域的血管减少、细胞减少和缺氧[18]。根据辐射范围，上颌骨或下颌骨的软硬组织损伤可导致颌骨延迟愈合甚至出现放射性骨坏死（ORN）。ORN的定义是放疗后3 ~ 6个月愈合失败发生了骨面暴露，而没有肿瘤的复发，通常与拔牙或种植手术创伤等诱发事件有关[19]。ORN的病理生理学已经广泛讨论，可能与放射治疗诱导的纤维化有关，这对治疗策略有潜在影响[20-21]。

由于ORN的风险以及血管减少和纤维化的特定放疗效应，头颈部放疗患者的骨增量手术应仔细考虑。研究ORN的病理生理学和治疗方法，可以帮助我们更好地理解ORN的治疗方法。最重要的是深入研究辐射等剂量曲线，以准确地确定颌骨特定区域接受了多少辐射以及何时接受了辐射[22-23]。当考虑辐射剂量时，重要的是要了解颌骨内并非所有部位均匀受照；这在很大程度上取决于癌症的主要靶源。在一项关于口咽癌和鼻咽癌辐射剂量分布的研究中，后牙的平均最大剂量暴露比前牙约增加两倍[24]。舌根、扁桃体、腮腺和颌下腺肿瘤患者的平均剂量读数表明，对侧前磨牙和磨牙的辐射暴露极小或没有辐射暴露。例如，一名患者对侧磨牙的辐射剂量低至0.01Gy，而舌根（主要靶源）的辐射剂量为70Gy[25]。在这种辐射暴露极小的病例中，在计划植骨时，不需要进行任何修改。

辐射剂量小于50Gy对ORN的风险极小，特别是在上颌骨，因为上颌骨的血管比下颌骨更发达[24]。因此，患者在骨增量术后可能有良好的愈合，但可能需要更长的愈合时间，特别是如果他们有额外的风险因素，如吸烟、化疗或糖尿病。相反，当特定部位的辐射剂量大于55Gy时，研究表明种植体的存活率显著降低[26]。在暴露大于60Gy的下颌骨，拔牙后ORN的发生率约为7%，风险最高，因此在放疗前必须去除和控制所有牙科疾病，包括拔除预后可疑或不良的牙齿[27]。这对于有ORN额外风险因素的患者尤其重要，包括吸烟、饮酒、Ⅳ期癌症和同时进行化疗、骨增量手术[23,28]。这些患者可能不适合骨增量，应广泛讨论ORN等潜在并发症（图9-3）。术前和术后高压氧治疗可能对接受骨增量手术的患者有用。然而，由于缺乏高水平的研究和现有数据的异质性，文献未能对潜在的益处提供明确的答案[29]。

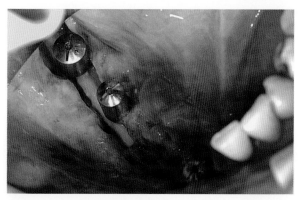

图9-3 通过下颌骨腓骨瓣重建治疗口腔癌的患者接受了放疗。发生了骨暴露和ORN。

化疗

今天，化疗仍然被认为是多种癌症治疗的一线治疗。一般来说，化疗药物针对快速分裂的细胞，这些细胞不一定局限于肿瘤或转移瘤。化疗药物根据其作用机制进行分类（抗代谢药、烷化剂、有丝分裂纺锤体抑制剂、拓扑异构酶抑制剂）[30]。

接受化疗患者的牙科管理围绕处理黏膜炎、感染、口干和牙龈出血等常见并发症[31]。化疗期间的所有牙科治疗应注意对症治疗，以减轻这些并发症为主。对于选择性或更具侵入性的手术，如骨增量，则应推迟到积极的癌症治疗结束[22]。然而，类固醇或其他免疫抑制剂，即生物制剂，常用于治疗系统性红斑狼疮、银屑病、类风湿关节炎、溃疡性结肠炎、克罗恩病和其他慢性疾病。由于这些药物损害免疫系统，人们担心在种植体或骨增量术后，感染风险增加。对于这些患者，应考虑预防性抗生素治疗。

骨质疏松症和抗吸收药物

骨质疏松症是一种骨密度降低、骨小梁变薄，导致骨结构不良的疾病，通常表现为脆性骨折，而无其他代谢性骨疾病[32]。骨质疏松症的危险因素包括高龄、女性、白人和亚洲人种、低峰值骨量、骨折史、骨质疏松症家族史、吸烟、低体重、雌激素缺乏、性腺功能减退和慢性糖皮质激素治疗[33]。长期以来，骨质疏松症一直与上颌骨质下降、植骨愈合延迟、骨吸收增加和移植物整合减少相关[34]。然而，在种植体水平，即使研究集中在骨质较差的绝经女性的上颌骨后部，也显示了关于种植体骨整合和种植体存活的相互矛盾的数据[35-38]。由于总体种植失败率较低，其他混杂变量使其难以确定是否骨质疏松症或骨移植影响了骨整合[39]。

降低风险包括增加峰值骨量，这可以通过充足的钙和维生素D水平以及适当的负重锻炼来实现[40]。然而，一旦双能X线吸收法（DXA）测定的中轴骨密度低被诊断为骨量减少（T评分：-2.5～-1.0）或骨质疏松症（T评分：-2.5及以下），则可能建议药物治疗[41]。虽然营养对预防和治疗低骨密度很重要，但可能需要服用其他药物，如甲状旁腺激素（PTH）、甲状旁腺激素相关肽（PTHrP）、降钙素、选择性雌激素受体、硬化蛋白抑制剂，以及常用的抗吸收药物，如双膦酸盐和地舒单抗[33,41]。除了治疗骨质疏松症外，双膦酸盐和地舒单抗还常用于治疗Paget病、原发性骨恶性肿瘤，如多发性骨髓瘤、乳腺癌、前列腺癌和肺癌的骨转移以及恶性肿瘤的高钙血症[39]。双膦酸盐是焦磷酸盐类似物，可抑制破骨细胞的激活和功能[42]。因此，药物改变了骨代谢和抑制骨转换，结合牙齿疾病或创伤的炎症或感染，在药物相关颌骨坏死（MRONJ）的病理生理学中发挥作用[43]。

除了双膦酸盐外，地舒单抗是一种完全人源化的抗核因子κB配体受体激活剂（RANKL）的抗体，它也抑制破骨细胞的形成、分化、功能，因此也抑制骨重建[44-45]。由于对骨重建的影响，

图9-4 MRONJ患者服用了抗吸收药物并接受了种植治疗。（a）医生尝试清创和初期创口关闭。（b）骨暴露增加和死骨形成。（c）全景X线片显示包含种植体的死骨。

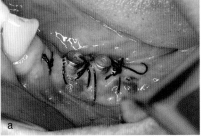
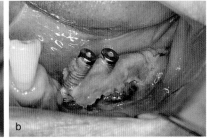
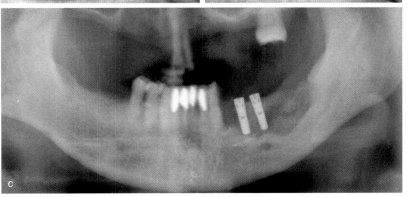

这些抗吸收药物可能会影响术后的愈合，包括拔牙、种植和骨增量手术。

在确定术后发生MRONJ的风险时，最重要的因素是确定初始诊断–恶性肿瘤或骨质疏松症。接受骨恶性肿瘤抗吸收药物治疗的患者不适合种植或骨增量术，尽管最近的研究可能表明了一些初步成功[43,46]。接受抗吸收药物治疗癌症的患者的MRONJ患病率高达18%，在择期手术后发生MRONJ可能是相当具有破坏性的[43]。对于骨质疏松症患者，在手术后，MRONJ的发生率极低（＜0.3%），因此骨增量和种植手术可以进行，几乎不需要调整[43,47]。

然而，所有服用抗吸收药物的骨质疏松症患者在进行任何择期手术之前都应该进行充分的知情告知（图9-4）。尽管药物假期存在争议，但考虑中断双膦酸盐两个月，并在最后一次注射地舒单抗后3～4个月进行拔牙、骨移植或种植手术，以降低MRONJ风险。

吸烟

吸烟与伤口愈合不良高度相关，特别是骨愈合和骨再生不良[16,48-49]。烟草烟雾中的诱发剂包括尼古丁、一氧化碳和过氧化氢[16]。尼古丁是一种强效血管收缩剂，可大大减少血液供应，导致组织缺血。多种细胞类型受尼古丁影响，包括纤维母细胞和巨噬细胞增殖减少，血小板聚集和黏附增加，以及多形核中性粒细胞功能障碍[50-53]。一氧化碳进一步减少氧运输和代谢[53]。氰化氢抑制各种酶途径，这些酶途径对氧化代谢至关重要[16]。对于骨相关手术，吸烟及其对种植体失败率增加的影响已被广泛记录[54]。吸烟患者种植体周围组织中促炎细胞因子水平的增加导致

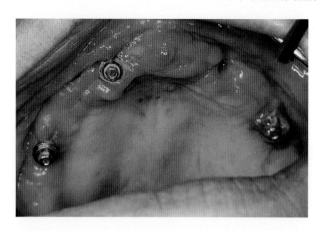

图9-5 上颌无牙颌患者，接受全牙弓种植后，戒烟失败，导致伤口裂开和愈合不良。

炎症状态的增加，导致最终种植失败[55]。吸烟的方法并不一定重要，因为患者暴露于前述相同的关键有害化学物质。因此，那些吸香烟、雪茄、水烟（水烟管）或传统烟斗的人应该被认为在骨愈合方面具有类似的风险[55]（图9-5）。患者还应该意识到，所有形式的烟草使用都增加了癌症和牙周病的风险，因此应定期进行这些疾病过程的筛查[55]。第10章讨论了戒烟方案。

近年来，电子烟在各个年龄段中都得到了普及。年轻人使用电子烟的原因是尝试，老年人则主要是为了戒烟[56]。不同产品向用户提供的化学成分差异很大。一些品牌提供的尼古丁含量可以忽略不计，而其他品牌甚至可能超过香烟的尼古丁含量[56]。气雾剂成分中发现的其他化学物质可能包括二醇、醛、金属、挥发性有机化合物、乙二醛和甲醛[57]。虽然对电子烟的研究有限，但已有研究表明，电子烟会增加氧化应激和人类牙周成纤维细胞中的炎症因子水平[55]。Wadia等进行的一项初步研究表明，一组从吸烟转为吸电子烟2周的人显示牙龈炎症增加[55,58]。虽然需要进一步的研究，但电子烟可能对口腔健康和伤口愈合产生负面影响，口腔从业者应教育患者吸烟对骨相关程序（如骨增量和种植体植入）的有害影响。

饮酒

饮酒是一种社会习惯，在评估口腔健康和进行骨增量手术时也应予以考虑。虽然研究未提供骨愈合不良与酒精之间的直接联系，但酒精饮料中所含的乙醇和亚硝胺可能与骨吸收增加及骨形成刺激减少相关[17]。长期高剂量饮酒确实会损害骨重建，通过增加成骨细胞坏死的潜在机制增加骨质疏松症的风险[65]。此外，长期饮酒者往往营养不良，引起维生素D和钙的缺乏，导致矿物质稳态失衡[66]。很少有研究将种植体的成功或失败与饮酒联系起来。Alissa和Oliver发现饮酒与种植体失败的增加显著相关[67]。另一项研究发现大量饮酒与较高的种植体周围炎发生率相关[68]。然而，这种关联可能是由于大量饮酒对口腔卫生和维护的影响。总之，需要更多的研究来进一步评估饮酒对骨增量手术结果的影响。医生应该意识到长期饮酒的潜在负面影响，并教育患者，因为烟草产品和酒精的使用往往是相互关联的[69]。

营养

除了系统性疾病和社会习惯外，患者营养在维持正常骨代谢和稳态中也发挥着重要作用。

缺乏关键营养素（如维生素D、钙、镁和维生素C）的患者可能出现骨骼健康和骨代谢欠佳[70]。由于维生素D缺乏在世界范围内很常见，口腔从业者必须意识到接受骨增量手术的患者存在这一风险因素[71]。维生素D对骨矿化至关重要，也负责增加肠道钙吸收、破骨细胞活性和成骨细胞外基质蛋白的产生[71-73]。缺乏这种基本维生素的患者会出现骨量减少、骨质疏松症的风险增加或进展，以及骨折或肌肉疼痛的风险增加[71]。关于患者维生素D水平与种植失败之间的关联，目前已完成的临床研究很少。Makke的系统综述发现了相互矛盾的回顾性临床研究。3项研究指出，没有临床数据支持种植失败与维生素D水平显著有关。一项研究指出，在骨质疏松症患者中补充维生素D可增加种植的成功率[73]。尽管关于骨增量、种植成功率和维生素D的关系存在矛盾的数据，但整体骨健康研究强调，当患者缺乏维生素D时，需要补充维生素D[74-75]。检测维生素D水平和摄入补充剂的建议将在第10章进一步讨论。

钙也是维持骨骼健康所必需的关键元素[76-77]。钙缺乏可以为原发性也可是由先前所述的维生素D缺乏引起的继发性钙缺乏。高水平的钙通过促进成骨细胞的DNA合成来促进骨代谢，从而刺激破骨细胞活动[78]。钙的主要作用是结构性的，因为它是羟基磷灰石的主要成分[78]。将钙以及其他矿物质（如镁）保持在足够的水平，可能促进骨愈合。由于镁负责激活维生素D和增强钙吸收，优化这些维生素和矿物质可能对骨增量及随后的种植成功很重要[70,79]。维生素C已被证实对骨骼健康有显著影响。胶原蛋白是骨骼、牙龈和口腔黏膜的主要成分[70]。它也是角质形成细胞增殖和成纤维细胞迁移所必需的[80]。目前只有很少的文献确定维生素C在种植成功中的作用，但它已被证明可以显著改善植入后患者的伤口愈合[80]。总的来说，营养不良确实可能影响稳态，并可能损害骨和软组织伤口愈合。在开始广泛的骨增量治疗之前，建议评估患者的维生素D、钙和维生素C状况，以确保有良好的愈合潜力。然而，需要更多的研究来评估特定的维生素和矿物质，并了解营养不良对骨增量和种植成功的影响。口腔从业者应该意识到患者的饮食限制和潜在的营养缺乏，特别是在合并疾病的情况下，如骨质疏松症、糖尿病、吸烟和饮酒，因为这可能会损害伤口愈合和降低骨增量手术的成功率。第10章讨论了骨愈合的营养补充剂。

抗凝/抗血小板治疗

冠状动脉疾病、动脉粥样硬化、心房颤动、深静脉血栓形成、外周动脉疾病、近期血栓栓塞和人工心脏瓣膜修复患者血栓形成的风险较高。这些患者通常需要服用抗凝和/或抗血小板药物，以预防心肌梗死和卒中。一项系统综述发现，接受低至中等风险牙科手术的患者在接受直接作用的口服抗凝治疗（OACT）时出血率较低，无论手术前后是否停药[81]。低风险手术包括局部麻醉、龈上刮治和单牙拔除，而中等风险手术包括拔除2~4颗牙和涉及5颗牙以内的局部牙龈手术。文献报道的出血较轻微，易于通过局部止血措施控制。另一项关于种植手术的系统综述发现，连续OACT治疗的患者接受种植手术不会增加出血风险，只要使用局部止血措施。一项间接对比表明，与直接口服抗凝剂相比，维生素K拮抗剂的出血倾向可能更高[82]。

对服用血液稀释剂的患者进行骨增量手术的研究尚不充分。虽然许多骨增量手术可能不会引起大出血风险，但只有活跃的血小板和纤维蛋白交联形成稳定的血凝块时，伤口愈合最有效。伤口愈合顺序有4个阶段，包括凝血期、炎症期、组织形成期和组织重塑期。抗凝药物抑制凝血级联反应，防止纤维蛋白凝块形成。抗血小板药物

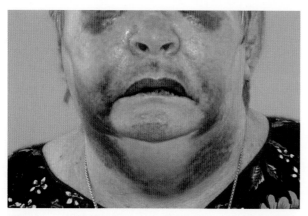

图9-6 一位接受阿哌沙班治疗的患者，在上颌骨增量术后出现瘀斑。

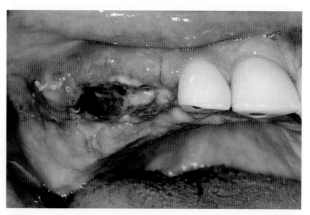

图9-7 接受氯吡格雷治疗的患者，在引导骨再生部位因血凝块形成不良导致伤口裂开。

抑制血小板聚集，防止血栓形成。这些药物可延缓和损害伤口愈合的早期阶段[83-84]。血肿形成也可能导致伤口愈合不良和术后感染风险增加。用于组织瓣推进的骨膜减张切口通常与更多的术后疼痛、出血和水肿相关。服用抗凝或抗血小板药物的患者可能会出现以下情况：明显的瘀斑形成（图9-6）。骨增量手术后愈合不良和伤口裂开的风险（图9-7）可能证明这些药物的停药是合理的。然而，需要平衡停止或减少这些药物的严重风险与长期出血和/或愈合不良的潜在后果。任何对牙科手术前药物治疗方案的建议修改都应该在与患者医生协商并征求其意见后进行。

结论

由于种植体现在是替代缺牙的主要手段，患者的需求不断增加，临床医生面临着更加复杂的病例，需要深入了解系统和局部的风险因素。

其中一些风险因素是明确的，是骨增量手术的绝对禁忌证，如高剂量头颈部放疗和抗癌治疗的抗吸收药物。所有其他系统风险因素需要管理或降低其风险，临床医生必须进行广泛的知情同意讨论。大多数骨增量手术是有创的，需要再生能力、正常的骨重建能力和完整的软组织屏障。影响伤口愈合的条件，如糖尿病、化疗、类固醇和营养缺乏，需要在移植手术前改善，可能需要更长的愈合时间或修改术后指导。已知影响伤口愈合和抑制骨形成与重建的社会习惯，如吸烟和饮酒，必须详细地讨论，并且患者必须被告知这些行为对他们治疗的整体成功有害的影响。必须鼓励患者参与改善他们的病情，减少对治愈有负面影响的有害做法，并且如果这些问题导致治疗失败，他们必须承担责任。

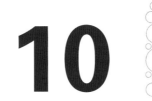

骨增量的患者准备

PATIENT PREPARATION FOR BONE AUGMENTATION

Craig M. Misch | *Richard J. Miron*

抗生素

术后感染是骨增量手术的已知风险因素。2003年，Lindeboom和van den Akker[1]发现口内植骨术后未进行抗生素预防，发生感染的风险显著增加。因此，建议术前进行预防性抗生素治疗。关于是否需要延长抗生素预防来降低植骨术中感染的风险，或者是否单剂量就足够，现有证据有限[2]。然而，早期感染会使植骨材料被细菌污染，损害伤口愈合，并可能导致切口裂开。由于这是一个有害的结果，许多临床医生将抗生素覆盖范围延长至1周。用于骨增量手术的抗生素选择阿莫西林（表10-1）。虽然一些患者可能报告有青霉素过敏，但许多患者没有真正的免疫球蛋白E（IgE）介导反应[3]。青霉素反应发生的时间也应确定，因为50%的IgE介导的青霉素过敏患者在5年后失去敏感性，到10年时增加到约80%[3]。然而，被标记为青霉素过敏的患者通常会接受其他抗生素，这些抗生素可能效果较差，使他们面临更高的手术部位感染风险。可以考虑向过敏症专科医生咨询皮肤测试和/或过敏剂量。

对于青霉素过敏患者，克林霉素常被用作替代药物。然而，一些研究发现，骨移植术后使用克林霉素的术后感染率高于阿莫西林[4-6]。此外，克林霉素有"黑盒子警告"，提示艰难梭菌相关腹泻比其他抗生素更常见[7]。虽然青霉素过敏患者对第一代头孢菌素的IgE介导反应风险较低，但与具有不相关的R1和R2侧链的第二代和第三代头孢菌素的交叉反应风险可忽略不计[8-11]。对于报告对青霉素有迟发性非过敏反应的患者，如瘙痒症和/或皮疹，可考虑使用头孢呋辛（表10-1）。然而，在危及生命的迟发性超敏反应引起皮肤水疱病、溶血性贫血、嗜酸性粒细胞增多和全身症状（DRESS）综合征、血管炎或肾炎的情况下，应避免使用头孢菌素[12]。青霉素引起的过敏反应率罕见，为0.015%～0.04%[13]。有过敏性Ⅰ型、IgE介导的过敏性Ⅱ型和Ⅲ型患者，可服用阿奇霉素或克拉霉素（表10-1）。或者，转介给过敏科医生，以确定合适的替代抗生素。

表10-1　骨增量程序的抗生素治疗方案

状况	抗生素	用法
标准抗生素覆盖范围	阿莫西林	手术前1小时口服2g，然后每次500mg，每天3次，持续1周
对青霉素过敏（迟发性）	头孢呋辛	手术前1小时口服500mg，然后每次250mg，每天2次，持续1周
对青霉素过敏（Ⅰ型）	克拉霉素	手术前1小时口服500mg，然后每次250mg，每天2次，持续1周
	阿奇霉素	手术前1小时口服500mg，然后每次250mg，每天1次，持续1周

表10-2　口腔手术后疼痛控制和水肿的用药方案

状况	用药	用法
术后水肿	地塞米松	手术前静脉注射或局部浸润8mg，手术后第1天口服4mg，手术后第2天口服2mg
术后疼痛	布洛芬	手术前1小时口服400～600mg，然后每6小时口服400～600mg根据疼痛需要（与对乙酰氨基酚合用或交替使用）
	对乙酰氨基酚	根据疼痛需要，每6小时口服650～1000mg（与布洛芬合用或交替使用）
	氢可酮	48小时内，如有突发剧烈疼痛，每6小时口服5～10mg
抗炎	甘草酸苷	手术前1小时口服2mg，或手术前静脉注射0.2mg

疼痛管理和水肿

口腔手术后麻醉性镇痛药的处方有减少的趋势，因为它产生较高的副作用，可能被滥用[14]。一项关于急性牙痛的系统综述发现，400mg布洛芬加1000mg对乙酰氨基酚的组合优于任何阿片类药物或药物组合[15]。另一种策略是交替服用布洛芬和对乙酰氨基酚，这样可以缩短给药时间间隔。成人每天最大剂量对乙酰氨基酚和布洛芬分别为4g和3200mg。因此，患者可以每3小时交替服用对乙酰氨基酚650～1000mg和布洛芬400～600mg。患者应在术后24小时内固定间隔时间服用这些镇痛药，此后可根据需要继续服用以控制疼痛（表10-2）。患者应了解按时或连续服用镇痛药的重要性，而不是根据疼痛情况服用镇痛药。如果手术期间需要，可以考虑加用氢可酮5～10mg治疗突发性疼痛。在术前24～48小时内，可优先使用氢可酮/布洛芬组合，以避免超过对乙酰氨基酚日剂量的风险。也可以在术前1小时服用布洛芬400～600mg进行超前镇痛。这已被证实可延迟术后疼痛的发生并降低其强度[16]。术后使用长效局部麻醉剂，如布比卡因，可显著延迟发作并减轻急性术后疼痛[17]。

短期使用糖皮质激素可减轻术后面部肿胀、局部组织瓣水肿和疼痛[18]。地塞米松可于术前静脉给药或局部麻醉后注射在手术部位（表10-2）。对于较大的重建手术，可额外开具两天，但需要逐渐减量。

框10-1　克林霉素溶液20mg/mL

使用结核菌素注射器，用5mL 0.9%生理盐水稀释0.5mL 150mL/mg克林霉素，得到15mg/mL溶液。用3.0mL 0.9%生理盐水稀释0.2mL 15mg/mL溶液，得到1mg/mL溶液。用10mL 0.9%生理盐水稀释0.2mL 1mg/mL溶液，得到20mg/mL溶液。

表10-3　口腔手术前的戒烟药物治疗方案

药物	用法
安非他酮	手术前2周开始： 150mg，口服3天， 然后1片，每天2次，连续12周
伐伦克林	手术前2周开始： 每天口服0.5mg，连续3天，然后每天口服2次0.5mg，连续3天，然后每天口服2次1mg，连续12周
尼古丁贴片	手术前1周开始 ＞半包/天：每天21mg贴片，连续6周；然后每天14mg贴片，连续2周；然后每天7mg贴片，连续2周 ＜半包/天：每天14mg贴片，连续6周；然后每天7mg贴片，连续2周

漱口水

术前使用抗菌冲洗液，如0.12%葡萄糖酸氯己定或碘溶液，可用于减少细菌负载和手术部位污染的风险。术前使用氯己定冲洗两分钟，已证明可显著降低口腔获取的自体骨移植物中的细菌水平[19]。术前使用止涎药物，如甘露醇吡咯酸盐，也可用于减少唾液分泌，以免将细菌带入手术部位。将颗粒状自体骨移植物在低浓度克林霉素溶液（20μg/mL）中浸泡3分钟，可有效去除颗粒状骨移植物的细菌污染，且无细胞毒性[20]（框10-1）。由于患者被告知不要在手术部位刷牙，许多临床医生开具了术后氯己定含漱液。虽然体外研究表明氯己定具有成纤维细胞毒性，但没有临床研究表明对伤口愈合有显著的负面影响[21-22]。尽管如此，一些临床医生更喜欢含有更多相同疗效成分的术后含漱液[23]（如AO ProRinse，PerioSciences；StellaLife Oral Rinse）。

无菌技术

由于骨增量手术通常比其他口腔手术更具创伤性，需要更长的手术时间，因此应保持无菌手术技术。无菌布料用于覆盖患者和手术台。无菌保护套应放置在吸水软管、绳索和/或手柄上。患者的下脸和颈部应轻轻地用皮肤消毒剂擦洗，如2%葡萄糖酸氯己定-70%异丙醇。无菌手术助理与外科医生一起工作，而巡回助理则需将器械和材料打开，置于无菌区域。

戒烟

吸烟与创口裂开和骨移植失败的高发生率相关[24-27]。除非患者承诺在术后早期不吸烟，否则不鼓励进行Onlay骨增量术。

应对吸烟患者进行彻底的教育，告知其并发症的高风险，并将其作为知情同意书的一部分明确记录。可采用戒烟方案，包括处方药，如安非他酮或伐伦克林。这些药物可与非处方尼古丁透皮贴剂（尼古丁贴片）联合使用，以提高疗效[28-29]（表10-3）。然而，由于已发现高血压增加，因此应监测患者的血压。应避免使用尼古丁口香糖、含片或吸入器，因为尼古丁会引起口腔黏膜血管收缩，这可能会损害创面愈合。术前1周给患者一个具体的戒烟日期，并指示患者至少在伤口完全愈合（3周）之前绝对不吸烟。这

表10-4 人体维生素D缺乏、最佳和中毒浓度		
状态	血清25-OHD（ng/mL）	维生素D浓度（nmol/L）
严重缺乏	< 10	< 25
缺乏	< 20	< 50
不足	21 ~ 29	50 ~ 74
充足	30 ~ 100	75 ~ 250
最佳	30 ~ 60	75 ~ 250
毒性	> 150	> 375
术前	40 ~ 60	100 ~ 150

些患者的术后病程应每周密切监测，并积极强化方案。许多患者在戒烟1个月后最终会戒烟。虽然有研究表明吸烟对骨折愈合有负面影响，但其对植骨愈合的影响信息较少[30-31]。然而，切口裂开的风险是一个更值得关注的问题，因为这可能导致灾难性的失败。

维生素D

维生素D是一种脂溶性维生素，调节钙和磷代谢[32]。活性维生素D促进胃肠道对钙和磷的吸收，刺激骨骼中的破骨细胞活动，增加钙的释放进入循环。也增加成骨细胞产生细胞外基质蛋白。在肾脏中，活性维生素D可以进一步刺激钙的再吸收。

非活性形式的维生素D在充分暴露于太阳的紫外线下（90%）的皮肤中的胆固醇合成，而少量维生素D可通过营养摄入获得[33]。现代社会中，随着与桌面有关的工作数量的增加，阳光照射已经减少。维生素D缺乏与绝经后妇女的骨质疏松症的关联最为人所知。维生素D被称为"骨骼维生素"，通常用于骨质疏松症患者，它也是

体内最强的免疫调节剂之一[32]。因此，在手术前优化维生素D水平对于最大限度地促进伤口愈合至关重要[34]。

维生素D水平

血清25-羟维生素D（25-OHD）是维生素D状况的可靠标志，低于20ng/mL定义为缺乏[32-33]。需要高于30ng/mL的水平来最大限度地促进骨骼健康。对于接受任何类型牙科手术的个体，通常建议水平为40 ~ 60ng/mL，因为众所周知，经过一段时间的压力（如手术干预），水平可能会显著下降[35]（表10-4）。

流行病学研究表明，大约70%的美国人存在维生素D缺乏。高危条件包括吸收不良、肥胖、年龄65岁以上、肝病、肾功能不全和改变维生素D代谢的药物，包括抗惊厥药和糖皮质激素[32]。

大多数食物不含有足够的维生素D水平。美国临床内分泌学会（AACE）建议补充维生素D以维持水平在30ng/mL以上[35]。学会提倡所有成年人每天摄入1500 ~ 2000IU维生素D。肥胖患者（BMI > 30kg/m^2）应摄入比正常成人每天维生素剂量多3倍的剂量[35]。当出现缺乏时，应立即采取措施，如使用维生素D补充剂，并根据需要进行补充。当维生素缺乏时（< 20ng/mL），患者应补充4000 ~ 6000IU/天，为期6 ~ 8周。

维生素D缺乏的并发症

维生素D在免疫系统支持和各种生物材料的整合中发挥重要作用。它还与降低一般氧化应激和最大限度地减少手术引起的额外炎症有关。此外，维生素D还严重参与骨重塑等其他代谢过程。因此，牙科手术并发症与维生素D缺乏有关。

动物研究表明，维生素D缺乏对种植体的骨整合有显著影响[36-38]。临床病例报告也开始将维

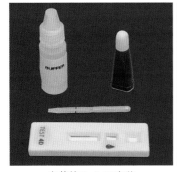 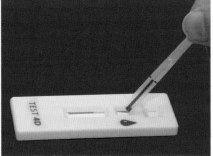 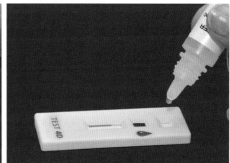

| 完整的Test 4D套装 | 放入1滴血液 | 放入3滴缓冲液 |

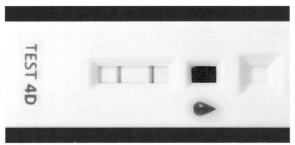 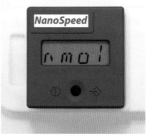

| 10分钟后读数 | 文本报告单位为nmol/L或ng/mL |

图10-1 利用患者的1滴血液进行诊室内维生素D测试的套装。

生素D缺乏与种植失败联系起来[39-40]。2018年，Guido Mangano等[41]发表了一项对885例患者植入1740个种植体的回顾性研究。与对照组相比，严重维生素D缺乏（＜10ng/mL）的患者的总体种植失败率增加了近300%。这项研究的结论表明，在牙科种植和维护之前，需要进行充分的检测、预防和补充。

维生素D检测

标准的维生素D检测通常通过测量全血血清中的维生素D水平来进行。尽管这提供了对维生素D血液水平的充分分析，但牙科诊所需要更方便、更快的筛查方法。NanoSpeed Diagnostics和DentaMedica提供一种基于简单指尖血的新型维生素D检测试剂盒（图10-1）。在10分钟内，可以记录维生素D水平。与静脉血检测技术相比，这种易于使用的检测方法具有成本效益。

从指尖采集血液样本（10mL），并将其放置在检测仪上（红色标记）。然后将3滴Chase缓冲液加入盒子的方形缓冲液槽中。在10分钟内，可以获得维生素D测量结果。因此，可以在牙科种植或骨移植手术之前进行测试，以确定是否最佳的维生素D水平可以最大限度地减少种植/移植物的失败。当患者缺乏维生素D时，他们需要补充维生素D，如下所述。

维生素D补充计划

由于维生素D缺乏对种植手术相关并发症和失败的影响，补充维生素D的一个关键是患者在牙科手术前达到最佳的维生素D水平和重要的辅助因子水平。与骨相关的包括维生素K、镁、钙、锰和硼等。DentaMedica提供了一个为期6周的计划，旨在术前4周提高维生素D的水平，术后两周进行维护（图10-2）。对于高风险患者（即

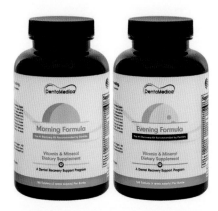

图10-2　为期6周的补充计划，包括维生素D和骨代谢的重要辅助因子。

65岁以上、患有糖尿病、吸烟、免疫功能受损或服用皮质类固醇的人），推荐一个为期12周的计划（术前8周，术后4周）。这些补充剂在早晚服用，患者在使用DentaMedica期间停止所有其他形式的补充剂。

Paz等[42]在2021年的常规牙科实践中进行了一项病例系列研究，研究了DentaMedica补充剂的效果。该研究评估了3种不同的方法来评估维生素D水平，包括两个指尖点刺试验和标准的常规血液实验室检查。此后，所有患者均接受DentaMedica治疗6周，并重复评估。他们发现65%的人群最初存在维生素D缺乏（＜30ng/mL）。与标准血液检测相比，两种指尖点刺试验（Rapid D和Vit4D）的维生素D水平无显著差异，证实了诊室设备的准确性。在接受DentaMedica补充治疗后，维生素D水平从平均24.76ng/mL增加到50.11ng/mL。在6周内，所有参与者维生素D评分均显著改善，达到充足水平，且在补充治疗后植入的每个种植体均达到骨整合。虽然临床医生可以建议使用4000IU/天的非处方维生素D3补充剂，但通常需要12周才能达到最佳水平[33]。未来需要进行规模更大的临床试验，以进一步评估提高维生素D水平对骨移植和种植成功的短期与长期影响[43]。

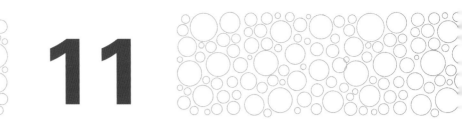

11

引导骨再生用于水平与垂直骨增量

GUIDED BONE REGENERATION
FOR HORIZONTAL AND VERTICAL
BONE AUGMENTATION

Istvan A. Urban | *Alberto Monje*

引导骨再生（GBR）使用屏障膜来实现"区域化"原则[1]。它最初用于牙周组织的修复，但后来演变发展应用于骨再生，从而在骨缺损部位植入种植体[1-3]。最初，屏障膜被认为只作为一种被动屏障，以排除快速增殖的上皮细胞和结缔组织细胞，同时促进生长较缓慢的骨形成细胞的再生长以填充骨缺损部位。然而，进一步的研究表明，屏障膜还具有促进骨形成的积极作用，因为它能引发分子和细胞事件。

临床前研究表明，使用不可吸收的屏障膜可以提高Runx2阳性骨祖细胞、骨钙素、碱性磷酸酶、骨桥蛋白和唾液蛋白的水平[4-6]。这种类型的屏障膜已被进一步证明，通过增加基质金属蛋白酶2和金属蛋白酶9以及白细胞介素1和白细胞介素6的产量，可以促进硬组织的表达[5]。评估可吸收（基于胶原）屏障膜对骨表达影响的研究发现，骨钙素、组织蛋白酶K和核因子κB受体活化因子的水平有所增加[6]。事实上，已证实这种类型的屏障膜可以容纳不同的细胞表型，这些细胞表型逐渐分泌主要的骨相关生长因子，如骨形

态发生蛋白2[6]。这些发现表明，使用屏障膜的GBR原理不仅阻止了旨在被骨形成细胞填充的区域中成纤维细胞和上皮细胞的迁移；该屏障膜还促进和调节了愈合过程。

GBR在牙槽嵴骨缺损重建方面已经得到了广泛研究和记载。在训练有素的外科医生手中，这种技术已被证明可以提供一致且可预测的结果。GBR是一种非常灵活的技术，可以用于修复骨缺损的同时进行种植体植入，或者在骨增量愈合后分阶段种植。由于使用颗粒骨作为移植物，这种方法非常适合处理3D骨增量。颗粒骨移植物在覆盖胶原膜前可以很容易地塑造成所需的骨轮廓。

GBR可用于低（<3mm）、中（3~5mm）和高（>5mm）水平骨增量（HBA）。它也可以用于低（<4mm）、中（4~8mm）和高（>8mm）垂直骨增量（VBA）。然而，较高的VBA在生物学上更具挑战性，且可能更难预测，需要更长的愈合期[7]。因为骨向该部位的生长是从原生骨开始的，因此在较大的VBA边缘，骨再生可能不太牢固。GBR比其他骨增量技术的创伤性更

优点

- 文献记录翔实的技术
- 相比其他技术更微创
- 并发症发生率低
- 三维骨重建
- 空间制造潜力（使用钛加强 dPTFE 膜）
- 用途广泛
- 可重复性
- 移植材料供应的限制少
- 分阶段或同时植入种植体的可能性
- 长期结果有利

缺点

- 胶原蛋白膜（无辅助支撑）缺乏制造空间的潜力
- 取决于材料和技术
- 暴露后胶原膜完整性丧失

小。对于较低水平HBA骨替代物可能就足够了。对于需要同期植入种植体的较低HBA和VBA骨缺损情况，外科医生可能会考虑从患者局部采集自体骨来进行治疗[8]。

如果需要大量的自体骨颗粒，可以考虑下颌骨后部作为供体部位。在这一区域使用骨刨和取骨钻取骨，患者的不适感和术后并发症风险均会降低[9]。

由于自体骨颗粒与骨替代物，如牛骨矿化物或矿化同种异体骨移植物的混合使用，那么需要获取的自体骨量就会减少了。系统综述发现，GBR比其他VBA方法的术后并发症发生率更低[9-10]。当使用GBR时，临床医生必须了解处理特定骨缺损或骨量不足所需的物理和生物学要求。如果胶原膜没有辅助支撑（如帐篷钉、接骨板或钛网），胶原膜可能无法为VBA提供足够的空间维持能力。临床医生还应了解影响特定膜屏障时间的特性。应选择一种膜，其结构完整性应维持足够的时间，以允许成骨细胞在该部位增殖。对于VBA，骨再生需要较长的屏障时间，在选择屏障膜时应考虑其结构完整性，因此需要交联胶原膜或不可吸收膜。临床医生还必须选择能

够达到治疗骨缺损预期效果的移植材料。高HBA和VBA需要使用自体骨以提供更强的再生能力。而缓慢或不可吸收的骨替代物，如牛骨矿化物或矿化同种异体骨移植物，则可以提供更好的骨增量长期稳定性。框11-1列出了GBR的优缺点。

GBR的屏障膜

在GBR中，已经使用了多种不同类型的屏障膜和骨移植材料。在膜的组成方面，使用了合成聚合物，如不可吸收的PTFE。第一个专门用于GBR的膜是一种不可吸收的膨体聚四氟乙烯（ePTFE）膜。为保持空间稳定性需要使屏障膜更加稳定，添加钛加强（TR）支架使膜在骨轮廓外进行骨增量时就起到了作用。这种膜的使用已被充分记录，并被认为是GBR的金标准。随后，人们开发了由异种胶原蛋白制成的可吸收膜，这种膜的优势在于无需取出。然而，胶原蛋白膜的形状不够稳定。尽管如此，它仍广泛用于许多GBR的应用中。

用于GBR的膜应该满足Wang和Boyapati讨论的PASS原则[11]，其中包括无张力的初期创口关闭，以允许通过一期愈合和降低膜暴露的风险。

血管形成以提供血液供应，空间维持以创造有利于骨形成细胞生长的受保护的位点，以及稳定的血凝块提供适当的细胞增殖和骨再生的基质。

天然胶原蛋白膜

天然胶原蛋白膜由来自牛或猪真皮、肌腱或心包的 Ⅰ 型和 Ⅲ 型胶原组成。这些产品的抗原性通过加工技术予以去除。天然胶原蛋白膜的快速生物降解是通过巨噬细胞和多形核白细胞的酶活性实现的[12]。这些膜有充分的文献记载，并产生了良好的长期临床效果[13]。天然胶原蛋白膜具有很好的生物相容性，与骨膜侧的早期血管化具有良好的组织整合能力[14]。血运重建是骨形成的先决条件，可能是这些膜最重要的特性之一。

至于哪一个因素更重要，是吸收时间还是生物相容性和血管化，目前尚有争议。

非临床研究结果表明在使用天然胶原膜的病例系列中，比较不可吸收和可吸收膜的效果显示，缓慢吸收的膜对HBA可能不是必需的[15-16]。Urban等报告了两项前瞻性研究的结果，两项研究使用两种具有不同吸收时间的膜[17-18]。其中一种是合成聚羟基乙酸-三甲基碳酸酯（PGA-TMC）膜，吸收时间为4～6个月，另一种是天然胶原膜，吸收时间约为6周。天然胶原膜用于覆盖由自体骨颗粒和牛骨矿化物1∶1混合物组成的骨移植物。柔韧的膜被拉伸覆盖在移植物上，并用膜钉固定以提供额外的稳定性（即香肠状）。他们发现两种膜之间骨量获得没有差异，但是胶原膜更容易使用[17-18]。因此，膜的吸收时间似乎对水平向GBR不是首要考虑因素，膜仅在愈合的最初几周是必要的。然而，已有研究表明，在术后早期暴露的情况下，经过1周的愈合后，天然膜的残留物已经不存在了[19]。这个并发症因素对于预期多少骨量增加是很重要的。

交联胶原膜

交联胶原膜能更好地保持其完整性，从而比非交联膜提供更长时间的屏障功能[20]。也有研究表明，吸收时间取决于胶原交联的程度。几种交联技术已被用于延长膜的吸收时间，包括紫外线辐射、化学品和酶技术。然而，与天然胶原膜相比，一些类型的交联胶原膜显示出较差的组织整合、血管化减少和生物相容性受损[19]。这些类型的膜之间存在差异，这取决于交联的程度和所用的技术。例如，戊二醛交联会导致生物相容性下降[14]。这可能解释了交联膜的暴露和并发症发生率较高的趋势[21]。

口腔细菌产生一种胶原酶，在暴露的情况下可降解胶原膜[22]。交联和天然胶原膜的创面在上皮化之间可能存在差异[23]。在一项随机对照试验（RCT）中，如果交联胶原膜暴露，该部位将失去约48.5%的骨移植物[24]。虽然这种类型的胶原膜可能更耐吸收，但暴露部位的伤口愈合需要更长的时间，使移植颗粒有更多的时间脱落[24]。

通过Glymatrix技术（Datum Biotech）构建的核糖交联胶原膜也证明了牙槽嵴增量手术的独特可行性。Glymatrix技术使用核糖，一种天然的无毒糖，以一种模仿人体自然发生的糖基化过程的方式交联胶原纤维[25]。这产生了一种交联的猪胶原基质，具有优化的生物耐久性和生物相容性，用于自然组织生长，而不会引起炎症或异物反应。这种膜具有缓慢的降解和延长4～6个月的屏障功能[14,25-27]。一个独特的临床和组织学发现是，在愈合过程中核糖交联胶原膜在植入部位发生骨化[25]。这种屏障膜甚至在早期伤口裂开导致的暴露病例中显示了有效性[26,28]。从临床角度来看，核糖交联胶原膜易于操作，但操作时易撕裂，因此在使用这种特殊膜时，可以使用骨膜锚定缝线作为膜钉和骨钉的替代物进行固定[29]（图11-1）。

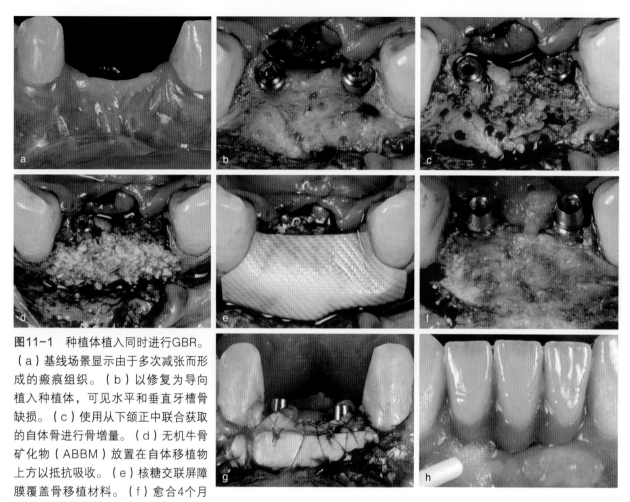

图11-1 种植体植入同时进行GBR。（a）基线场景显示由于多次减张而形成的瘢痕组织。（b）以修复为导向植入种植体，可见水平和垂直牙槽骨缺损。（c）使用从下颌正中联合获取的自体骨进行骨增量。（d）无机牛骨矿化物（ABBM）放置在自体移植物上方以抵抗吸收。（e）核糖交联屏障膜覆盖骨移植材料。（f）愈合4个月后，获得显著的骨增量。（g）使用游离移植物进行软组织重建，以加深前庭沟并获得角化黏膜。（h）种植休支持式修复体在1年随访时可见临床表现稳定。（病例由Alberto Monje医生完成）

不可吸收膜

ePTFE膜已不再市售，因为它已被dPTFE所取代。较高的密度和较小的孔径可防止细菌渗透，并降低暴露后的感染风险。虽然一项临床研究发现，在下颌后牙VBA中，应用ePTFE和dPTFE膜的VBA之间没有差异，但dPTFE的移除更方便[30]。PTFE膜的一个要求是，当用于HBA和VBA时，必须用膜钉或骨钉固定。此外，与胶原蛋白膜不同，PTFE膜必须适当修剪，以免与邻近牙根接触。

GBR中的骨移植材料

骨替代物是能够模仿受体骨特征的天然或合成材料。然而，它只有矿化基质，没有可存活的细胞。

在骨移植物愈合中有3个主要的生物学特性。成骨是指通过移植材料中的成骨细胞或祖细胞形成新骨。这种能力仅自体骨移植物拥有。骨诱导是指将宿主干细胞募集到移植部位，由生物活性蛋白和其他生长因子诱导它们分化为成骨细胞[31]。骨引导是指骨移植材料作为支架和促进细胞生长的能力。血管、成骨细胞和宿主祖细胞迁移到相互连接的骨基质中。

天然骨移植物来自活体，包括自体移植物、同种异体移植物和异种移植物。自体移植物通过口内和口外供体部位从患者自身获得。自体移植物的成骨细胞和骨祖细胞提供了成骨潜力。自体骨移植物含有骨形态发生蛋白（BMPs），诱导骨祖细胞转化为成骨细胞，以及额外的细胞因子调节骨形成。自体移植物还提供骨引导的支架。尽管在骨移植材料领域取得了进展，但由于其优越的生物学特性，自体移植物仍然是许多GBR手术的首选，如高HBA（＞5mm）和VBA。然而，当单独使用时，颗粒状自体骨移植物的高吸收率可能会影响体积变化。

同种异体骨来源于尸体，根据处理方法的不同，可以表现出不同的特性。脱矿同种异体骨移植物可能通过保存BMPs提供一些骨诱导性[32]。同种异体骨可以根据其来源进一步分类。松质骨移植物在愈合过程中表现出更快的吸收，也可能表现出形成骨的能力降低。组织处理技术，包括用酒精、醋酸或硝酸处理，会降低BMPs的水平，从而降低骨诱导潜力。皮质同种异体骨由于改善的支架结构并在愈合期间减少了骨吸收，可在愈合期间提供更好的骨引导特性。

异种骨来源于与宿主在遗传上无关的物种。ABBM是最常用的异种骨。作为成骨细胞支架，它表现出优异的生物相容性，并提供长期的移植物稳定性，因为它抵抗吸收的能力。尽管这种类型的移植物可能永远不会被完全吸收，但长期的临床和组织学结果已经表明其在GBR手术中的有效性。由于合成的异质骨的生物性能较差，因此不常用于水平和垂直牙槽嵴骨增量。由于适合所有病例的理想生物材料并不存在，临床医生应该利用各种移植材料的特性来获得理想的结果。自体骨具有良好的生物性能，但可获取数量有限，可能无法提供足够的体积稳定性。因此，自体骨

可以与异种骨或皮质同种异体骨整合，以更好地保持移植物体积。

GBR的临床决策

水平向GBR

对于低水平骨增量（＜3mm），可吸收胶原膜与骨替代物（如矿化同种异体骨或牛骨矿化物）的使用已被充分证明[33-36]。对于中等水平骨增量（3～5mm）至高水平骨增量（＞5mm），使用混合牛骨矿化物的自体颗粒移植物可产生更大的骨量[17-18,33-34,37]。可使用天然或交联胶原膜。

胶原膜钉或骨膜缝合对体积增量有积极影响[35]。当试图获得更高的体积增量时，使用帐篷钉可帮助减少胶原膜的塌陷[38-39]。

Urban开发的香肠技术已报道可获得高水平骨增量（＞5mm）[18,40]（图11-2）。

该技术使用50∶50比例的口内获取的自体颗粒骨与牛骨矿化物进行混合。天然胶原膜被固定到牙槽嵴的腭侧或舌侧，将骨移植混合物沿牙槽嵴侧面和胶原膜下充填。然后将胶原膜拉伸到颗粒移植物上，并通过膜钉进行固定。对于中等至高水平HBA，也可以考虑使用不可吸收的PTFE膜[41-42]。Buser等使用了来自下颌骨的皮质块状骨移植物和自体骨屑，并覆盖ePTFE膜，获得了高水平骨增量（3.5～7mm）[41]。然而，钛加强ePTFE在临床应用之前，通过骨块来保持空间。目前，当需要更高的HBA增量时，可以使用带有颗粒自体移植物和牛骨矿化物结合钛加强dPTFE膜。

垂直向GBR

与HBA程序相比，当使用不可吸收膜时，VBA显示出更大的可预测性。可吸收胶原膜用于VBA只推荐应用在低骨增量（＜4mm），以

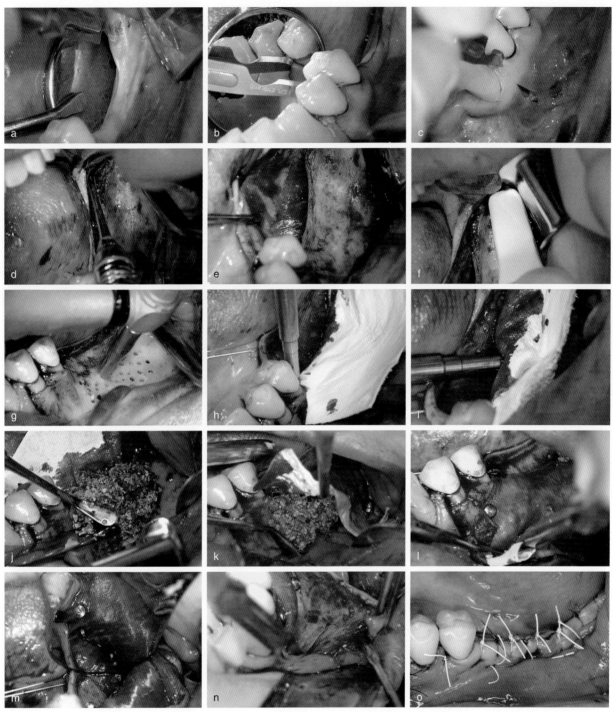

图11-2 使用香肠技术行水平向牙槽嵴骨增量的代表性病例。（a）60岁健康女性的唇侧观，下颌后牙区牙槽嵴菲薄。（b）做短垂直舌侧切口。（c）安全瓣近中垂直切口的唇侧观。（d）磨牙后垫的隧道制备和抬升。（e）可见刀刃状牙槽嵴。使用Mini Me（Hu-Friedy）行保留下颌舌骨肌的组织瓣分离。（f）使用骨刨从升支区获取自体骨。（g）使用滋养孔钻进行去皮质化。（h）在最后牙齿远中和缺损区近中的骨三角中放置第一枚膜钉。（i）使用Master-Pin-Control套装（Meisinger）放置额外的舌侧膜钉。（j）混合移植物（自体移植物和ABBM的比例为1∶1）充填后的唇侧观。（k）移植物被膜压缩后的唇侧观。（l）被拉伸的膜的唇侧观，并放置额外的膜钉来固定骨移植物。（m）由拉伸膜形成的"香肠"的𬌗面观。注意移植物是被完全固定的。可以用手指或器械施加压力进行检查。（n）为保护颏神经而做的骨膜切口。（o）双层缝合关闭创口的唇侧观。➡

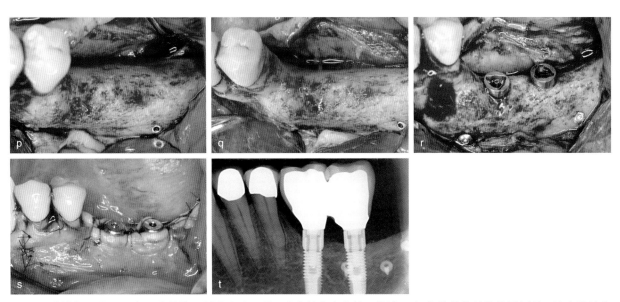

图11-2（续） （p和q）再生骨的唇侧观和殆面观。注意健康和宽的牙槽嵴。（r）种植体就位的唇侧观。注意种植体采用了混合设计，种植体光滑部分略低于牙槽嵴。（s）种植体植入同时放置愈合基台的唇侧观。（t）修复后种植体的根尖X线片。注意种植体周围嵴顶骨水平稳定。（病例由Istvan Urban医生完成）

及包容性骨缺损形态（即存在邻面骨嵴）的病例中[10,35]。

使用交联胶原膜可能更可取，因为它能保持更长的屏障功能。膜应用膜钉或通过骨膜缝合固定[29,35]。在这种应用中，帐篷钉、骨片或钛网可为胶原膜提供额外的支撑[43]。一项回顾性多中心研究对GBR行VBA进行了检查，评估了3种治疗方法，包括ePTFE膜与血凝块、脱钙冻干同种异体骨或自体骨屑。结果显示，VBA＜4mm时，可只使用自体骨屑[44]。对于使用GBR行中等VBA（4~8mm），临床研究记录了钛加强dPTFE膜的使用，其中至少50%的颗粒状自体骨与矿化骨替代物进行混合[7,10,30,45-46]。当尝试高VBA（＞8mm）时，外科医生应考虑更高的自体骨比例（60%~70%）和更长的愈合期[7]。

最近，一种混合型dPTFE网/膜被介绍和研究。临床前和临床结果表明，孔隙可使血运重建更好、矿化更快[7]。对于高VBA，Urban等[7]也建议在网/膜下使用含重组BMP-2的胶原海绵，以增强骨再生和外层皮质骨的形成。当使用GBR时，钛加强dPTFE膜通常是VBA的首选。

骨量的增加

GBR的骨量增加可能取决于几个因素，包括膜的类型、移植材料、解剖部位和并发症。

水平骨增量

2015年，Sanz-Sanchez等[33]对17项涉及分阶段HBA的研究进行了系统综述和荟萃分析，其中6项提供了GBR的数据。骨增量的平均差异范围为1.1mm（异质骨＋不可吸收的膜）~5.7mm（异种骨＋自体骨＋可吸收的膜）。Elnayef等[37]在2018年对17项HBA的随机对照试验进行了系统综述和荟萃分析，其中14项包括了GBR的数据。GBR的平均骨增量为（2.59±0.23）mm［可信区间：（2.13~3.06）mm］。愈合后的最终骨增量范围为（1.4±0.32）mm（异体骨＋自体骨＋胶原膜）~（5.0±1.28）mm（矿化同种异体骨＋核糖交联胶原膜）。不同技术之间无显著差异。如前所述，在一项对25例患者的前瞻性研究中，香肠技术实现了平均5.68mm的HBA[18]。在一项

2019年的研究中，Meloni等[40]使用了这种技术治疗了18例萎缩性上颌骨和下颌骨，平均HBA为（5.03±2.15）mm（范围：4.13~5.92mm）。

垂直骨增量

Elnayef等[47]在2017年对下颌骨VBA进行了系统综述和荟萃分析，其中包括6项GBR研究，发现VBA为（3.8±0.5）mm，范围为2.9~4.8mm。Urban等[10]在2019年对VBA进行了系统综述和荟萃分析，回顾了36篇文献，其中20篇提供了GBR的数据。对于可吸收膜，垂直骨增量为3.5mm，而对于不可吸收膜为4.4mm。交联膜的骨增量为4.2mm，天然胶原膜的骨增量为2.7mm。使用形状稳定的装置和自体骨对体积增量有积极效果。这些关于胶原膜行VBA的研究结果与Wessing等[35]在2018年的系统综述一致，该综述报告了平均骨增量为（3.0±1）mm。他们还发现胶原膜固定对骨增量有积极影响。

在另一项对35例患者和36个位点的VBA的回顾性研究中，Urban等[48]发现使用颗粒状自体骨和ePTFE膜的平均垂直骨增量为5.5mm（±2.29mm）。Urban等[45]在2014年对19例患者进行VBA的前瞻性病例系列研究中，报告了平均垂直骨增量为5.5mm（±2.29mm）。使用了钛加强dPTFE膜与50∶50的自体骨颗粒和牛骨矿化物混合移植物，其平均骨增量为5.45mm（±1.93mm）。在2015年的6例病例系列中，Urban等[49]使用钛加强dPTFE膜与50∶50的自体骨颗粒和牛骨矿化物混合移植物，VBA为5.83mm（范围：3~9mm）。使用一种新的钛加强dPTFE打孔网/膜，Urban等治疗了57例患者的65个垂直骨缺损[7]。骨缺损大小分为＜5mm、5~8mm或＞8mm。与新的网/膜一起使用了类似的混合移植物。垂直向绝对增量为5.2mm（±2.4mm），89.2%的部位出现完全再生（消

除了垂直骨缺损）。垂直向增量按缺损大小水平分级为：＜5mm的缺损为100%，5~8mm的缺损为95.6%，＞8mm的缺损为89.4%。65个骨缺损中有6个未完全再生。这5个部位的基线垂直骨缺损量为10mm或更多，一个基线骨缺损量为6mm的部位发生了感染。学者得出结论，这种新的网/膜似乎比以前使用的无打孔的dPTFE膜提供了类似或更好的垂直骨增量效果。

并发症

对种植骨增量的系统综述发现，与其他技术相比，GBR的并发症总体发生率较低[10,47,50]。与GBR相关的最常见并发症是膜暴露[21,35]。Wessing等[35]在2018年对GBR进行的系统综述发现，膜暴露的总体发生率为23.2%（范围：12.7%~39%）。交联膜的暴露率略高于非交联膜（28.6%与20.7%），但这在统计学上并不显著。如前所述，这可能受到交联胶原蛋白加工方法的影响。

Urban等[10]对VBA进行的系统综述报告，不可吸收膜的并发症发生率为7%，可吸收膜为23%。他们假设，在应用不可吸收膜时可能需要更加谨慎，因为术后由膜暴露引起的并发症更难处理。Lim等[51]在2018年对GBR并发症进行的系统综述发现，包括膜暴露、软组织裂开和急性感染在内的软组织并发症的加权总发生率为16.8%。他们发现可吸收膜和不可吸收膜的并发症发生率相似（18.3%与17.6%）。

骨增量手术是复杂的手术。并发症的风险，如伤口裂开伴膜暴露，通常取决于术者的技能和经验。2022年，一项由住院医生在大学设施中进行的GBR手术患者的病历回顾发现，可吸收膜的暴露率为23%，不可吸收膜的暴露率为73%[52]。

另一项关于口腔颌面外科住院医生接受GBR治疗的患者的研究报告称，dPTFE膜的暴露率为

52%[38]。随着外科医生组织瓣管理和关闭技能与经验的增加，这种并发症的发生率应该会降低，直到它成为一种罕见的事件。因此，更复杂的手术程序，如VBA，应该只由训练有素的外科医生进行。

GBR程序后的膜暴露可能会对骨增量的结果产生重大不利影响。愈合并发症，如膜暴露和感染可能会影响形成的骨量。2018年由Garcia等[21]进行的系统综述发现，在无牙颌牙槽嵴中，没有膜暴露的部位比有膜暴露的部位获得了74%以上的水平骨增量。虽然膜暴露的发生经常被报道，但失败率很低[7,10,44,46,53–57]。2001年，Simion等[44]使用ePTFE膜在暴露部位和非暴露部位实现了约57%和128%的原始骨缺损的再生。大多数情况下，ePTFE膜暴露在口腔环境中，会导致细菌定植甚至感染[58]。类似地，2010年Beitlitum等[56]发现交联胶原膜暴露导致骨再生减少约50%。GBR并发症的处理将在第17章进一步讨论。

种植体成功/存活

有高级别证据表明，在GBR手术的同时或之后植入的种植体，其存活率与在原生骨中植入的存活率相似[33,47,59–61]。Benic和Hammerle[42]在2014年对GBR的综述中发现，大多数提供组内对照的研究报告了1～5年期间的种植体存活率，在增量和对照部位均为95%～100%。对使用GBR的HBA进行系统综述，采用分阶段方法进行种植体植入，成功率和存活率均大于95%[33,35,47,62]。2016年，Keestra等[63]对用于VBA的GBR进行了系统综述。再生骨中种植体的平均存活率为99.3%（范围：94%～100%），而平均种植体成功率为91%（范围：75%～100%）。

一些长期随访研究得出结论，边缘骨丧失和种植体周围健康与非增量骨中的种植体相当。Urban等[48]在2009年的一项回顾性研究中评估了35例患者的36个3D垂直骨缺损，这些缺损采用ePTFE膜和颗粒自体移植物进行GBR治疗。经过12～72个月的负载，患者的种植体存活率和累积成功率均高于对照组。82个种植体的存活率为100%，累积成功率为94.7%。在另一项长期研究中，Urban等[64]评估了122个在使用GBR和上颌窦骨增量行HBA和VBA后，植入萎缩性无牙颌上的种植体。在12～180个月的随访后，发现种植体存活率为100%，平均种植体周围骨丧失为（1.4±1）mm。2016年，Simion等[65]对33例患者进行了回顾性评估，这些患者使用GBR进行VBA，植入91个机械加工表面种植体，平均随访15年（范围：13～21年）。共有88个种植体处于功能状态（存活率为97%），9个显示种植体周围炎（9.9%）。从基线评估（1年负载）到最后一次就诊，平均放射学骨丧失为1.02mm。2018年，Sanz-Sánchez等[66]对使用GBR进行HBA的临床试验进行了系统回顾和荟萃分析，在种植体负载后至少随访12个月。他们发现，使用HBA程序植入的种植体可以随着时间的推移保持种植体周围的健康，黏膜炎性变化低，种植体周围骨丧失的发生率相对较小。

GBR的临床应用

下颌垂直牙槽嵴骨增量

由于下牙槽神经管的解剖限制，下颌后牙区是最常进行垂直骨增量的区域。然而，这是一个技术敏感的区域，需要临床医生对几个细节给予特别关注。以下讨论涵盖了在这个特定区域进行垂直骨增量的组织瓣管理（图11-3）。

改良舌侧瓣推进术

Urban等开发的技术称为改良舌侧瓣推进技术。它包括3个步骤。

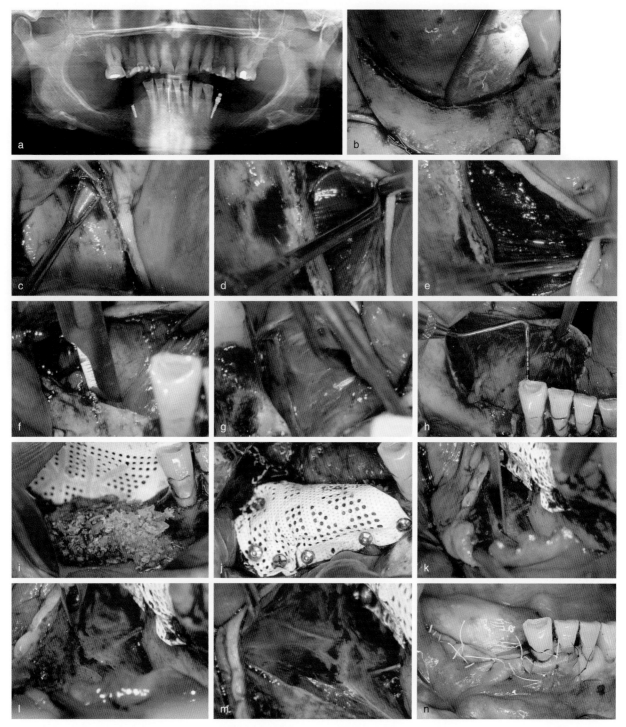

图11-3 下颌骨后部双侧垂直和水平牙槽嵴缺损的重建。（a）萎缩下颌骨后部的全景X线片。（b）下颌骨右侧后部的唇侧观显示水平和垂直骨缺损。（c）在Ⅰ区，抬起磨牙后垫暴露出萎缩性下颌骨。（d和e）在Ⅱ区，通过使用钝性骨膜剥离器轻轻向内侧推舌侧瓣，将其从下颌舌骨肌分离。（f和g）在Ⅲ区，使用#15C刀片的背面尖端以扫的动作制作半钝性骨膜减张切口。使用钝性骨膜剥离器拉伸和释放舌侧组织瓣。（h）在3个区域进行改良舌侧瓣推进的唇侧观。（i）在打孔的钛加强dPTFE膜下充填自体骨和ABBM 1∶1混合组成的颗粒状骨移植物的唇侧观。（j）用钛钉和骨钉固定的打孔钛加强dPTFE膜的唇侧观。（k~m）骨膜弹性技术的3个步骤，以推进颊侧瓣和保护颏神经。（n）唇侧和舌侧瓣被释放，使用PTFE缝线在膜上进行无张力初期关闭。➡

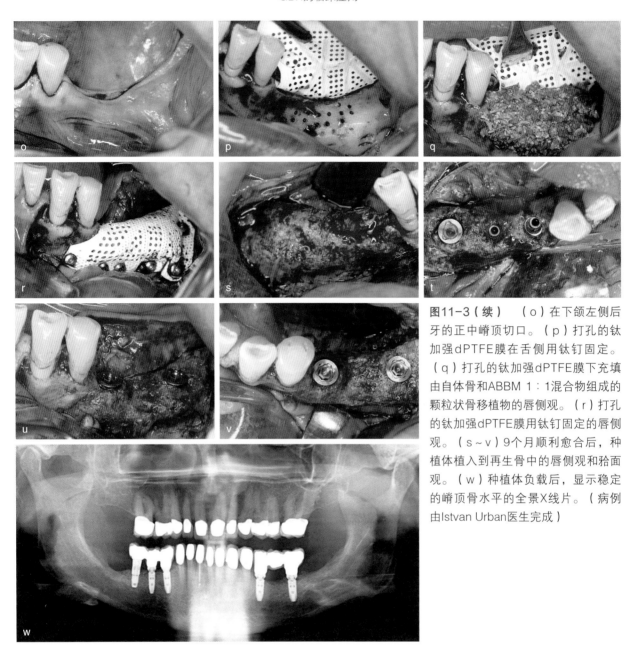

图11-3（续） （o）在下颌左侧后牙的正中嵴顶切口。（p）打孔的钛加强dPTFE膜在舌侧用钛钉固定。（q）打孔的钛加强dPTFE膜下充填由自体骨和ABBM 1：1混合物组成的颗粒状骨移植物的唇侧观。（r）打孔的钛加强dPTFE膜用钛钉固定的唇侧观。（s~v）9个月顺利愈合后，种植体植入到再生骨中的唇侧观和𬌗面观。（w）种植体负载后，显示稳定的嵴顶骨水平的全景X线片。（病例由Istvan Urban医生完成）

第1步：在Ⅰ区制备隧道和抬升磨牙后垫（RP）（图11-3c）

在角化黏膜内做一个直的正中嵴顶切口，小心地翻开唇侧和舌侧瓣。使用骨膜剥离器械轻轻地将RP从骨上剥离出来，然后向冠方拉动。由于该组织往往具有很强的弹性和抵抗性，这一步相对容易完成。这使得RP与舌侧瓣结合，有助于最大限度地释放黏膜瓣，并降低在Ⅱ区和Ⅲ区操作时穿孔的风险。

第2步：在Ⅱ区做保留下颌舌骨肌的组织瓣分离（图11-3d和图11-3e）

在肉眼确认了下颌舌骨肌的止点后，用钝性器械轻轻地向舌侧方向推肌肉上方的软组织。这样，舌侧瓣可以以微创方式与肌肉上方纤维分离，而不分离肌肉止点。

第3步：在Ⅲ区前部半钝性骨膜减张（图11-3f～图11-3h）

在前磨牙区，下颌舌骨肌深部附着，瓣的剥离不应深于Ⅱ区。用#15刀片以旋转垂直角度进行半钝性骨膜切口，向中间区域（Ⅱ区）扫动。这种操作为Ⅲ区提供了灵活性，并有助于防止术后伤口裂开，这通常发生在瓣处理不充分的情况下。如果操作得当，这种技术通常允许足够的组织瓣释放，以实现被动初期创口关闭。

颊侧瓣推进：骨膜弹性技术

小心推进颊侧瓣和保护颏神经是手术的重要部分。作者开发的技术只使用手术刀片进行初始骨膜松解，有3个步骤。

第1步：轻柔的骨膜切开和颏神经保护

沿着连接两个垂直切口线，非常小心地切开骨膜。切口应该只穿过骨膜，而不进入骨膜下的纤维。这个切口只是进入更灵活的弹性纤维的第1步，以进一步延伸（图11-3k）。临床医生的策略应该是尽量减少任何神经损伤或颏神经暂时的感觉异常。在神经周围，应该非常小心地用刀片向后滑动，以确保没有意外损伤发生。这个切口是浅表的，临床医生应该确保只切断骨膜，没有切口深入组织。

第2步：切割骨膜交叉束

由于"骨膜交叉束"的存在，在完成骨膜切口后，颊瓣不能按需推进。这些致密的纤维被轻柔地通过"横扫"切断，首先刀片成45°，然后呈90°（图11-3l）。重要的是，刀片不能再用于推进组织瓣。

第3步：弹性纤维分离

一旦骨膜下束切割完成，应使用钝性骨膜器械，如Prichard骨膜剥离器或Mini Me（Hu-Friedy）显微外科骨膜剥离器，以冠方搔刮运动分离弹性纤维（图11-3m）。这将获得瓣的显著推进，并减少对重要解剖结构造成损伤的机会。

上颌垂直骨增量

上颌前牙是一个非常独特的位置，在大多数病例里，骨缺损是水平和垂直的组合。因此，为了达到最佳的美学效果和正常的牙冠高度，垂直牙槽骨增量是治疗该区域最常用的方法（图11-4和图11-5）。

瓣的设计

颊侧安全瓣

应采用远中瓣设计，该设计包括嵴顶和垂直松弛切口。通常使用#15C手术刀在角化龈上做嵴顶正中全厚切口。在角化组织丰富的病例中，该切口可偏向唇侧约2mm。为了手术入路，两个垂直松弛切口位于距离手术部位至少1颗牙的位置。垂直切口距离缺损通常为两颗牙。一般来说，较大的瓣更容易关闭，并导致较少的膜龈联合移位。在初级切口后，使用骨膜剥离子来翻全厚瓣，超过膜龈联合以外，并至少超过骨缺损5mm。在牙间骨嵴减少的病例中，可在釉牙骨质界稍冠方做水平切口，因为现有的龈乳头更容易复位。这样，可以避免唇侧与腭侧龈乳头的操作。

腭侧远中瓣

建议采用腭侧远中瓣。它包括龈沟内切口和两个腭侧垂直松弛切口，长6～8mm，位于邻近牙齿的远中线角。在鼻腭孔存在的情况下，可能需要将其内容物进行侧向移位。

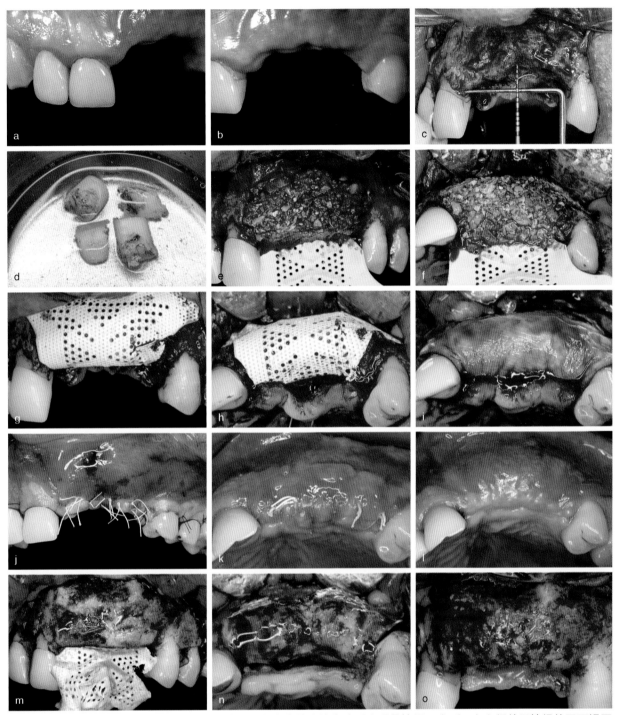

图11-4 40岁健康男性的上颌前牙垂直骨缺损，患者在骨移植失败后出现骨缺损。（a和b）上颌前牙缺损的正面视图和侧面视图。（c）显示了中度垂直骨缺损。（d）图中展示了从磨牙后区域获取的4个自体骨柱。需要注意的是，骨组织量不大，但经过骨磨粉碎处理后其体积将增加。（e和f）将自体骨和ABBM混合物（比例为60∶40）放置后的唇侧观和殆面观。（g和h）打孔dPTFE膜放置后的唇侧观和殆面观。（i）在打孔dPTFE膜上覆盖天然胶原膜的殆面观。（j）使用骨膜弹性技术进行组织瓣推进，通过双层缝合时的唇侧观。（k）经过3周安全愈合之后的殆面观。（l）经过9个月安全愈合之后的殆面观。（m~o）再生骨组织的唇侧观和殆面观。➡

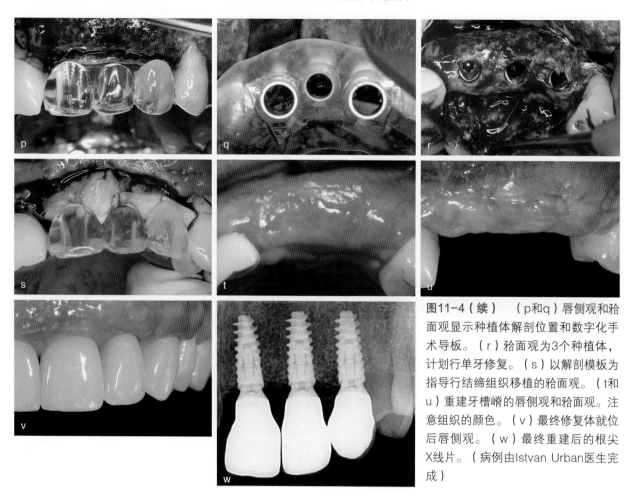

图11-4（续） （p和q）唇侧观和殆面观显示种植体解剖位置和数字化手术导板。（r）殆面观为3个种植体，计划行单牙修复。（s）以解剖模板为指导行结缔组织移植的殆面观。（t和u）重建牙槽嵴的唇侧观和殆面观。注意组织的颜色。（v）最终修复体就位后唇侧观。（w）最终重建后的根尖X线片。（病例由Istvan Urban医生完成）

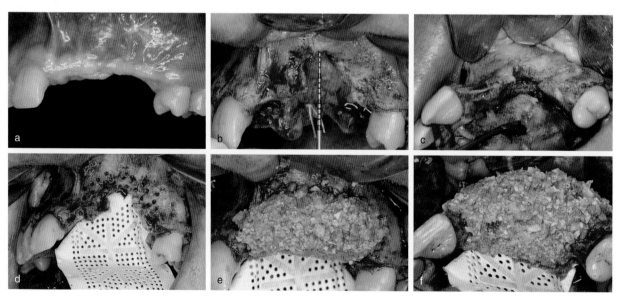

图11-5 用GBR治疗上颌前牙垂直骨缺损的代表病例。（a）创伤后上颌前牙缺损的唇侧观。（b和c）翻瓣后可见上颌前牙严重垂直和水平牙槽嵴缺损。（d）固定在腭侧的带孔钛加强dPTFE膜的唇侧观。（e和f）自体颗粒骨和ABBM以60∶40比例组成的颗粒骨移植物的唇侧观和殆面观。➡

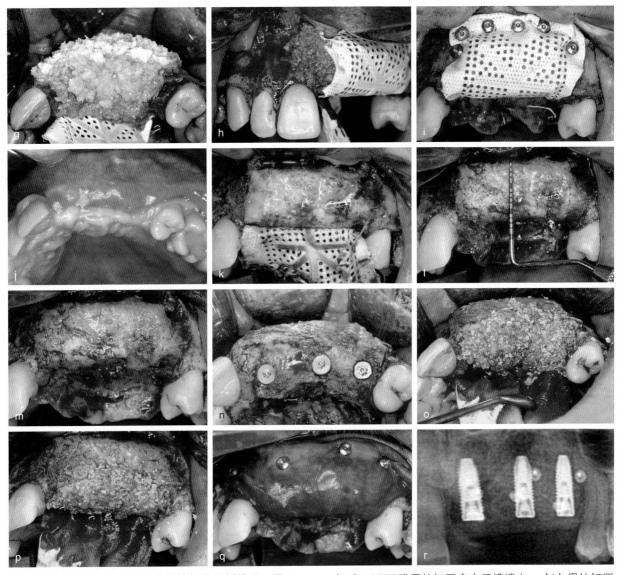

图11-5（续） （g）在混合移植物的唇侧放置一层ABBM。（h）dPTFE膜用钛钉固定在牙槽嵴上。（i）用钛钉固定后dPTFE膜的唇侧观。（j）9个月顺利愈合后的殆面观。（k和l）膜移除时新生骨的唇侧观。（m和n）将3个种植体植入在再生骨中的唇侧观和殆面观。（o和p）迷你香肠移植物置于再生骨上，其包括70%的ABBM和30%的自体骨。（q）用膜钉固定迷你香肠移植物。（r）植入到再生骨中的种植体的全景X线片。（病例由Istvan Urban医生完成）

在腭侧，翻开组织瓣，包括鼻腭管的神经血管束，以便观察切牙孔。然后修整dPTFE膜，以重建上颌骨缺损。该膜应延伸至鼻腭管和腭侧瓣之间，至少在腭侧的两个点上用膜钉固定。用混合牛骨矿化物的自体骨颗粒填充切牙孔，然后将混合骨移植物在水平和垂直向放置在骨缺损区域。将该膜折叠覆盖骨增量区域，并用额外的膜钉固定。最后使用骨膜释放切口将组织瓣松解，进行无张力初期创口关闭。Urban等[67]对20例接受鼻腭神经部分侧向移位的患者进行了一项研究，没有患者报告有任何疼痛或感觉改变。

表11-1　牙槽嵴增量分阶段GBR

阶段	插图	目标	原因	注意事项
瓣的设计		无张力初期关闭	瓣应被动关闭以减少愈合过程中创口裂开的风险	• 鼓励垂直切口，切口必须位于距离缺损至少两颗牙的位置 • 骨膜下切口是推荐的 • 对于先前GBR失败的复杂病例，可能需要骨膜成形术
去皮质化		血管生成	血液供应将提供细胞、营养和氧气，有利于骨再生过程	• 使用金刚砂钻进行多处皮质打孔 • 在下颌骨前牙等不太容易出血的部位，该操作是至关重要的
骨移植		重建	作为细胞产生新骨的支架	• 推荐异种骨移植物与自体骨至少等比例结合使用 • 同种异体骨移植显示出希望，但对于复杂骨再生不稳定 • 不鼓励在中度至高度复杂病例中使用合成材料 • 最好稍微过度重建，以补偿任何吸收
膜的稳定		分隔与创造空间	嵴上骨缺损需要体积稳定装置	• 对于HBA，建议使用可吸收膜 • 对于VBA，建议使用不可吸收的体积稳定装置 • 使用帐篷钉可以进一步为屏障膜提供支持 • 对于可吸收膜，通过膜钉或缝合实现膜的稳定性是必需的
种植体植入		种植体支持式修复体	这是过程的终点	• 建议在植入前至少有4个月的HBA和8个月的VBA愈合期 • 必须获得初始稳定性 • 如果由于骨未成熟而早植入，无法获得初始稳定性，建议有更长的愈合时间

结论

应用于HBA和VBA的GBR对于缺损牙槽嵴的骨增量是可预测的且有效的。

表11-1详细列出了GBR的各个阶段，以及它们的目标和注意事项。可吸收膜可有效地用于HBA手术。VBA可能需要使用体积稳定的不可吸收膜。对于VBA，由于其生物学和机械性能的结合，自体骨与异种骨和/或矿化同种异体骨整合是首选的移植材料。

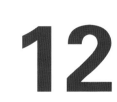

钛网骨移植

MESH GRAFTING

Matteo Chiapasco │ *Alessandro Cucchi* │ *Craig M. Misch*

钛网

钛网最早由Philip Boyne医生于1985年提出，用于萎缩性无牙颌的重建[1]。钛网最初使用的是来自髂骨的松质骨。随着时间的推移，该技术发展为使用颗粒骨替代物来治疗部分缺牙部位[2]。

钛网骨移植不应被描述为引导骨再生（GBR），因为其结构是一个具有开口或大孔隙的网格（图12-1）。GBR的基本原理是使用屏障膜来阻止软组织渗透（上皮和结缔组织细胞），并允许迁移速度较慢的骨细胞重新填充骨缺损区域[3]。

钛网作为保护性框架来保持空间并促进骨填充，但它不会屏蔽细胞。钛网是多孔的，允许营养物质、生长因子、细胞和血管的生长。一些人认为，这些孔隙可利用骨膜来促进骨形成。虽然一些动物研究表明骨的生长可以从骨膜中发生，但在成人中，将骨膜从骨翻开后并没有发生骨再生，似乎在骨再生中没有起到重要作用[4-6]。在一项对含有牛骨矿化物和自体移植物混合物的评估中，Mordenfeld等[7]发现，与接近骨面部分的移植物相比，接近骨膜的移植物部分有明显更多的软组织和更少的新骨形成。

图12-1 GBR使用细胞屏障膜以防止结缔组织向内生长，引导新骨生长。钛网骨移植使用坚硬多孔支架来支撑软组织瓣，保持空间，并在愈合期间保护骨移植物。

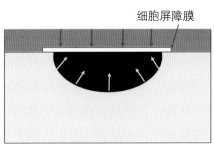

引导骨再生

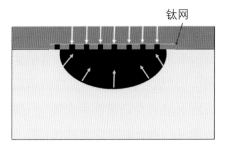

保护骨再生

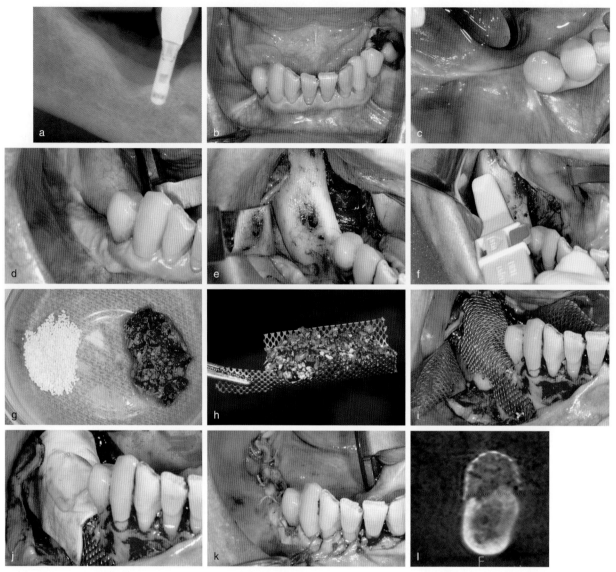

图12-2 （a）柱状种植体失败导致U形下颌右侧骨缺损的根尖X线片。（b）下颌右侧牙槽嵴缺损。注意前磨牙远中黏膜的牵拉。（c）牙槽嵴缺损的殆面观。（d）游离龈移植为钛网骨移植做准备。（e）翻开黏骨膜瓣暴露牙槽嵴缺损区。（f）用骨刨从下颌升支和体部获取颗粒状自体骨。（g）收集的自体骨被储存在贫血小板血浆中，以50∶50的比例与牛骨矿化物混合。（h）将富血小板纤维蛋白（PRF）添加到移植物混合物中，以制作填充钛网的黏性骨。（i）钛网通过骨钉固定在下颌骨上。（j）将浸泡PRF液体的胶原膜和PRF膜覆盖在钛网之上。（k）使用水平褥式缝合初期创口关闭组织瓣。注意创缘外翻。（l）钛网骨移植的术后CT图像。➡

　　因此，人们提出了"保护性骨再生"这一术语，以更好地描述钛网骨移植的原理（图12-1）。

　　钛网具有良好的机械性能，其强度和刚度可在愈合期间保持移植物所需的空间。抗压性对于3D骨缺损和垂直骨缺损增量尤为重要。钛网也非常适合重建马鞍状或U形骨缺损。这种牙槽嵴形态通常见于萎缩性下颌骨或失败种植病例中（图12-2和图12-3）。用骨钉对钛网进行刚性固定是必要的，以防止移植物微动和钛网反弹。钛网具有柔韧性，允许外科医生对其进行修整和塑形，以适应牙槽嵴（图12-2h和图12-2i）。

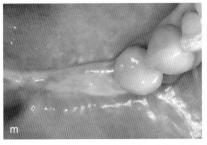
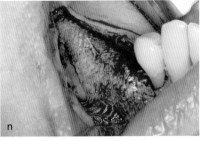
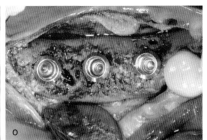
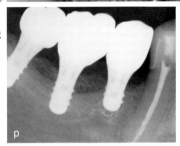

图12-2（续） （m）愈合6个月后的术前视图。（n）暴露钛网上的假骨膜。（o）3个软组织水平种植体植入到愈合的移植物中。（p）种植体的根尖X线片，单冠修复。

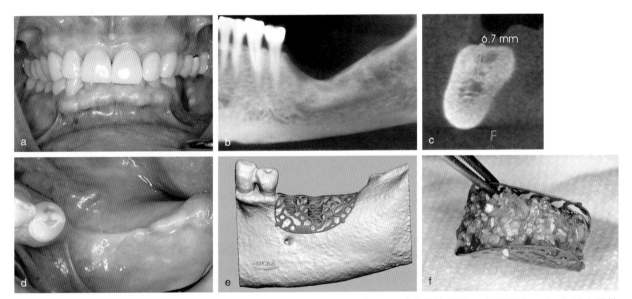

图12-3 （a）种植失败导致左下颌后牙区垂直骨缺损。（b）左下颌后牙垂直骨缺损的CT扫描图像。（c）垂直骨缺损最低点的CT横截面图像。（d）垂直骨缺损的𬌗面观。（e）个性化钛网的计算机辅助设计。（f）个性化钛网填充70%自体骨和30%牛骨矿化物，并添加PRF以制作黏性骨。➡

　　然而，这个过程需要额外的手术时间，而且技术敏感。另一种选择是术前在立体光刻模型上塑形和预制钛网或使用个性化钛网（图12-3e～图12-3g）。钛网的主要挑战之一是由于软组织内生长而难以去除。因此，与更直接的水平骨增量相比，钛网更适用于3D和垂直骨增量[8]。另一个潜在的并发症是愈合过程中的钛网暴露。早期钛网暴露（在最初两周内）更令人担忧，因为移植物容易感染和失败。晚期钛网暴露的耐受性更好，不一定会影响结果，但已发现骨形成较少[9-10]。虽然钛网骨移植可以与种植体植入和小范围骨增量同时使用，但通常更推荐分阶段方法（图12-4）[11]。

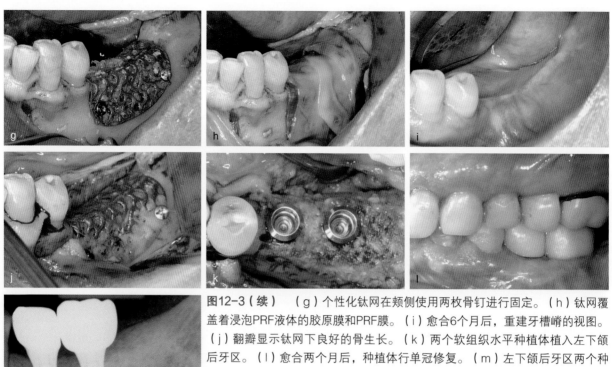

图12-3（续） （g）个性化钛网在颊侧使用两枚骨钉进行固定。（h）钛网覆盖着浸泡PRF液体的胶原膜和PRF膜。（i）愈合6个月后，重建牙槽嵴的视图。（j）翻瓣显示钛网下良好的骨生长。（k）两个软组织水平种植体植入左下颌后牙区。（l）愈合两个月后，种植体行单冠修复。（m）左下颌后牙区两个种植体的根尖X线片。

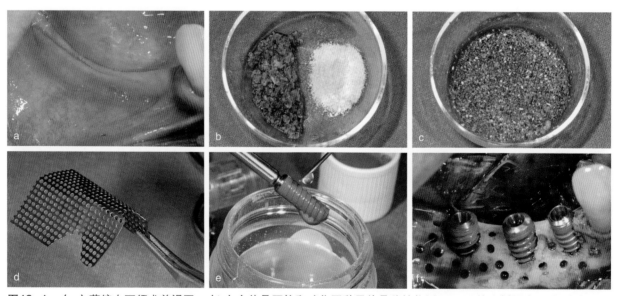

图12-4 （a）萎缩右下颌术前视图。（b）自体骨颗粒和矿化同种异体骨移植物以50：50的比例混合。（c）与PRF混合的移植物。（d）切割和成形的钛网。（e）在种植体表面涂PRF液体。（f）3个种植体部分植入到萎缩牙槽嵴内，并进行皮质骨打孔。➡

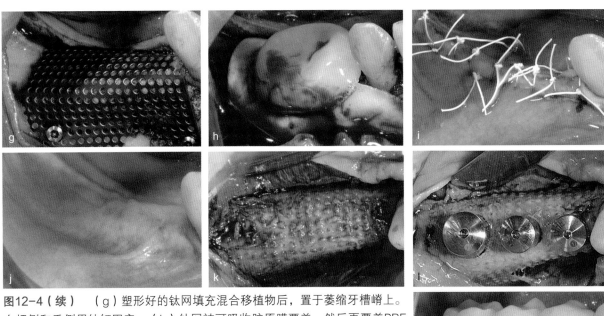

图12-4（续） （g）塑形好的钛网填充混合移植物后，置于萎缩牙槽嵴上。在颊侧和舌侧用钛钉固定。（h）钛网被可吸收胶原膜覆盖，然后再覆盖PRF膜。（i）唇侧和舌侧瓣被释放并推进覆盖在移植物上，使用PTFE缝线进行无张力初期关闭。（j）术后9个月后的下颌骨视图。（k）取出钛网显示厚的假骨膜。（l）置入愈合基台。（m）种植体用联冠进行修复。（手术由Alessandro Cucchi医生完成；修复体由Paolo Andriolo医生制作）

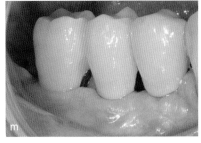

钛网的厚度和孔径可根据需要进行调整。钛网应足够薄以便于操作，但又需要一定厚度以抵抗压力。对于较小的牙槽缺损修复，0.1mm厚度即可。然而，对于大跨度缺损（超过3颗牙），需要0.2mm或更大的钛网以提供刚性支撑。钛网的孔径可影响移植区的伤口愈合。然而，动物研究对最佳孔径提供了相互矛盾的证据，临床研究表明各种设计均可获得良好的结果。Gutta等[13]在犬模型中使用自体骨移植物评估了微孔（0.6mm）和大孔（1.2mm）钛网。大孔钛网显著促进了更多的新骨生长，并更有效地防止了软组织内生长。一项关于大鼠颅骨缺损的研究也发现，使用大孔钛网时，骨体积更大[12]。相反，两项犬研究发现，使用微孔钛网的再生组织和骨体积显著大于使用常规钛网[14-15]。理想的钛网设计尚不确定，刚性钛网对移植物的空间支撑可能比选择性组织隔离更重要。

再次进入手术取出钛网时，钛网下通常有一层1～3mm的结缔组织覆盖在新形成的骨上。该组织被称为假骨膜。这种致密结缔组织层细胞密度低，无矿化。组织学研究发现假骨膜中无炎症反应或浸润[16]。Cucchi等[17]评估了40例需要垂直骨增量以便在后牙区植入种植体的患者，用钛加强dPTFE膜或交联胶原膜覆盖的钛网进行重建。尽管两组在再生骨体积方面同样成功，但钛网组的骨密度较低，假骨膜较厚（图12-5～图12-12）。

这种软组织层的形成可能与钛网的多孔结

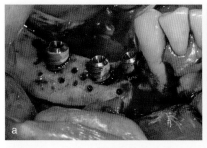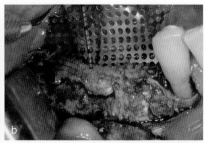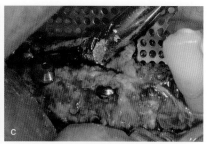

图12-5　（a）3个种植体部分植入下颌骨后牙区，准备用钛网行垂直骨增量。（b）经过9个月的愈合期，取出钛网。假骨膜厚，骨质量通过探针阻力进行测量。（c）假骨膜翻开后显示种植体周围的骨增量良好。（经Cucchi等[17]许可转载）

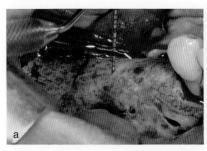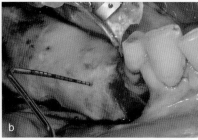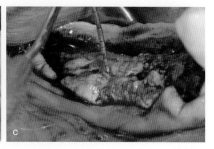

图12-6　（a）Ⅰ型，无假骨膜，或软组织层厚度小于1mm。（b）Ⅱ型，软组织层规整，厚度（1~2mm）。（c）Ⅲ型，软组织层不规整和/或组织厚度大于2mm。（经Cucchi等[17]许可转载）

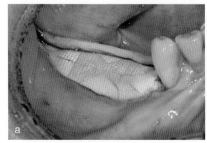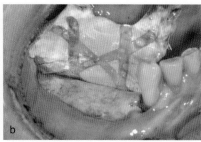

图12-7　（a）经过9个月的愈合期后，钛加强dPTFE膜被暴露以便去除。（b）去除dPTFE膜后显示出Ⅰ型假骨膜。（经Cucchi等[17]许可转载）

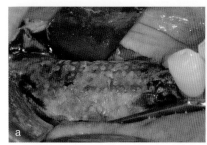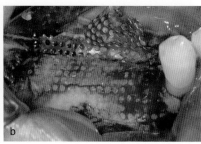

图12-8　（a）经过9个月的愈合期后，钛网取出。（b）取出钛网后可见Ⅰ型假骨膜。（经Cucchi等[17]许可转载）

构有关，这种结构不具有细胞外隔性，允许结缔组织内生长。在钛网暴露的情况下，假骨膜可能提供一些对骨移植物的保护。然而，它需要2~6周才能形成[9]。虽然一些临床医生建议去除假骨膜，但保留其完整性可能也有好处，因为它可能为种植体周围新形成的骨和更大的软组织厚度提供保护。钛网的表面改性已被研究作为一种提高生物学反应和改善骨形成的方法。研究发现，钙磷酸盐和羟基磷灰石涂层对此具有积极影响[18-19]。

图12-9　Ⅱ型假骨膜的组织学图像［苏木精-伊红（HE）染色；数字扫描］。（a）取回组织的总体情况（原始放大倍率×0.8,3mm标尺）。（b和c）组织不同部位的高倍放大（原始放大倍率×8,3mm标尺）。*,血管和毛细血管；TC,结缔组织；箭头,骨碎片。（经Cucchi等[17]许可转载）

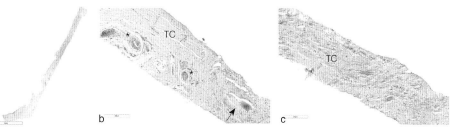

图12-10　Ⅲ型假骨膜的组织学图像（HE染色；数字扫描）。（a）标本组织的总体情况（原始放大倍率×1.4;2mm标尺）。（b和c）结缔组织的高倍放大,可见填充手术部位的骨移植物（b,原始放大倍率×4,500mm标尺；c,原始放大倍率×10,200mm标尺）。TC,结缔组织；箭头,骨移植物。（经Cucchi等[17]许可转载）

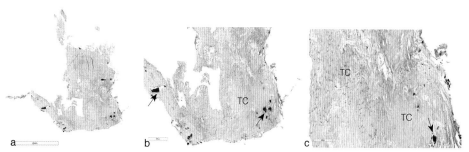

图12-11　Ⅲ型假骨膜的组织学图像（HE染色；数字扫描）。（a）标本组织的总体情况（原始放大倍率×2.6,800mm标尺）。（b和c）结缔组织的高倍放大,可见活检样本内部存在骨移植物和脂肪组织浸润（b,原始放大倍率×8,300mm标尺；c,原始放大倍率×10,200mm标尺）。*,脂肪组织；TC,结缔组织；箭头,骨移植物碎片。（经Cucchi等[17]许可转载）

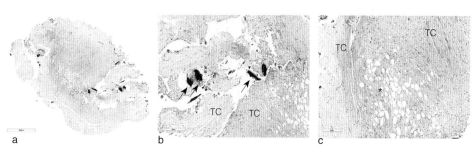

图12-12　（a）下颌后牙垂直骨增量后获取的骨活检标本的组织学分析,可见低密度骨（非矿化组织比率高,矿化组织比率低）和厚的Ⅲ型假骨膜。（b）Ⅲ型假骨膜。它是由结缔组织组成的非矿化组织,含有高浓度的炎性细胞和成纤维细胞。它还包含一些移植物颗粒。（由Maria Sartori医生和IRCCS Istituto Ortopedico Rizzoli, Department of Surgical Science and Technologies, Bologna, Italy 提供）

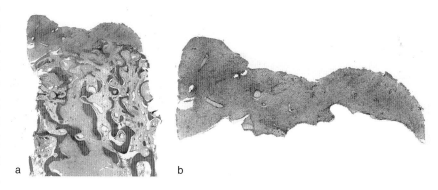

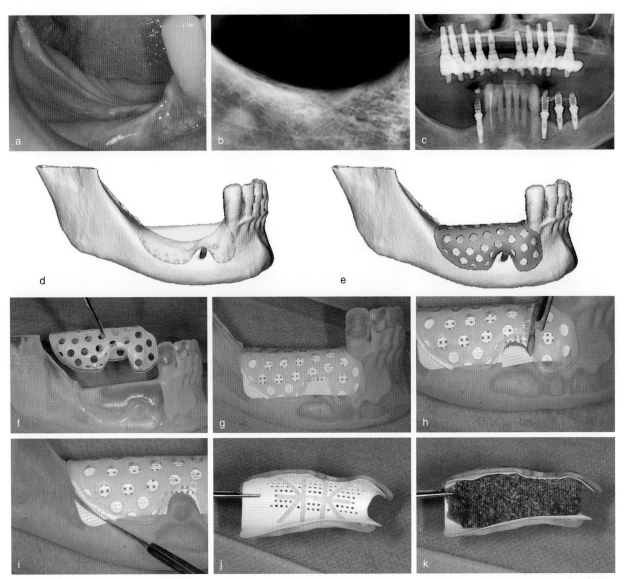

图12-13 钛加强dPTFE膜治疗病例。（a）萎缩的右后下颌骨的术前视图。（b和c）术前根尖X线片和全景X线片显示右后下颌骨骨高度不足，无法植入种植体。（d）下颌骨的CT扫描和计划骨增量的3D图像。（e）虚拟设计的钛网，以获得计划的骨增量。（f）使用CBCT扫描数据，打印下颌骨的3D模型和钛网复制品，用于个性化修剪钛加强dPTFE膜。（g）使用3D模型和钛网复制品，选择适当大小的钛加强dPTFE膜进行修剪。（h和i）根据复制品使用手术刀修剪钛加强dPTFE膜。（j）在复制品内的钛加强dPTFE膜。（k）膜填充颗粒状自体骨和牛骨矿化物以50∶50比例混合的混合物。➡

　　预制钛网的一个潜在问题是生物老化，因为碳氢化合物分子在表面积累，随着时间的推移，骨引导性降低。这降低了表面的亲水性，减少了蛋白质吸收、细胞黏附和增殖[20]。使用紫外线或光能化，可以从钛表面去除碳氢化合物，并提高生物活性。动物研究发现，光能化钛网在没有自

体骨支持的情况下有效地增强了垂直骨增量。虽然钛具有许多生物相容性和物理特性，使其成为制造钛网的理想材料，但也评估了其他生物材料，包括聚醚醚酮（PEEK）、聚（d,l-乳酸）（PDLLA）、镁、氧化锆和dPTFE[22-26]（图12-13）。

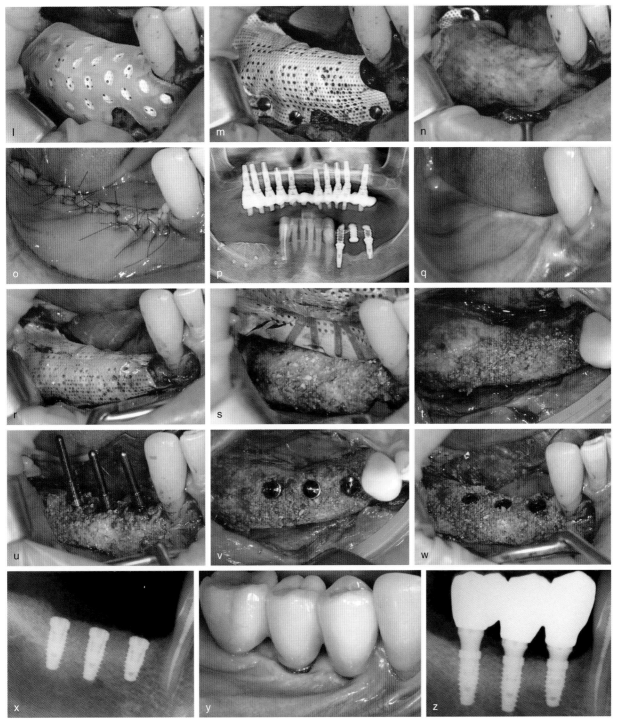

图12-13（续）　（l）利用打印的钛网复制品将填充有骨移植混合物的膜置于萎缩牙槽嵴上。（m）用骨钉将膜固定在下颌骨上。（n）钛加强dPTFE膜被胶原膜覆盖。（o）唇侧和舌侧瓣被释放并推进到骨移植部位，用缝线进行无张力初期关闭。（p）骨增量手术后的全景X线片。（q）右侧下颌后部，在手术前暴露移植物。（r）翻开黏骨膜瓣，以暴露和移除带孔的PTFE膜。（s）移除带孔PTFE膜，可见愈合的骨移植物。（t）愈合的骨移植物的殆面观。（u）放置方向指示器，以显示种植体方向平行。（v和w）植入愈合的骨移植物中的3个种植体的殆面观和侧面视图。（x）植入到愈合移植物中的3个种植体的术后根尖X线片。（y）在骨整合完成和二期手术暴露后，进行种植联冠修复。（z）最终种植体支撑修复体的根尖X线片。（手术由Alessandro Cucchi医生完成；修复由Alfredo Natali医生完成）

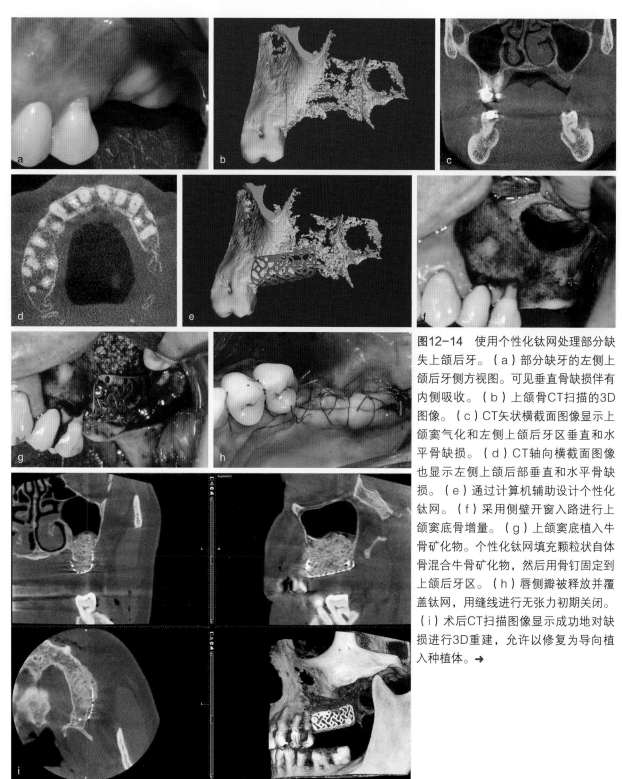

图12-14 使用个性化钛网处理部分缺失上颌后牙。（a）部分缺牙的左侧上颌后牙侧方视图。可见垂直骨缺损伴有内侧吸收。（b）上颌骨CT扫描的3D图像。（c）CT矢状横截面图像显示上颌窦气化和左侧上颌后牙区垂直和水平骨缺损。（d）CT轴向横截面图像也显示左侧上颌后部垂直和水平骨缺损。（e）通过计算机辅助设计个性化钛网。（f）采用侧壁开窗入路进行上颌窦底骨增量。（g）上颌窦底植入牛骨矿化物。个性化钛网填充颗粒状自体骨混合牛骨矿化物，然后用骨钉固定到上颌后牙区。（h）唇侧瓣被释放并覆盖钛网，用缝线进行无张力初期关闭。（i）术后CT扫描图像显示成功地对缺损进行3D重建，允许以修复为导向植入种植体。→

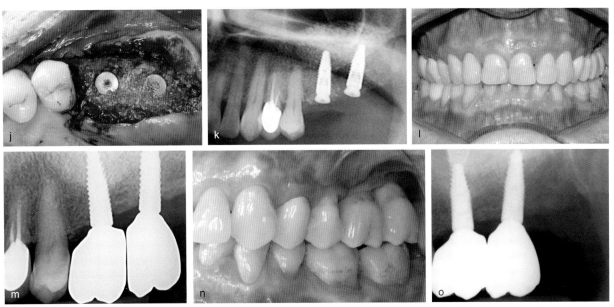

图12-14（续） （j）将两个4.1mm×13mm种植体植入到重建的左侧上颌牙槽嵴的殆面观。（k）种植手术后拍摄全景X线片。（l）骨整合完成后，行种植修复。（m）已修复种植体的根尖X线片。（n）两年随访时种植修复体的临床视图。（o）两年随访时种植体的根尖X线片。注意边缘骨水平的稳定性。（手术由Matteo Chiapasco医生完成）

个性化钛网

与传统的徒手切割和塑形方法相比，个性化钛网的使用有几个优点。它减少了手术时间，并可制作形状稳定的钛网，具有更好的贴合性，边缘整洁，没有锋利的边缘[27-28]。这些根据患者订制的个性化钛网在处理跨度更大、更复杂的骨缺损时更有益处（图12-14～图12-18）。

个性化钛网制作的工作流程始于获取患者上颌骨和/或下颌骨的CBCT扫描。将获取的DICOM文件上传到制造商的平台上，数字化技术人员通过分割创建上下颌的3D虚拟模型。再将该数据保存为立体光刻（STL）文件[29]。

然后使用种植规划软件虚拟设计以修复为导向的种植体位置。使用计算机辅助设计（CAD）

软件，可以数字化重建种植所需的理想牙槽嵴尺寸，设计1.0～1.5mm的轻度过增量，以补偿假骨膜的厚度以及计划获得的骨体积和实际骨再生量之间的尺寸差异[30]。钛网是使用CAD软件和快速成型技术在虚拟增量的牙槽嵴上设计的。创建虚拟钛网，选择框架结构、厚度、网格形状和超过骨缺损的边缘。钛网设计为穿孔纹理（网设计），厚度为0.3～0.6mm，标准开孔大小为0.8～2mm，这对其强度和灵活性有影响[31]。钛钉固定的位置也纳入设计。由于个性化钛网的适合性使其更稳定，因此有可能最大限度地减少边缘延伸并使用更少的固定钛钉的数量[28]。种植体位置也可以在钛网中设计为圆形开口。该设计与临床医生共享，并使用STL文件和DICOM文件的叠加进行分析，以评估钛网的3D延伸性和准确性。

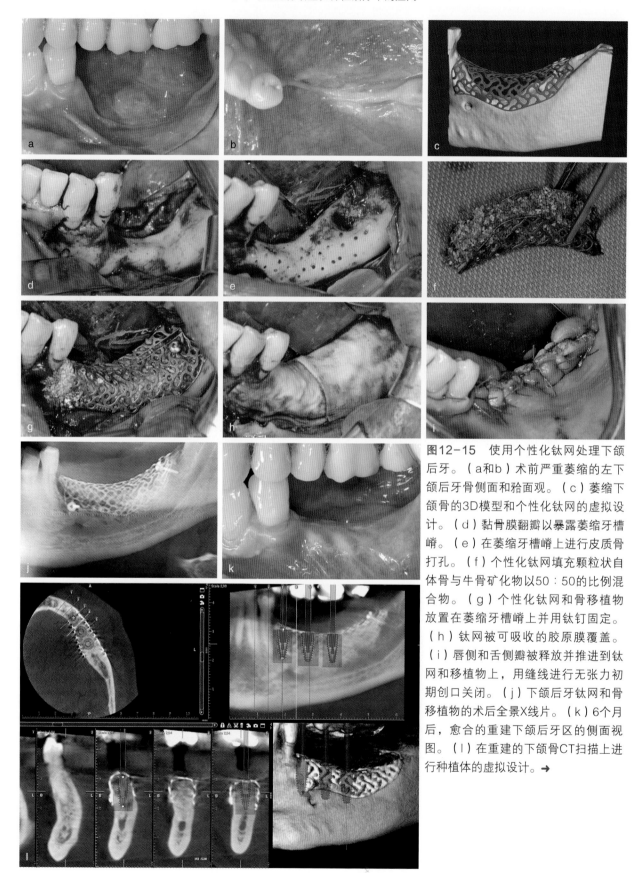

图12-15 使用个性化钛网处理下颌后牙。（a和b）术前严重萎缩的左下颌后牙骨侧面和𬌗面观。（c）萎缩下颌骨的3D模型和个性化钛网的虚拟设计。（d）黏骨膜翻瓣以暴露萎缩牙槽嵴。（e）在萎缩牙槽嵴上进行皮质骨打孔。（f）个性化钛网填充颗粒状自体骨与牛骨矿化物以50∶50的比例混合物。（g）个性化钛网和骨移植物放置在萎缩牙槽嵴上并用钛钉固定。（h）钛网被可吸收的胶原膜覆盖。（i）唇侧和舌侧瓣被释放并推进到钛网和移植物上，用缝线进行无张力初期创口关闭。（j）下颌后牙钛网和骨移植物的术后全景X线片。（k）6个月后，愈合的重建下颌后牙区的侧面视图。（l）在重建的下颌骨CT扫描上进行种植体的虚拟设计。➡

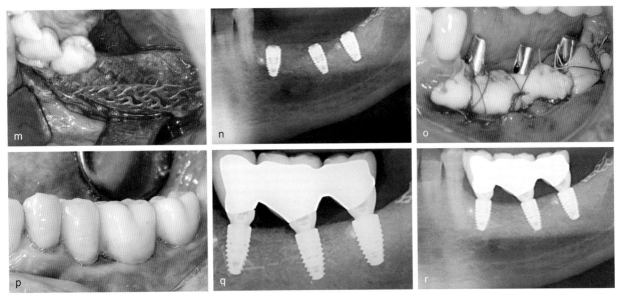

图12-15（续） （m）将钛网切割成片段以便拆除。（n）术后在愈合的骨移植物中植入3个种植体并行潜入式愈合，术后拍摄全景X线片。（o）在骨整合后，暴露种植体，并进行游离龈移植。（p）种植修复体和愈合的牙龈移植物的侧方视图。（q）已修复种植体的根尖X线片。（r）3年随访时种植体的全景X线片。注意种植体周围边缘骨的稳定性。（手术由Matteo Chiapasco医生完成）

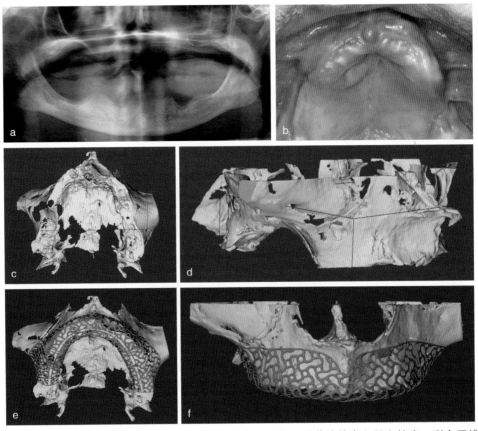

图12-16 使用个性化钛网治疗上颌无牙颌。（a和b）上颌无牙颌严重萎缩伴有上颌窦扩张，剩余牙槽嵴为3D骨吸收，剩余骨量不足以植入种植体。（c和d）CT扫描显示右侧牙槽嵴严重萎缩伴有垂直向牙槽嵴吸收。（e和f）计划使用个性化钛网进行保护性骨再生，创造足够的骨体积，以便以修复为导向植入种植体。➔

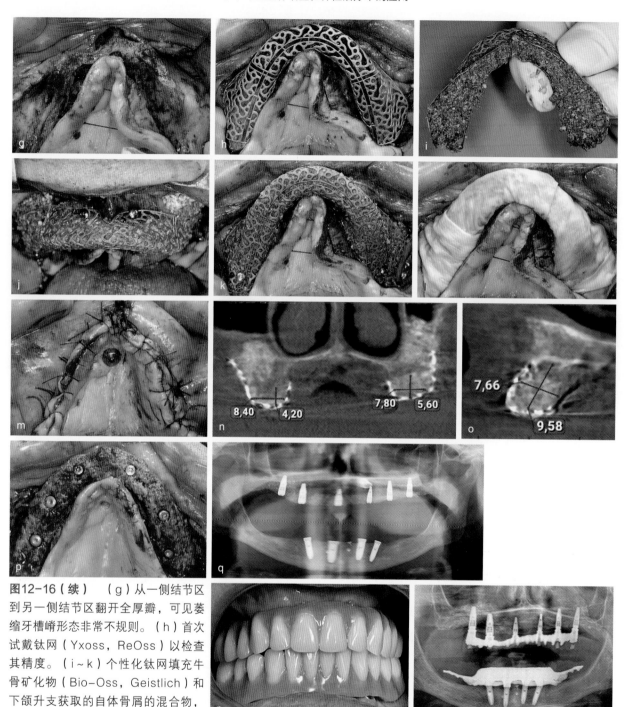

图12-16（续） （g）从一侧结节区到另一侧结节区翻开全厚瓣，可见萎缩牙槽嵴形态非常不规则。（h）首次试戴钛网（Yxoss，ReOss）以检查其精度。（i~k）个性化钛网填充牛骨矿化物（Bio-Oss，Geistlich）和下颌升支获取的自体骨屑的混合物，然后用4枚微螺钉固定。同时完成双侧上颌窦底提升。（l和m）钛网上方覆盖可吸收的胶原膜，在充分减张后，获得组织瓣严密关闭。在腭中线上植入1个4.8mm×4mm的种植体，作为愈合阶段对临时修复体的支撑。（n和o）骨再生术后6个月的CT扫描显示上颌骨牙槽嵴的骨量增加。（p和q）遵循与第一次手术相同的切口线，翻开组织瓣，钛网被移除，并使用外科导板植入6个种植体。（r和s）最终修复体戴入两年后的临床图像与X线片。（手术由Matteo Chiapasco医生完成）

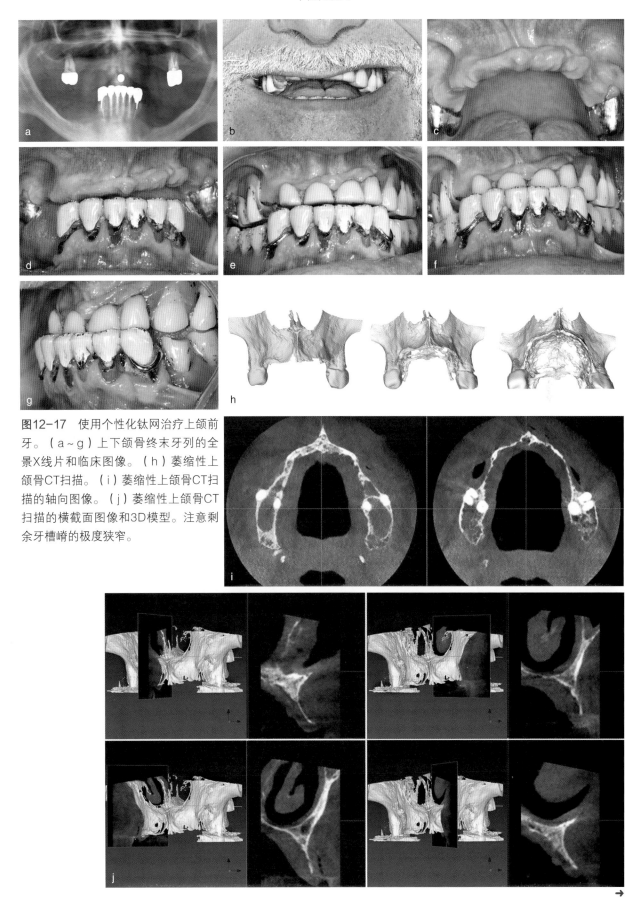

图12-17 使用个性化钛网治疗上颌前牙。（a~g）上下颌骨终末牙列的全景X线片和临床图像。（h）萎缩性上颌骨CT扫描。（i）萎缩性上颌骨CT扫描的轴向图像。（j）萎缩性上颌骨CT扫描的横截面图像和3D模型。注意剩余牙槽嵴的极度狭窄。

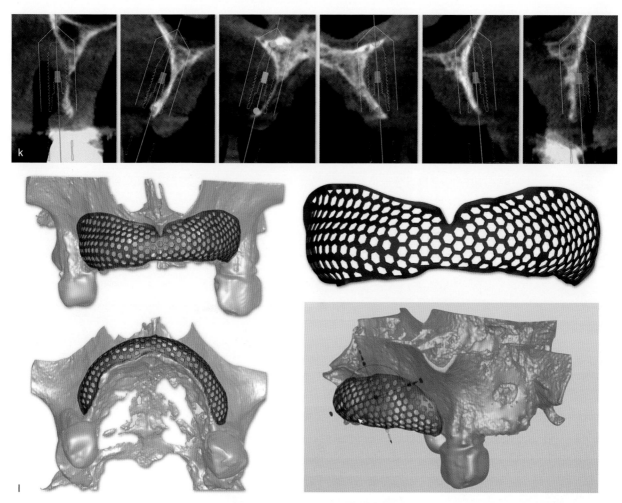

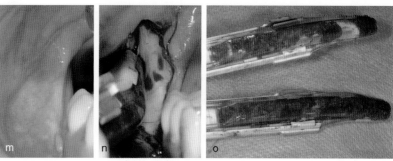

图12-17（续） （k）种植体的虚拟设计，可见在萎缩上颌骨中，可用于种植的骨量明显不足。（l）个性化钛网的虚拟设计。（m~o）用骨刨从下颌升支和体部获取颗粒状自体骨。

图12-17（续） （p~t）上颌个性化钛网、自体移植颗粒以及自体骨与牛骨矿化物的混合物。（u和v）个性化钛网填充骨移植混合物，放置在萎缩上颌骨上，并用钛钉固定。（w和x）钛网被可吸收的胶原膜覆盖。（y和z）唇侧瓣被释放并推进到钛网移植物上，用缝线进行无张力初期关闭。（aa）钛网骨移植后，上颌骨重建术后的全景X线片。（bb和cc）CT扫描的横截面图像可见愈合的钛网移植物。

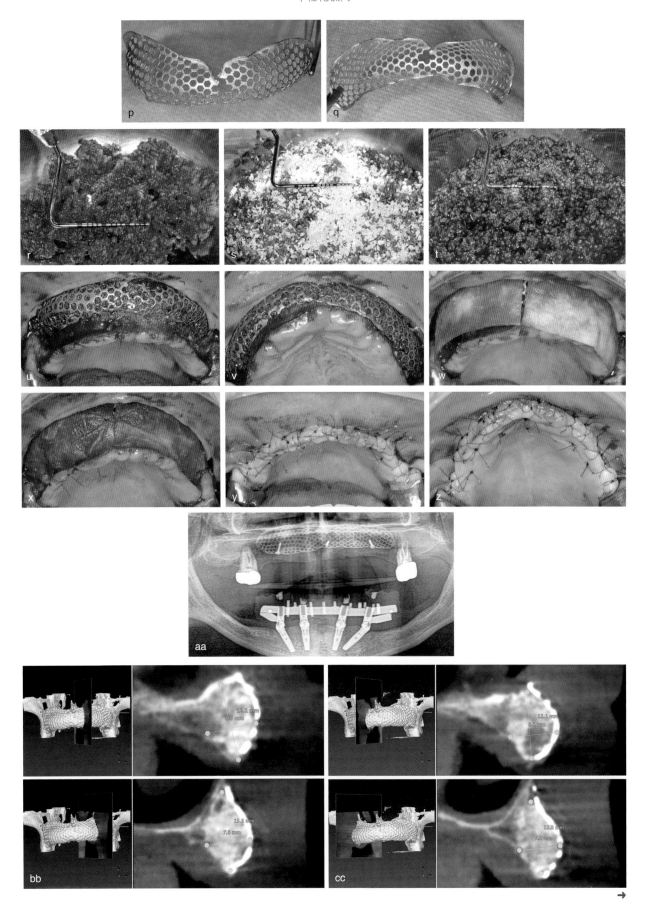

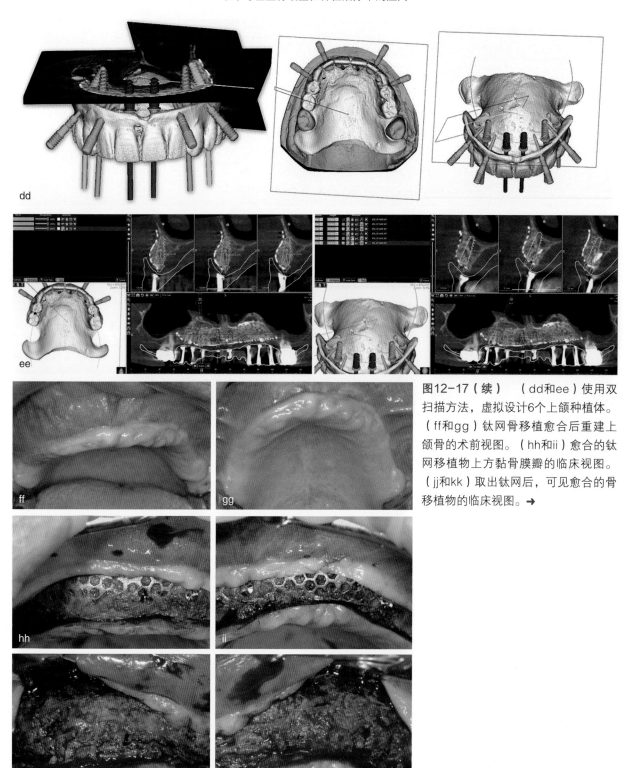

图12-17（续）（dd和ee）使用双扫描方法，虚拟设计6个上颌种植体。（ff和gg）钛网骨移植愈合后重建上颌骨的术前视图。（hh和ii）愈合的钛网移植物上方黏骨膜瓣的临床视图。（jj和kk）取出钛网后，可见愈合的骨移植物的临床视图。➡

图12-17（续） （ll）用固位钉将计算机生成的手术导板固定在上颌骨上。（mm）以全程引导的方式植入6个上颌种植体。（nn）基台放置在种植体上，用缝线缝合。（oo）重建上颌骨中6个种植体的术后全景X线片。（pp）6个种植体支持固定修复体的全景X线片。（qq）6个种植体支持固定修复体的根尖X线片。（rr～tt）最终的上颌和下颌种植体支持的固定修复体。（uu）两年随访时6个上颌种植体的全景X线片。（手术由Alessandro Cucchi医生完成；修复体由Gianluca Migliorini医生制作）

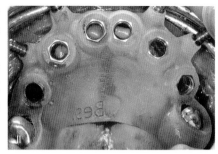

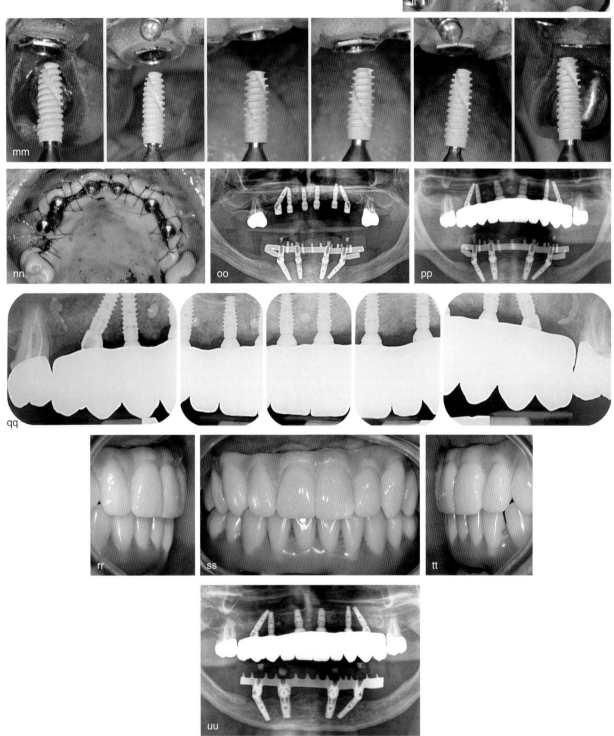

163

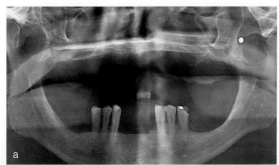

图12-18　使用个性化钛网治疗无牙颌。（a）术前全景X线片可见上颌骨严重萎缩，下颌剩余牙齿均为晚期牙周炎。（b和c）萎缩性上颌无牙颌的横截面图像和3D模型。（d和e）用于上颌骨重建的个性化钛网的虚拟设计。
→

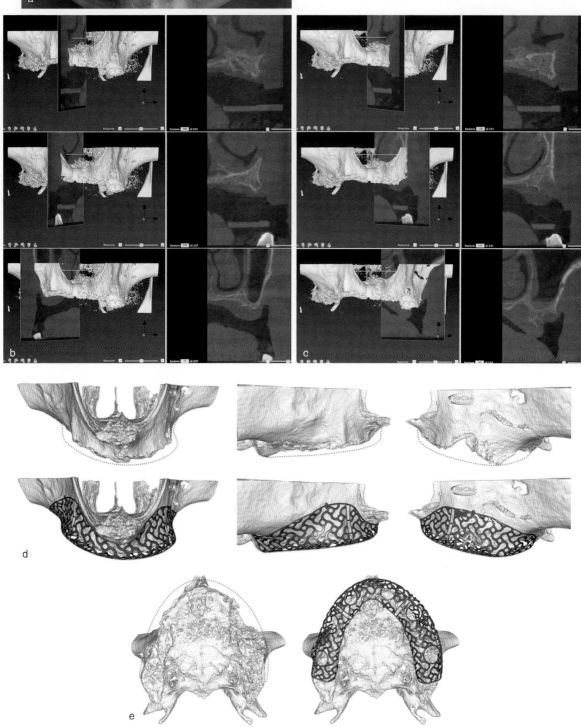

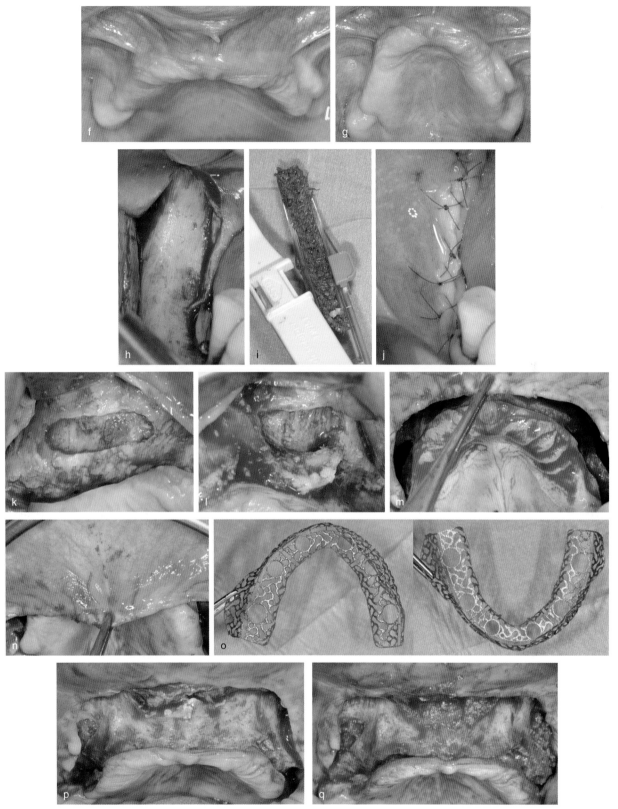

图12-18（续）　（f和g）萎缩性上颌无牙颌的术前视图。（h~j）下颌后牙供区、骨刨和供区的关闭。（k和l）为上颌窦移植准备双侧骨窗。（m和n）进行唇侧瓣的释放，并测试组织瓣推进覆盖移植物的能力。（o）个性化钛网。（p）翻开黏骨膜瓣，暴露萎缩上颌无牙颌。（q）使用牛骨矿化物进行双侧上颌窦底和鼻底移植。➜

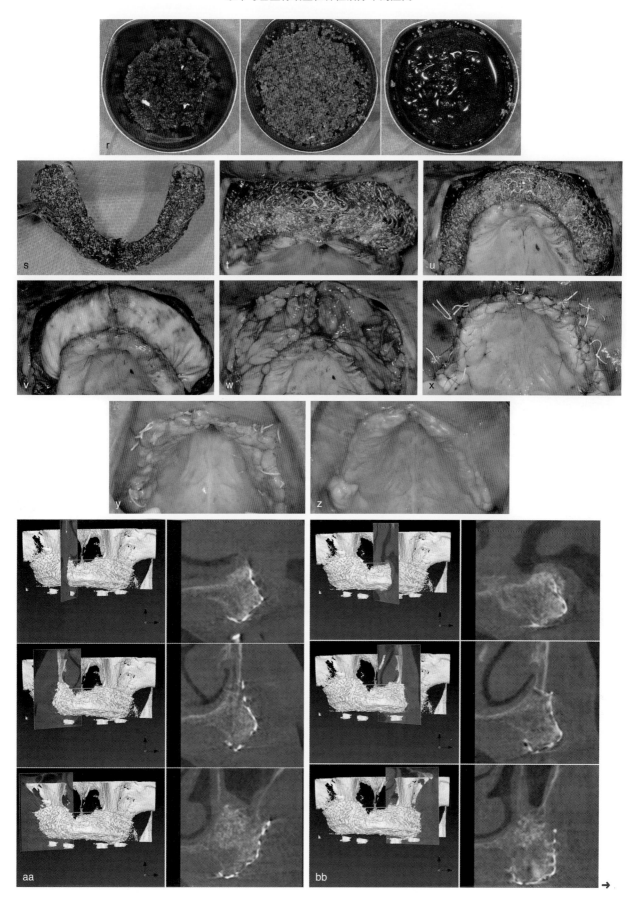

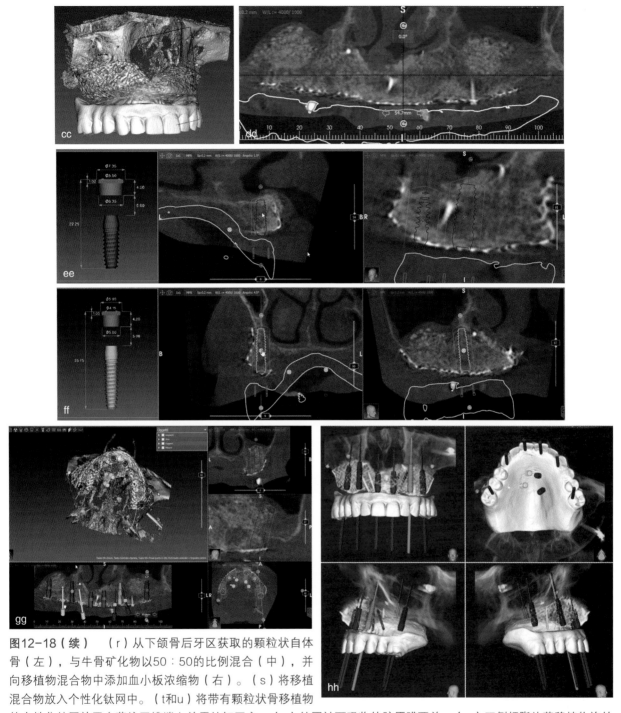

图12-18（续） （r）从下颌骨后牙区获取的颗粒状自体骨（左），与牛骨矿化物以50：50的比例混合（中），并向移植物混合物中添加血小板浓缩物（右）。（s）将移植混合物放入个性化钛网中。（t和u）将带有颗粒状骨移植物的个性化钛网放置在萎缩牙槽嵴上并用钛钉固定。（v）钛网被可吸收的胶原膜覆盖。（w）双侧颊脂垫蒂移植物旋转置于钛网移植物上。（x）唇侧瓣被释放并推进到钛网移植物上，用缝线进行无张力初期关闭。（y）两周随访，拆除缝线显示无伤口裂开。（z）愈合9个月后的上颌骨重建效果。（aa和bb）愈合的钛网移植物的CT横截面和3D图像。（cc～hh）双扫描用于在重建的上颌骨中进行以修复为导向的虚拟种植设计。➡️

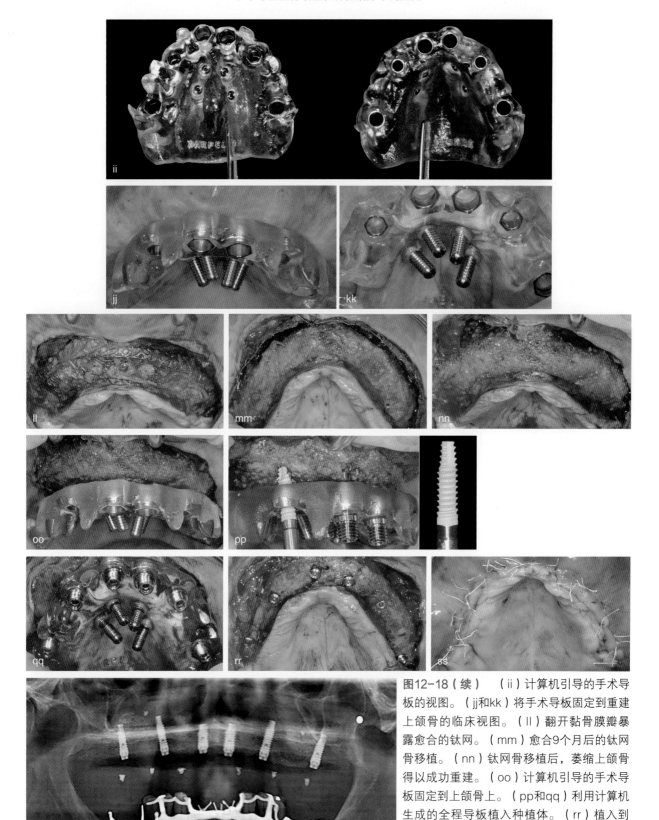

图12-18（续）（ii）计算机引导的手术导板的视图。（jj和kk）将手术导板固定到重建上颌骨的临床视图。（ll）翻开黏骨膜瓣暴露愈合的钛网。（mm）愈合9个月后的钛网骨移植。（nn）钛网骨移植后，萎缩上颌骨得以成功重建。（oo）计算机引导的手术导板固定到上颌骨上。（pp和qq）利用计算机生成的全程导板植入种植体。（rr）植入到愈合的骨移植物中的6个种植体的骀面观。（ss）种植体潜入式愈合。（tt）上颌种植手术后的全景X线片。➡

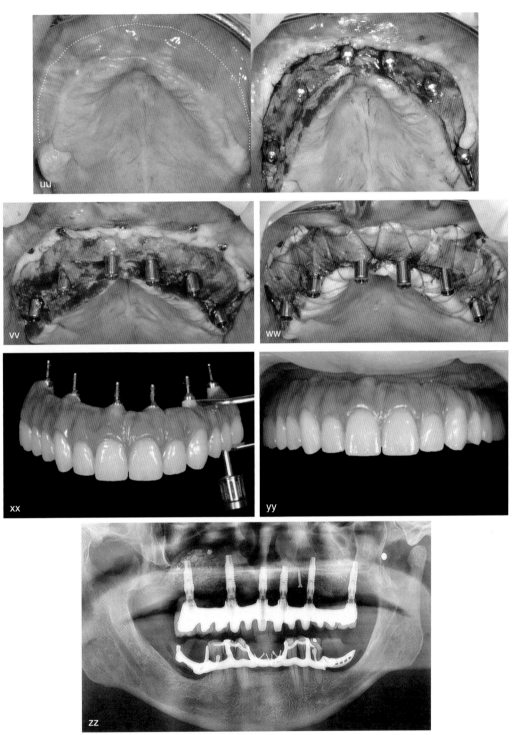

图12-18（续） （uu）比较术前计划的骨增量与种植体二期暴露后的最终结果。（vv）种植体骨整合后，使用钛钉将唇侧瓣根向复位。（ww）放置胶原基质（Mucograft，Geistlich）。（xx）上颌种植体支撑的固定修复体的技工室视图。（yy）上颌修复体的戴入。（zz）上颌修复体戴入后的全景X线片。（手术由Alessandro Cucchi医生进行；修复体由Andrea Gerardi医生制作）

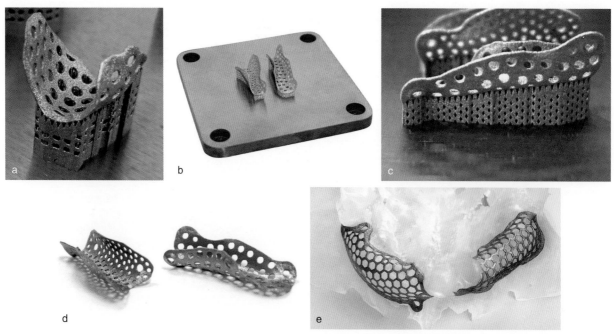

图12-19 个性化3D打印CAD/CAM钛网（BTK Dental）（a～c）激光烧结程序后。（d和e）电化学抛光程序后。

钛网设计被最终批准后，使用计算机辅助制造（CAM）通过直接金属激光烧结（DMLS）技术制作。DMLS是一种增材制造技术，能够根据专用软件的3D设计来制造复杂的金属部件。使用高能聚焦激光束，薄层金属粉末的局部区域被直接熔化，根据3D虚拟切片模型创建3D钛网结构。可以通过连接非常薄的钛片（0.02～0.06mm），获得复杂的几何形状和个性化设计[32]。在不同的直接金属成形技术中，选择性激光烧结在生物材料领域，特别是在牙科种植领域提供更大的潜在优势，因为其能够利用金属粉末直接构建3D金属组件[33]（图12-19）。

在个性化钛网制造后，进行表面抛光。一些常用的处理技术包括喷砂、酸蚀、机械抛光和电化学抛光。不同的处理方法可以单独或联合应用，以获得不同的粗糙度水平，Ra（平均粗糙度）值范围为0.6～6.5mm，Rq（均方根偏差）值范围为0.7～8.5mm[34]（图12-20）。重要的是

控制钛网的特性，以优化其生物反应。表面形貌和粗糙度可以发挥重要作用，在确定细胞反应，影响黏附、吸附和分化，以及选择性蛋白吸附、胶原合成、骨基质沉积与局部生长因子释放等方面[35-37]。最后，将成品钛网在自动超声波清洗机中进行去污处理，在受控的洁净室内环境中进行包装，并送去灭菌以供临床应用。

虽然个性化钛网的成本高于市售钛网，但减少手术时间、更好的钛网稳定性以及减少暴露风险等优点使额外费用变得合理[27-38]。Chiapasco等[39]使用个性化钛网治疗41例患者和53个萎缩的牙槽嵴位点。钛网填充了自体骨屑和牛骨矿化物。平均7个月（范围：5～12个月）后，取出钛网，并植入106个种植体。钛网暴露率为21%，但只有3个暴露导致部分移植物丢失。重建后的平均垂直和水平骨增量分别为（4.78±1.88）mm（范围：1.00～8.90mm）和（6.35±2.10）mm（范围：2.14～11.48mm）。

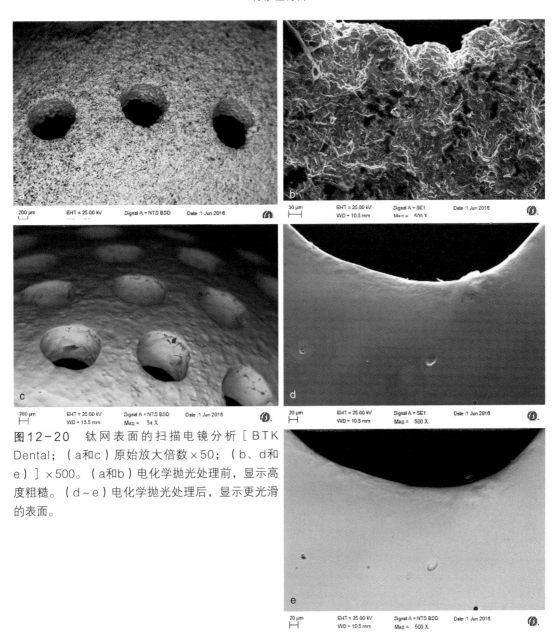

图12-20 钛网表面的扫描电镜分析[BTK Dental；（a和c）原始放大倍数×50；（b、d和e）]×500。（a和b）电化学抛光处理前，显示高度粗糙。（d~e）电化学抛光处理后，显示更光滑的表面。

在种植体植入时，初始骨增量平均变化在垂直方向为（−0.39 ± 0.64）mm［范围：（−3.1 ± 0.80）mm］和水平方向为（−0.49 ± 0.83）mm［范围：（−3.7 ± 0.4）mm］。种植体负载后的平均随访时间为（10.6 ± 6.5）个月（范围：2~26个月）。种植体的存活率为100%。

骨移植材料

传统上钛网使用来自髂嵴的松质骨。对于涉及大跨度的3D骨增量，来自口外供区的自体颗粒骨仍然是首选。

髂前嵴可以为大多数大范围骨缺损提供足够的骨。然而，从胫骨近端获取骨可能比髂嵴更

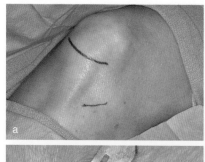
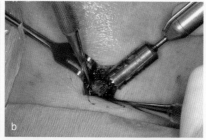
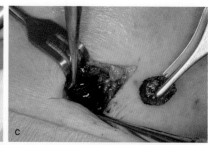
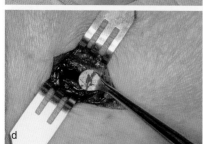
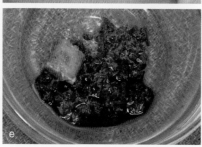

图12-21 （a）术前胫骨供区视图，勾勒出髌骨和胫骨结节外侧面的对角切口。（b）使用10mm环钻通过胫骨皮质骨层准备截骨。（c）切除皮质骨以获得松质骨的获取入路。（d）使用骨刨从胫骨头刮出颗粒松质骨。（e）将皮质骨柱和颗粒松质骨储存在贫血小板血浆中。

受青睐，因为并发症更低，手术可以在诊室进行（图12-21）。

处理较大骨缺损的另一种选择是用骨刨从颅骨获取颗粒骨[39]。对于较短的缺牙跨度和中度的牙槽嵴缺损，可利用口内供区进行移植物获取[43-46]。下颌骨体部和升支通常是首选的供区，因为与正中联合相比，与该供区相关的患者不适感较低。局部骨缺损也可以获取上颌结节处的骨进行处理[47]。

颗粒骨可使用取骨钻、环钻、咬骨钳或骨刨获取。虽然可以获取块状移植物，但需要额外步骤，使用骨磨将块状移植物磨碎。

推荐在颗粒状自体骨中添加骨替代物，以扩大移植物体积，减少愈合过程中的移植物吸收。大多数研究使用自体骨与骨替代物的比例在50：50到70：30之间[16,39,48-52]。无机牛骨矿化物（ABBM）通常用于这种混合移植物，因为它提供具有低替代速率的骨传导基质。组织形态计量学评估发现在牙槽嵴行钛网骨增量中，与纯自体骨相比，ABBM（30%）与自体骨（70%）结合形成的新骨比例并不低[49]。对50：50比例混合的ABBM与口内骨进行组织形态学研究，发现

36%~42%的新骨形成和10%~14%的残留ABBM颗粒[16,39,48,53-55]。异种颗粒移植物显示45%的表面与新形成的骨紧密接触[48]。显微CT扫描研究表明，自体骨会影响再生骨的质量[56]。考虑到这个目的，也可以使用矿化同种异体骨移植物[57]。建议在种植体植入前至少有6个月的愈合时间。

虽然对于牙槽嵴骨增量行钛网骨移植中仅使用骨替代物已经发表了几个病例研究，但这种方法的证据实质上缺乏[58-61]。大多数使用骨替代物进行轮廓外骨增量的研究报告了较低的体积增量[59,62-64]。Artzi等[65]评估了使用牛骨矿化物跟钛网进行垂直骨增量。9个月时采集的组织学样本发现，从牙槽嵴到移植物冠方的新骨量逐渐减少。

使用生物制剂进行钛网骨移植

重组人骨形态发生蛋白2（rhBMP-2）已被用于钛网骨移植的自体骨替代物[66]。虽然ACS是rhBMP-2的最佳载体，但其支架性能较差，无法抵抗组织瓣的压力。因此，建议选择钛网作为材料，因为它可以保护移植物。

在一项随机对照临床试验中，比较了钛网

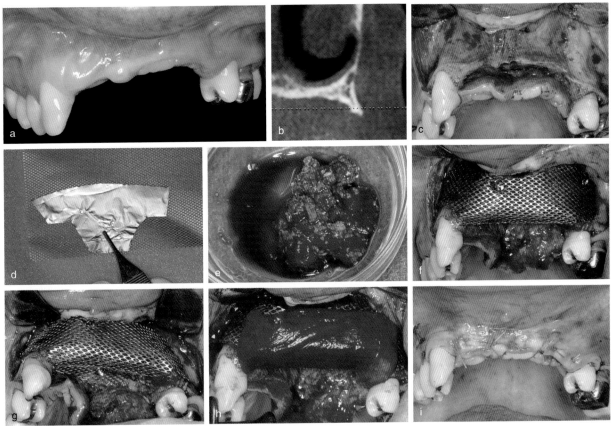

图12-22 （a）42岁女性被马踢到口腔，导致下颌骨骨折和几颗上颌、下颌牙齿撕脱。（b）术前横断面CT扫描图像可见显著的水平和垂直牙槽嵴缺损。（c）翻瓣后显示上颌牙槽嵴缺损。（d）使用消毒铝箔作为模板来切割钛网。（e）将含rhBMP-2的胶原海绵切成片，并与矿化同种异体骨移植物和PRP混合作为混合骨移植物。（f）骨移植物植入塑形的钛网中并用钛钉固定于牙槽嵴上。（g）钛网移植物和腭侧固定的𬌗面观。（h）钛网移植物表面覆盖浸泡PRP中的胶原膜。（i）唇侧组织瓣减张并推进到钛网上进行无张力初期关闭。➡

骨移植使用口内自体骨移植物与rhBMP-2/ACS进行水平骨增量，6个月时骨增量无显著差异［rhBMP-2/ACS:（3.2±0.9）mm；自体移植物：（3.7±1.4）mm］[67]。6个月后，植入62个种植体，在种植体数量、种植体大小、初始稳定性或存活率方面，组间无显著差异。然而，考虑到研究中报道的骨增量有限，rhBMP-2的高成本是一个缺点。在rhBMP-2/ACS移植物中添加骨引导支架被认为可以减少所需生长因子的数量，并为胶原海绵提供额外的3D支撑。

Marx等[68]在40例患者中进行了一项随机临床试验，比较了通过钛网骨移植进行垂直骨增量，一组使用松质自体骨移植物，一组使用rhBMP-2/ACS、松质同种异体移植物和PRP的复合移植物。由于早期钛网暴露和感染，每组有两个移植物失败。所有18个自体移植物和17个复合移植物再生了足够的骨用于种植修复。组织学评估发现，自体移植物含有54%±10%的新生骨，伴有剩余移植物颗粒，而复合移植物含有59%±12%的新生骨，没有同种异体移植物颗粒残留。似乎rhBMP-2诱导的细胞加速了骨替代物的吸收。

一项对16例使用rhBMP-2/ACS和同种异体颗粒移植物行钛网垂直骨增量的回顾性研究发现，垂直骨增量范围为4.4～16.3mm（平均8.53mm）[69]（图12-22）。

所有病例均可植入种植体。至少6个月的愈

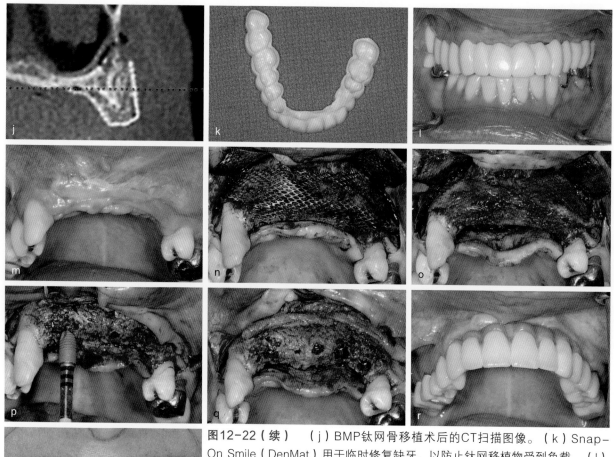

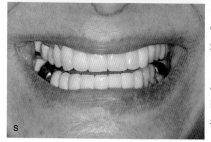

图12-22（续）　（j）BMP钛网骨移植术后的CT扫描图像。（k）Snap-On Smile（DenMat）用于临时修复缺牙，以防止钛网移植物受到负载。（l）Snap-On Smile临时修复体的口内视图。（m）愈合8个月后的上颌骨视图。（n）翻瓣暴露已愈合的钛网移植物。（o）去除钛网，露出移植物表面的假骨膜。（p）将4.2mm×11mm种植体植入愈合的BMP骨移植物中。（q）在愈合的骨移植物中放置4个种植体。（r）带人工牙龈的固定氧化锆修复体。（s）患者微笑时，可见上颌和下颌种植体支持式固定修复体。

合后，植入40个种植体。所有种植体都发生骨整合并用于支持修复体。对使用钛网和rhBMP-2进行Onlay骨增量的系统回顾包括11项研究[66]。96例患者（74个上颌位点，22个下颌位点），骨增量成功率为93.4%～100%。

rhBMP-2的总剂量由缺损大小和计划增量的体积决定。一个有用的指南是每两颗牙的间距使用约1.05mg rhBMP-2[68]。将ACS均匀地浸润重组rhBMP-2液体（1.5mg/mL），至少15分钟，使生长因子与胶原载体结合。然后用剪刀将胶原海绵切成较小的碎片，并与颗粒状矿化同种异体骨混合（占体积的20%～50%）。用交联胶原蛋白屏

障膜覆盖rhBMP-2/ACS移植物似乎没有提供任何额外的价值，而且可能在生物学上产生反作用，因为它可能阻断有助于愈合和骨形成的细胞趋化作用[70-71]。在人体试验中，rhBMP-2/ACS用于骨增量并未依赖于GBR的原理来形成新骨[66]。对于有挑战的牙槽嵴骨缺损，添加骨髓吸出物被认为是一种增加骨形成的方法[72]。

患者可能因使用rhBMP-2而出现明显的术后水肿，其效果似乎与剂量有关[73]（见图9-6）。急性肿胀可能由于蛋白渗透压、炎性细胞的趋化作用和手术创伤引起。使用糖皮质激素疗法似乎不能减少水肿，因此应告知患者注意这种副作

用。rhBMP-2移植部位的软组织愈合似乎被生长因子加速。在骨修复过程中，成骨和血管生成过程密切相关。BMPs是多效生长因子，已发现其对内皮细胞具有趋化作用，并且可以通过成骨细胞产生血管内皮生长因子（VEGF）刺激血管生成[74]。这种增强的血管反应解释了愈合组织发红的原因，并可能减少创面裂开的并发症。

使用了rhBMP-2的钛网骨移植比使用自体骨的移植物需要更长的愈合时间。这种差异是基于骨形成的机制。由rhBMP-2产生的新骨形成需要细胞趋化、增殖和分化的时间，然后是编织骨形成和重塑成板层骨[70]。在一项比较上颌窦骨移植的研究中，rhBMP-2移植物具有更快的骨愈合速度。在愈合6个月时，rhBMP-2组的放射线骨密度明显低于自体骨移植物部位[75]。然而，在种植体负载6个月后，rhBMP-2组的骨密度明显更高。当使用rhBMP-2进行骨增量时，建议愈合时间超过6个月。虽然rhBMP-2可能取代自体骨移植物的需要，但其缺点包括术后水肿更严重、愈合时间更长，初始骨密度更低，材料成本更高。

重组人血小板衍生生长因子BB（rhPDGF-BB）是一种合成生物活性蛋白，可促进趋化作用、有丝分裂和血管生成[76]。这些机制增强了成骨细胞和成纤维细胞的功能，促进组织再生[76]。虽然rhPDGF-BB已临床应用在钛网骨移植中，但大多数文献仅是病例研究[77-78]。此外，对骨增量的比较研究使用了其他移植方法，而不是对照组（无生长因子）[79-80]。一篇关于使用rhPDGF-BB进行牙槽嵴增量的综述得出结论，无法最终确定其有效性[77]。虽然rhPDGF-BB可用于骨修复，但其在骨修复中的应用仍存在争议。有人声称使用PRF能增强使用骨替代物和钛网骨移植的骨再生效果，但缺乏证据表明这种方法能改善结果[81-82]。

体积增量

有关钛网的临床研究报告水平骨增量的平均增量为3.4～6.4mm[8,28,39,42,50,83]。垂直骨增量的平均增量为3.7～6.5mm[28,31,39,42-46,50-51,84]。

使用从口外供区获取的自体骨，如髂骨或胫骨，可以产生更大的体积增量效果。Louis等[40]发现平均垂直增量为13.7mm（上颌骨：12.8mm；下颌骨：13.9mm）。

Urban等[26]报告使用多孔钛加强dPTFE膜平均垂直骨增量为（5.2±2.4）mm。这个体积增量与学者以前使用钛加强dPTFE屏障膜的研究结果相似[85-86]。Cucchi等[84]比较了使用钛加强dPTFE屏障膜和胶原膜覆盖钛网的垂直骨增量，发现两组之间结果相似［钛加强dPTFE：（4.2±1）mm；钛网+胶原膜：（4.1±1）mm］。

种植体存活/成功

4项关于钛网骨移植的系统性综述报告种植体存活率为98.3%～100%，成功率为85.3%～95.1%[10,51,87,88]。Aceves-Argemi等[88]对钛网骨移植进行了系统综述，包括21项研究、382例患者、416块钛网和709个种植体。种植体植入后的平均随访时间为32个月（范围：6～96个月）。与植骨同时植入的145个种植体和植骨后延期植入的507个种植体的存活率分别为99.5%和99%。105个同时种植和285个延期种植的种植体成功率分别为97%和95.1%。在6项研究中评估的平均边缘骨丢失（MBL）为0.75mm。同期种植和延期种植的MBL之间没有统计学显著差异。

钛网暴露

钛网最常见的并发症是早期暴露。4项关于钛网骨移植的系统综述报告平均暴露率为16%～35%，范围为0～80%[10,51,87-88]。钛网暴露有

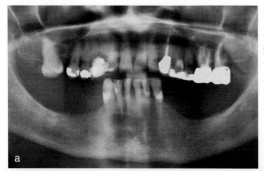

图12-23　钛网后期暴露。（a）术前全景X线片显示下颌骨后部垂直骨缺损。（b）萎缩的左侧下颌骨后部侧面观。（c）翻开黏骨膜瓣后可见萎缩牙槽嵴的殆面观。（d）4个种植体部分植入到萎缩的下颌骨后部。牙槽嵴进行皮质骨打孔。（e）将钛网在舌侧固定，钛网下种植体周围放置颗粒状自体骨。（f）调整钛网，并在颊侧用另外两枚螺钉固定。（g）钛网上方覆盖可吸收胶原膜。➜

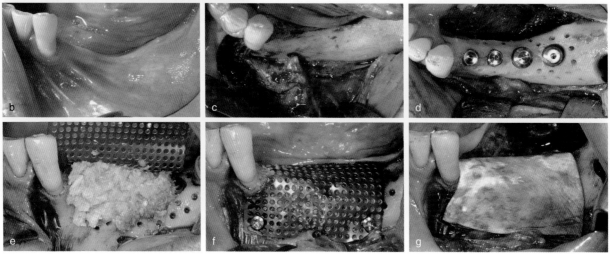

时甚至在瓣推进和切口严密缝合时也会发生。

几个因素导致了这种并发症。钛网通常用于更复杂的3D和垂直骨增量。体外研究发现，覆盖胶原膜的颗粒移植物在关闭过程中因组织瓣压迫而发生体积缩小[89-90]。坚硬的刚性钛网不像GBR中使用的膜那么贴合。因此，在使用钛网时，获得被动组织瓣对位和无张力伤口关闭至关重要。钛网应修剪整齐，去除锋利的边缘。如果术前在模型上切割和塑形钛网，则必须进行适当的清洁和消毒。一项研究比较了个性化钛网和常规钛网，并报告个性化钛网有更短的手术时间和更低的钛网暴露率[27]。一项系统评价还发现，个性化钛网的暴露率低于常规钛网（31%与51%）[38]。钛网暴露的其他可能原因包括手术中部位的污染，修复体对软组织的创伤，组织瓣过度松解导致的软组织血管化受损，或这些因素的组合。即使没有钛网暴露，晚期感染也可能发生[39]。

钛网暴露的时间会影响骨增量手术的成功。创面裂开导致的早期暴露，发生在创面愈合的最初3周内，对结果更不利。由于移植物尚未血管化，容易受到细菌污染和感染。这可能导致骨形成减少或完全失败[84,91]。如果早期钛网暴露没有伴发感染，应严格随访、评估患者，每天使用无菌生理盐水冲洗，氯己定漱口水，和/或在暴露部位应用氯己定凝胶。临床医生不应尝试在钛网上缝合组织瓣。如果术后发生移植物的急性感染或钛网明显暴露，即使使用抗生素治疗，恢复的机会也很小。

临床医生可能需要取出钛网和移植物。发生在切口愈合后的晚期钛网暴露耐受性更好，可能不会影响最终治疗结果（图12-23）。钛网光滑的表面减少了细菌的黏附。肉芽组织可以在钛

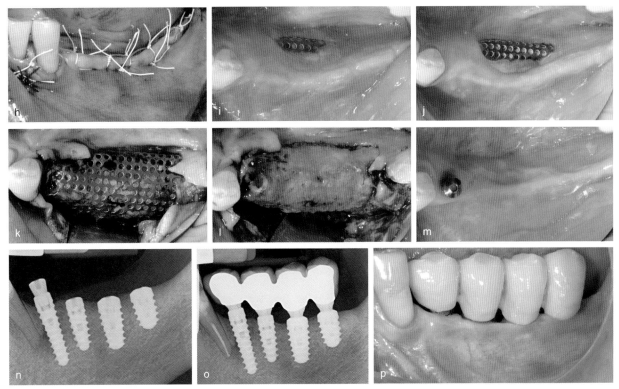

图12-23（续） （h）唇侧跟舌侧瓣被松解，并在钛网移植物上使用PTFE缝线进行无张力初期关闭。（i）透过薄的舌侧黏膜发生钛网的晚期暴露。（j）暴露的钛网由患者保持清洁，周围的黏膜看起来健康。（k）在6个月的愈合期后，黏骨膜瓣被翻开来移除钛网。（l）钛网下的假骨膜覆盖愈合的骨移植物。（m）软组织被允许愈合8周以修复裂开的黏膜。（n）愈合种植体的根尖X线片。（o）已修复种植体的根尖X线片。（P）夹板种植体的临床视图。（手术由Alessandro Cucchi医生完成；修复体由Paolo Andriolo医生制作）

网下形成并重新上皮化，为移植物提供保护。然而，一项研究发现新骨形成与钛网暴露面积之间存在显著的负相关[9]。每1平方厘米的钛网暴露，骨量就会减少16.3%。使用软牙刷和局部应用氯己定可以维持钛网暴露的面积。在某些病例里，可以考虑切除暴露的钛网和部分移除[46,92]。然后在标准愈合时间后移除钛网，只要发生足够的骨再生，就可以进行种植。

已经提出了一些方法来降低钛网暴露的风险。在薄表型牙龈的情况下，建议改善软组织的质量和数量。从上腭取游离龈移植物可以增加角化黏膜的量（图12-2b～图12-2d和图12-2m）。增加软组织厚度可通过结缔组织移植或软组织替

代物，如胶原基质来实现。有人提出在组织瓣关闭前使用胶原膜覆盖钛网，以促进黏膜愈合，在钛网上方增加一层缓冲层，并提供额外的细胞屏蔽特性[39,93-94]。如果发生小的伤口裂开，胶原膜可作为支架，使软组织再生和修复。Cucchi等比较了有或没有使用胶原膜覆盖个性化CAD/CAM钛网的结果[94]。虽然使用胶原膜观察到优越的结果，但单独使用钛网的组似乎没有更多并发症和更差的再生比例。使用血小板浓缩膜（如PRF）覆盖钛网也被证明可以降低其暴露率[62,95-96]。（图12-2j和图12-3h）。浓缩生长因子可促进软组织伤口愈合[97]。来自人类胎盘组织的羊膜绒毛，由于其抗炎特性，也可能被考虑用于钛网覆

盖，因为它含有生长因子，可促进细胞增殖和伤口愈合[98-99]。在猪模型中，评估了在钛网骨移植中，将rhPDGF-BB添加在胶原膜上的应用[100]。生长因子可强力诱导软硬组织愈合，并促进骨形成，即使钛网发生暴露。

钛网骨移植技术

传统的钛网是方形或矩形。钛网易于切割、成形和贴合。钛网应延伸到骨再生区域之外。这提供了额外的稳定性，并使固定钛钉远离骨移植区。钛网应避免与邻近牙齿有接触，边缘应光滑，很好地贴合骨面。通常使用无菌锡箔或纸制成模板，帮助钛网切割成适当的大小和3D形状。这样可以在手术过程中，以最短的时间将钛网切割成适当的大小和3D形状。然而，为了缩短手术时间，钛网也可以在手术前切割和成形。

传统的钛网制作会使用到石膏模型[2]。使用蜡在模型上重建牙槽嵴，然后在上面切割和成形钛网。随着CBCT技术的出现，STL模型可以让外科医生精确复制骨解剖结构。重建颌骨的模型也可以使用数字设计制作。临床医生在处理钛网时应佩戴手套，以避免表面污染。然后将形成的钛网进行高压灭菌。

钛网骨移植的切口、瓣的设计和提升高度与其他外置法骨增量技术相似。然而，由于钛网延伸超过骨增量部位，因此翻瓣需更大。使用圆锥形钻头进行皮质骨打孔，以改善移植物的血运重建，并诱发区域加速现象（RAP）。有多种方法可以获得被动的组织瓣推进，如骨膜释放切口和黏膜下剥离。

在受区准备完成后，进行自体骨收获。移植物收获后，将钛网试放在牙槽嵴上，并制备固定螺钉的位置。这使得外科医生可以在钛网植入后立即放置钛钉，以减少唾液污染。颗粒移植物应充分压实在钛网里，不留空隙。另一种选择是将

钛网固定在腭部或舌侧，用颗粒移植物填充缺损区。然后将钛网折叠在移植物上，固定在颊侧。钛网的大小将决定所需的固定螺钉的数量。通常颊侧至少放置两枚钛钉，腭侧或舌侧至少放置1枚钛钉。由于舌侧/腭侧更难到达，已经发明了专用的带角度的器械来克服有限的操作空间。如果钛网不稳定，可以添加更多的钛钉，因为任何微动都可能导致骨形成减少和可能的钛网暴露。螺钉长度可以根据骨质而变化。在致密骨中，长5mm的单皮质螺钉可能足够。上颌骨可能需要更长的螺钉。自攻螺钉可以用于较软的骨。颗粒状骨移植物被填充到成形的钛网中并放置在受区。在骨移植物中加入PRF以形成"黏性骨"有助于包裹移植物颗粒。如前所述，钛网可以用胶原膜和/或PRF膜覆盖[28,39,93-95]。是通过4-0或5-0 Vicryl或PTFE水平褥式缝合实现组织瓣的初期创口关闭。在顺利愈合的情况下，钛网移植物通常需保留在原位平均6个月。作为一般规则，垂直骨增量比水平骨增量需要更长的愈合时间。较大的移植物体积也需要更长的愈合时间。

CBCT可用于评估获得的体积并计划种植体植入。翻开黏骨膜瓣以移除钛网。钛网的移除可能很耗时，因为软组织往往生长到钛网的网格中。应注意不要使瓣穿孔，特别是在处理薄表型软组织时。然后移除固定螺钉。当钛网从瓣中撬出时，钛网的一角可以用止血钳抓住，以提供张力。在某些情况下，骨过度生长会包住钛网。如果钛网是浅表的，骨可以被移除。如果钛网深埋在骨内，只要不干扰种植体的植入，它可以留在原位。切开并翻开钛网下的假骨膜，暴露再生骨以便种植。如果钛网暴露或钛网移除时发生软组织缺损，可以用结缔组织移植或软组织替代物进行修复。在缺少角化黏膜的情况下，可以在二期手术中进行角化龈移植（图12-24）。

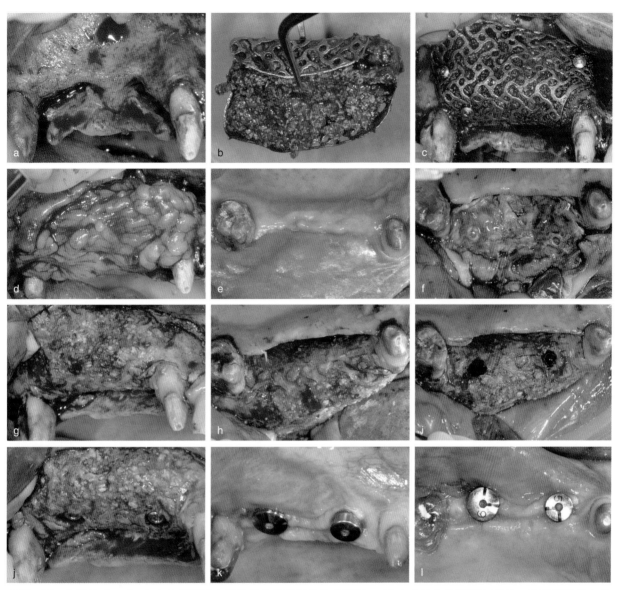

图12-24 条带技术。（a）右上颌后牙水平和垂直骨缺损的临床视图。（b）个性化钛网填充了50:50的颗粒状自体骨和牛骨矿化物混合物。（c）将带有骨移植物的个性化钛网放置在萎缩的牙槽嵴上并用钛钉固定。（d）暴露颊脂垫并作为蒂移植物重新定位在钛网上。（e）在钛网取出和种植手术之前，右上颌后牙的𬌗面观。（f）翻开黏骨膜瓣暴露钛网。（g和h）愈合的骨移植物的侧面和𬌗面观显示了牙槽嵴的良好3D重建。（i）种植窝洞的𬌗面观。（j）两个种植体植入到愈合的骨移植物中。（k）已愈合种植体的侧面视图。（l）已愈合种植体的𬌗面观。➡

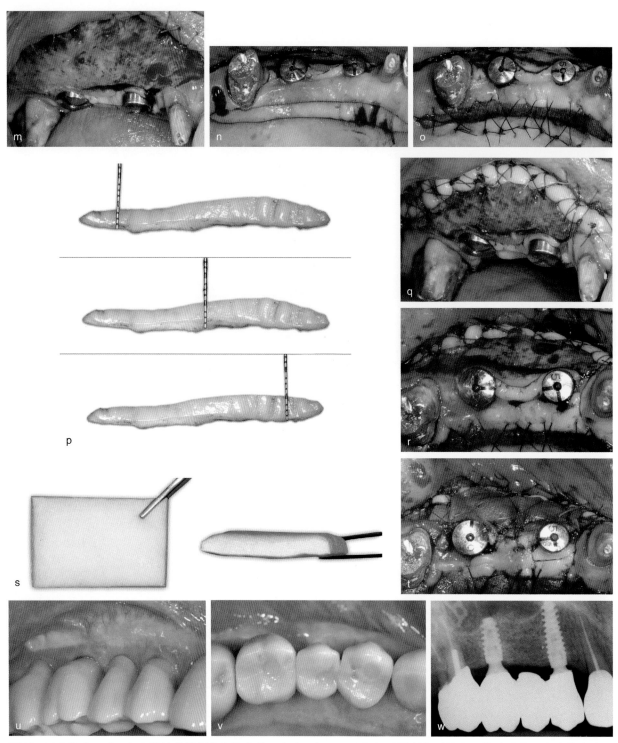

图12-24（续）　（m）在种植体的侧方和根方做一个半厚切口，为组织移植制备受体床。将瓣缝合固定在前庭沟深度。（n和o）从硬腭获取游离龈带移植物。上腭供区填充止血胶原敷料。（p）使用牙周探针测量条带移植物的尺寸。（q和r）将条带移植物缝合到前庭沟基部。（s和t）将胶原基质（Mucograft）置于条带移植物和种植体之间，并用缝线固定，以促进软组织愈合。（u）种植体通过局部固定义齿修复，邻牙为冠修复。注意种植体唇侧健康角化龈。（v）最终的螺丝固位种植体支撑局部义齿的殆面观。（w）最终种植体支撑局部义齿的根尖X线片。（手术由Emanuele Randellini医生和Alessandro Cucchi医生完成；修复体由Paolo Calamai医生制作）

框12-1　钛网骨移植的优缺点	
优点	**缺点**
• 三维重建	• 手术时间更长
• 形状稳定	• 更高的暴露风险
• 空间维持	• 需要取出钛网
• 机械稳定	• 钛网下更厚的软组织层
• 个性化设计	• 材料成本（个性化＞预制）

结论

钛网骨移植有几个优点和缺点（框12-1）。临床医生在制订治疗计划时应权衡利弊。

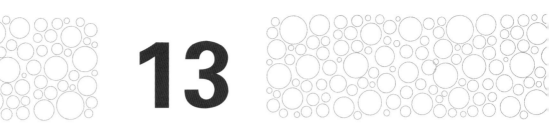

13

块状骨移植

BLOCK BONE GRAFTING

Craig M. Misch | *Matteo Chiapasco* | *Howard Gluckman*

自体骨长期以来被认为是移植材料的金标准，它从历史和生物学角度都赢得了这一殊荣[1]。自体骨移植物相对于骨替代物有以下几个优点，相对于骨传导性骨替代材料，自体骨具有优越的生物学性能质量，自体骨移植物的愈合时间比骨替代材料短[2]，这些优点可以缩短种植体植入时间和治疗周期。此外，皮质骨块和皮质松质骨块移植物的骨质量通常优于通过使用颗粒骨行引导骨再生（GBR）所获得的骨质量[3]。致密的骨可以缩短种植体的愈合时间，并提供更好的初始稳定性。患者通常能够接受使用自体组织，不接受使用尸骨或动物衍生产品。最后，从经济角度来看，自体骨降低了外科医生的间接成本。自体骨供区的选择取决于缺损形态、体积增量要求和受区位置。

　　使用自体骨的缺点也必须加以考虑。获取骨块会导致额外的疼痛等并发症的发病率。特别是当使用远端供区获取骨块时，还需要增加更多的临床时间。骨块轮廓的适合程度和螺钉固定的方法需要特定的技能与培训，特别是在当受区形态不规则时。此外，从特定解剖部位获取的骨量也有限制。最后，供区（如颅骨和髂骨）通常需要使用医院手术室进行全身麻醉或静脉镇静，以保证患者的舒适和安全。然而，大多数骨增量手术可以在门诊完成，不需要患者术后住院。

自体骨移植物生物学

　　自体骨是唯一具有成骨特性的移植材料，这意味着它可以直接形成骨。成骨是从骨移植物中移植成骨细胞和骨祖细胞形成新骨的过程。这些骨形成细胞在松质骨髓中含量较高。此外，自体骨内的骨形态发生蛋白（BMPs）和生长因子可以诱导周围组织的骨形成[4]，BMPs对成骨细胞间充质干细胞具有趋化作用。这些细胞增殖并通过骨诱导转化为成骨细胞。自体骨移植物的皮质骨部分作为骨形成的骨引导支架[5]，随着时间的推移，骨移植物被重塑并被新骨取代。

　　游离的自体骨移植物必须重新血运化才能与宿主结合。松质骨移植物比皮质骨移植物血管化更快且更彻底，因为骨小梁之间的大空间允许血管无阻碍地渗透[6]。致密皮质骨移植物的血运化需要先前存在的哈弗氏管破骨扩张以促进血管生长，这一过程从移植物的外围开始向中心拓展。

另外，松质骨移植物的愈合和融合与皮质骨移植物不同。骨直接沿松质骨移植物的已有骨小梁沉积[6]。此后，骨小梁被吸收，愈合后只留下新形成的骨。皮质骨移植物通过爬行替代进行融合[6]，切削锥通过皮质骨的哈弗氏系统重塑移植物。移植物被慢慢吸收，并随着新骨的形成而被取代。这形成移植物和新骨的混合，最终完全转化为新骨。

用于骨块周围的颗粒状自体骨可使用骨刨或骨收集钻头采集。研究表明，与骨泥和超声设备收集的颗粒骨相比，用骨磨或骨刨获取的较大的骨移植颗粒具有更高的成骨潜力[7-8]。皮质骨移植物含有能够增殖和分化为成骨谱系的细胞，表明这些细胞可促进移植后的骨再生[7]。与骨泥和超声设备产生的颗粒相比，骨磨和骨刨获取的颗粒骨显示出明显较高的生长因子表达，如BMP-2和血管内皮生长因子[9]。研究发现，皮质骨片含有40多种不同的生长因子，可调节骨再生的细胞方面[10]。虽然骨刨收集的主要是皮质骨颗粒，但骨收集球钻可用于获取具有较高数量骨形成细胞的松质骨。在钻孔时应使用较低的速度，以防止产热过多而导致细胞凋亡和骨坏死。不鼓励使用骨吸引器或过滤器，因为这种方法与较高程度的细菌污染有关[11-12]。术前氯己定冲洗、抗生素预防和隔离唾液污染是收集口腔骨颗粒时应采取的重要预防措施。

自体骨移植供区

局部取骨

从与骨增量区域相同的手术部位获取骨，可使术后并发症降至最低。颗粒状移植物可使用咬骨钳、取骨钻或骨刨获得。使用环钻或超声骨刀，可从缺牙区的牙槽嵴或周围牙根的根尖区获取骨块[13]。大直径的环钻对获取圆形骨块也很有用。小块骨可用螺钉固定，然后将颗粒状移植物放置在周围[14]（图13-1）。

上颌结节

上颌结节通常可提供较少的骨量，其密度低于其他供区[15-16]。结节外层皮质骨薄，松质骨稀疏[17]。大的骨髓腔通常充满纤维结缔组织和脂肪细胞，特别是在老年患者中。可获得的骨量具有不确定性，因为结节上的黏膜通常厚得多。上颌骨CT扫描可以更好地对该部位的骨量进行量化。上颌结节骨获取的解剖限制包括上颌窦、翼板、磨牙和腭大孔（神经管）。

上颌结节处取骨

为了获取骨量，沿上颌结节的嵴顶做一个切口，沿上颌骨后侧面做一个垂直附加切口，翻黏骨膜瓣显露上颌结节、牙槽嵴顶和上颌骨侧面，再向上翻起组织显露上颌结节的整个宽度。骨块可以用凿子、咬骨钳或超声骨刀截取。凿子应该有一定的角度和方向，以防止进入上颌窦腔。然而，无意间与上颌窦腔相通通常不是问题，因为组织瓣厚度足够，很容易关闭创口[18]。

上颌结节获取的移植物可以呈块状或用咬骨钳加工成颗粒状。由于骨密度相对较低，重要的是不要用固定螺钉过度压缩块状物。da Rosa等开发的即刻牙槽修复（IDR）技术[19]使用来自上颌结节的皮质松质骨移植物来重建拔除窝骨缺损并同期植入种植体。修整骨片形状以适合牙槽窝骨缺损，插入到种植体和颊侧软组织之间，不需翻瓣。颗粒状自体移植物用于填充种植体唇侧的间隙。然后制作一个临时修复体，

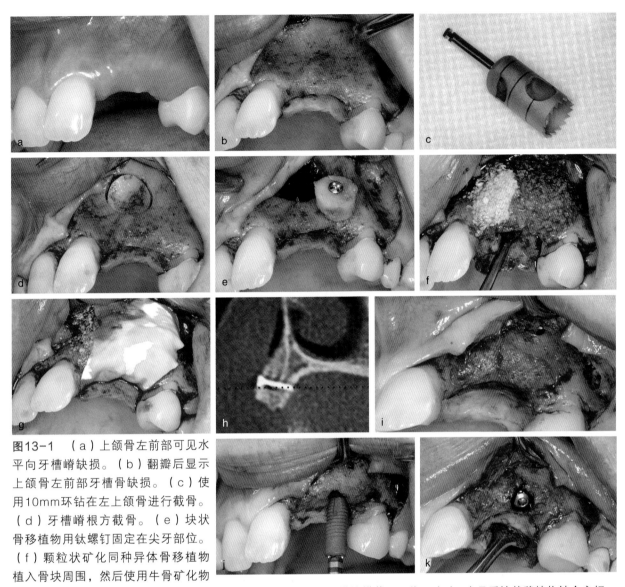

图13-1 （a）上颌骨左前部可见水平向牙槽嵴缺损。（b）翻瓣后显示上颌骨左前部牙槽骨缺损。（c）使用10mm环钻在左上颌骨进行截骨。（d）牙槽嵴根方截骨。（e）块状骨移植物用钛螺钉固定在尖牙部位。（f）颗粒状矿化同种异体骨移植物植入骨块周围，然后使用牛骨矿化物进行轮廓移植。（g）骨移植物上覆盖胶原膜。（h）术后CT扫描的横截面图像。（i）4个月后块状移植物结合良好。（j）4mm×11mm种植体植入尖牙位点，制作单个种植体支撑的悬臂桥。（k）种植体的殆面观显示良好的骨量。（手术由Craig M. Misch医生完成）

以引导软组织愈合。这种技术的一种改良是在上颌结节上保留一层结缔组织，以获得软组织和骨的复合移植物[20]。这种方法也成功地用于美学区种植失败位点的即刻重建，以便分阶段种植[21]（图13-2）。

颧突支柱

颧突支柱区可提供有限的自体骨，适合移植较小的骨缺损。然而，良好的质量和自然的凸度轮廓为涉及1~3个种植位点的水平骨增量提供了好的选择[22-23]。此外，该部位也可以用于获取颗

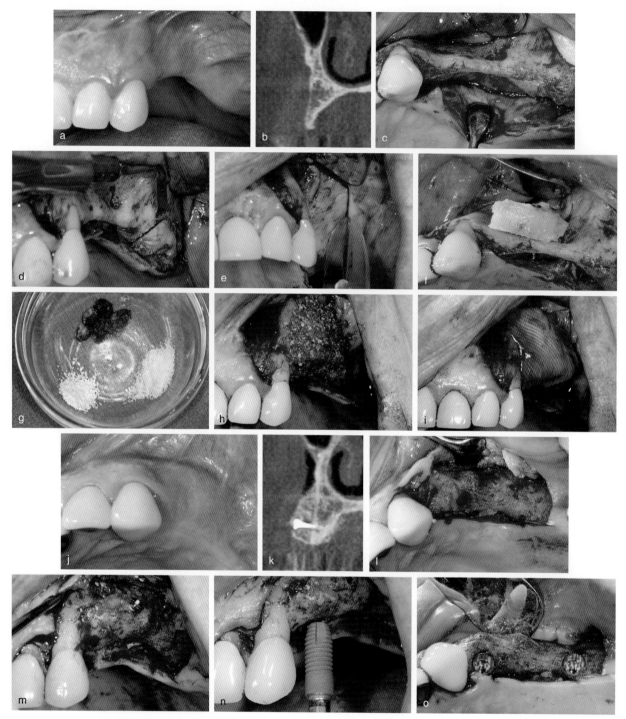

图13-2 （a）上颌骨左侧后部的术前视图，注意中度水平骨缺损和轻度垂直骨缺损。（b）术前CT扫描的横截面图像。（c）翻瓣显露狭窄的剩余牙槽嵴。（d）使用超声骨刀在上颌结节处进行骨块制备。（e）使用骨刨从颧突支柱区获取颗粒状自体骨材料。（f）将上颌结节处骨块移植物用钛螺钉固定在上颌骨上。（g）颗粒状自体骨、矿化同种异体骨和牛骨矿化物材料。（h）将颗粒状自体骨混合物放置在骨块周围。（i）胶原膜覆盖移植物表面。（j）愈合4个月后，在𬌗面观下观察到骨增量部位的情况。（k）CT扫描图像显示出已愈合的骨移植物。（l）翻瓣显示出骨增量区成骨良好。（m）颊侧视图展示了已愈合的上颌结节处块状移植物。（n）将4.2mm×9mm种植体植入已经愈合的移植区域中。（o）𬌗面观。两个种植体植入已愈合的骨增量区域。（手术由Craig M. Misch医生完成）

粒状自体骨移植物。在颧骨突出的情况下，可以获得松质骨。该供区易于接近，且又靠近上颌受区是另一个优势[22]。CT扫描有助于评估颧骨的体积和皮质骨厚度。骨获取的解剖限制包括眶下孔和邻近上颌窦，均位于颧骨基底的近中。

颧骨取骨

在上颌受区，颧骨可通过翻瓣向上延伸进行暴露。根据需要，可向前和/或向后进行松解切口，以改善入路和组织瓣管理。另一种选择是通过前庭沟切口暴露颧骨，该切口位于前磨牙和第二磨牙之间的膜龈联合上方。组织瓣翻起并延伸至眶下孔的下方和颧骨体的下半部。于颧骨下缘上方和上颌窦外侧取骨，骨块可使用超声骨刀或外科钻头获取。使用超声骨刀可能降低窦膜穿孔的风险[24-25]。这种手术并发症对患者的预后没有显著影响[23]。还可以选择使用环钻从颧骨前方收集骨柱。骨柱可使用咬骨钳或骨磨碎化。额外的颗粒骨可沿着支柱和上颌骨侧壁用骨刨获取。颧骨是取骨的替代供区，因为不需要分离肌肉即可到达这个部位，因此并发症较低[24]。虽然这个供区与眶下神经接近，但临床研究只报告了低发生率的短暂感觉异常[23,25-26]。

腭骨

对于上颌骨缺损的骨移植，上颌骨的腭突是一个方便的骨来源，因为供区和受区都在同一手术区域。这减少了手术时间和术后不适。腭骨的获取也与最小的发病率相关[27-29]。此外，腭部覆盖较厚的角化黏膜，这有助于在愈合期间保护供体部位。获得腭前部的手术入路是这个供区的一个潜在缺点。硬腭由一层致密的皮质骨和一层松质骨组成[30]。其块状和颗粒状的骨移植物质量良好。然而，可用的骨体积是有限的，因此它只能用于涉及1~3颗牙或颊侧骨开裂的种植位点[31]。在2005年的尸体研究中，Hassani等[30]评估了可以从前腭获取的骨体积，有牙患者获得的平均体积为2.03cm³，无牙颌患者为2.40cm³。

从腭部取骨有其解剖学限制，需确保与牙根至少2mm的距离取骨是非常重要的。鼻腭管不是取骨的限制，骨块可以截取到管壁。上颌骨CBCT分析对于评估腭部解剖和牙根位置至关重要。理想情况下，根尖应向颊侧骨壁倾斜，为取骨创造空间，如果根尖向腭侧骨壁倾斜，则可能没有足够的空间。取骨的边界包括腭骨、鼻底和牙根（或上颌缺牙区的唇面皮质骨）。这些边界呈宽三角形是理想的形状。骨壁平行和基底较窄的腭骨是取骨的禁忌，除非该区域是缺牙的。一般来说，腭穹隆越深，应该有更多的骨骼获取空间；越浅则可用空间较少，除非有宽三角形的基底。

腭部取骨

腭部被一层厚的角化黏膜和结缔组织覆盖。供区可以通过牙弓两侧前磨牙之间沟内切口和信封瓣进入。如果只使用腭部的一侧，则可以在另一侧进行松弛切口，以形成宽基底组织瓣。应避免在牙龈下方进行平行龈缘的切口，因为这可能导致腭部组织感觉异常[29]。只有在需要提供更好的入路时，才可以从切牙孔切断神经血管束。虽然这可能会导致腭前部出现暂时性的麻木，但似乎不会产生任何显著的长期后果，因为腭大神经提供了重叠的神经支配[32-34]。

从腭部取骨的一个直接方法是使用环钻[27]。

通过这种方法，获取骨柱或块状移植物需要的时间很少。环钻应与牙根平行，预先测量好深度，应避免穿透鼻底。骨柱可通过骨膜剥离子或骨凿从供区撬起，置于拔牙窝或骨内缺损处并用木槌揳入。在一系列病例中，Hernández-Alfaro等[27]报道了可获得骨柱的平均长度为12.5mm（范围：9~14mm），平均宽度为7.3mm（范围：5~9mm）。环钻也可用于从腭部获取小圆块[29]。环钻垂直于骨面，钻至预定深度，以防止损伤根尖或鼻底。如果腭部太凹，环钻可能会更难使用。此外，较小的骨块可能更难用于Onlay植骨。为了治疗种植体颊侧骨开裂，可以通过重叠两个骨柱获取新月形骨块[28]。新月形骨块可揳入种植体颈部的骨缺损处。环钻的内径不应小于5mm，除非骨块被磨成颗粒状移植物。

超声骨刀能更有效地获取最大量的骨块。超声骨刀手柄的传感器在皮质骨打孔时还可提供触觉反馈，以更好地控制切割深度。它也更安全，鼻或窦底骨壁穿孔不会撕裂软组织内衬，工作尖也有深度标记。截骨术通过CBCT进行规划。也可以利用导板来确保切口的理想大小和位置。第一个切口是骨切开术，它应该至少距离牙齿2mm，并与根平行；垂直切口和根尖切口垂直于上腭；近中切口可以贴近或包括鼻腭管壁。在鼻腭管狭窄的情况下，可跨过中线。根尖切口通常更深，因其距离关键结构最远。对于平行的腭部，所有切口都垂直于腭穹隆且深度相同。在截骨线穿过皮质骨后，用凿子从上腭抬起骨块。可以从供区使用骨刨、超声骨刀或取骨钻钻头收获额外的骨。植骨完毕后，将腭侧瓣进行缝合。

Moussa等[35]使用环钻行腭部骨块取骨治疗了14个位点，发现宽度增加2.45mm。Gluckman等[29]发表了一系列病例，描述了使用环钻和超声骨刀取出腭部骨块。这些骨块用于颊侧骨增量并与种植体植入相结合。1~6年的随访检查和CBCT分析发现颊侧骨厚度和软组织轮廓稳定。该技术进一步改进，通过使用超声骨刀腭部取骨，然后根据Khoury等描述的片骨技术将其劈开[36]。

使用CBCT扫描后进行手术规划可以避免取骨的并发症。牙根或其神经和血液供应损伤会导致牙髓活力丧失，需要牙髓治疗。用钻头或工作尖引起的鼻窦或鼻腔穿孔导致黏膜出血。可以使用局部浸润含肾上腺素的麻醉剂或使用肾上腺素浸泡的海绵进行止血。没有显著术后并发症的报告。术后疼痛通常很轻，并可通过止痛药控制。腭部可能出现轻度肿胀，并可能妨碍可摘义齿的正确佩戴。可以使用Essix固定器直到水肿消退。吞咽时舌头对腭部的力量会对软组织施压，这可能会减轻水肿（图13-3）。

下颌骨正中联合

下颌骨正中联合广泛用于种植体植入前的Onlay骨移植[37-41]。下颌骨正中联合供区可提供最多的口内骨[42]，平均颏孔间距约为5cm，下颌前部深度通常超过1cm[43]。应进行CBCT扫描以观察下颌骨解剖结构并评估供区可用骨量。

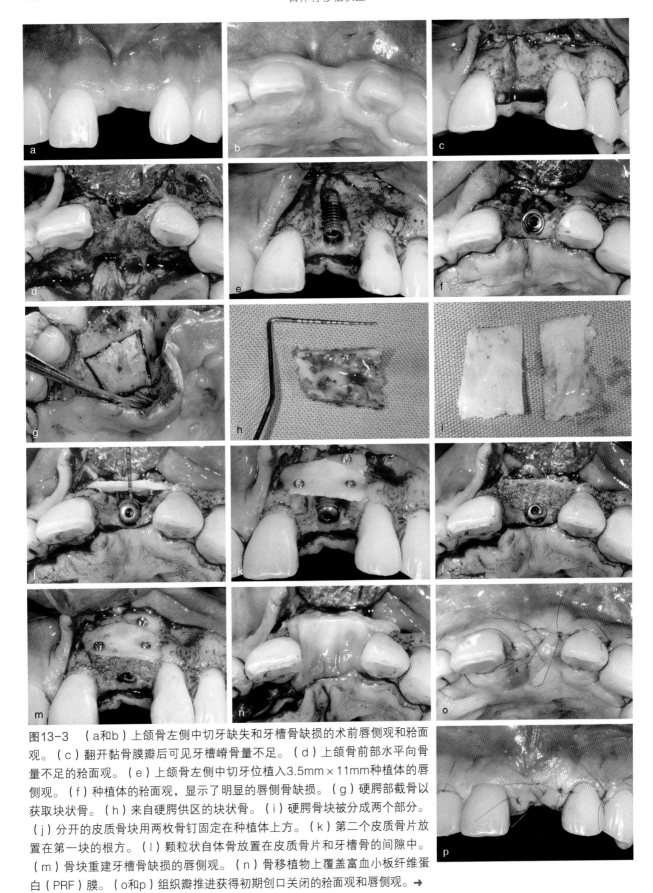

图13-3 （a和b）上颌骨左侧中切牙缺失和牙槽骨缺损的术前唇侧观和殆面观。（c）翻开黏骨膜瓣后可见牙槽嵴骨量不足。（d）上颌骨前部水平向骨量不足的殆面观。（e）上颌骨左侧中切牙位植入3.5mm×11mm种植体的唇侧观。（f）种植体的殆面观，显示了明显的唇侧骨缺损。（g）硬腭部截骨以获取块状骨。（h）来自硬腭供区的块状骨。（i）硬腭骨块被分成两个部分。（j）分开的皮质骨块用两枚骨钉固定在种植体上方。（k）第二个皮质骨片放置在第一块的根方。（l）颗粒状自体骨放置在皮质骨片和牙槽骨的间隙中。（m）骨块重建牙槽骨缺损的唇侧观。（n）骨移植物上覆盖富血小板纤维蛋白（PRF）膜。（o和p）组织瓣推进获得初期创口关闭的殆面观和唇侧观。➡

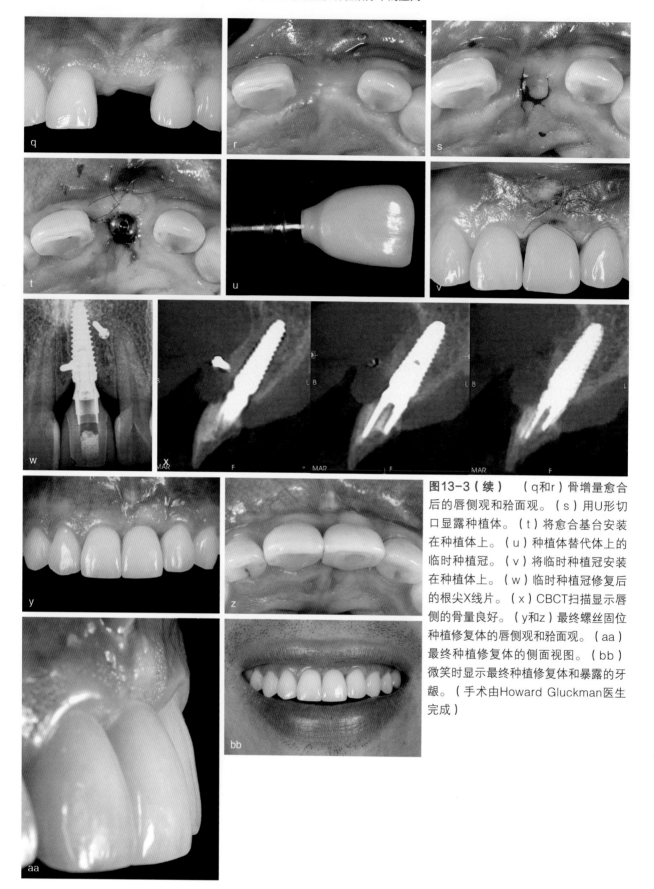

图13-3（续） （q和r）骨增量愈合后的唇侧观和殆面观。（s）用U形切口显露种植体。（t）将愈合基台安装在种植体上。（u）种植体替代体上的临时种植冠。（v）将临时种植冠安装在种植体上。（w）临时种植冠修复后的根尖X线片。（x）CBCT扫描显示唇侧的骨量良好。（y和z）最终螺丝固位种植修复体的唇侧观和殆面观。（aa）最终种植修复体的侧面视图。（bb）微笑时显示最终种植修复体和暴露的牙龈。（手术由Howard Gluckman医生完成）

下颌骨正中联合取骨

手术入路的易行性是下颌骨正中联合取骨的主要优势之一。正中联合可以通过前庭沟或龈沟切口进行暴露。前庭沟切口在尖牙之间的黏膜上，距膜龈联合交界处约1cm。将切口远端限制在尖牙区域可以减少颏神经损伤的风险。前庭沟入路易于进入，但会产生更多的软组织出血和可能的口内瘢痕形成。在做前庭切口时，两块颏肌被切开，建议保留部分冠方纤维的完整性，以便在骨块获取后简化黏膜下层的闭合。龈沟切口应延伸至双侧的前磨牙区域。当存在膜龈缺损时，不应使用龈沟入路，如果是薄龈型，可能会导致牙龈退缩。翻开从颏孔到下颌骨下缘前侧的黏骨膜瓣，暴露下颌骨正中联合。通常需要在下颌骨底部进行附加局部麻醉以阻断颈部神经支配。

暴露下颌骨正中联合，进行骨切开术以获取块状骨移植物。受区所需的骨量决定了移植物的尺寸。骨切开术应保持远离根尖和颏孔至少5mm[37,41]。下颌骨的内层皮质应保持完好。唇侧皮质骨厚，下方的松质骨通常致密。骨切开术可使用硬质合金裂钻（#701）、矢状锯或超声骨刀进行。骨切开术的深度决定了块状移植物的厚度。切口必须至少穿透外层皮质骨。最大深度由下颌骨前部和舌侧皮质骨内侧的厚度决定。骨切口连接后，沿着截骨线敲击单斜骨凿，从基部断离块状骨移植物。沿着下方切口使用凿子时应小心，因为下颌骨边缘可能发生骨折。移除骨块后，可使用刮匙、凿子或钳子获取额外的松质骨。作为替代方法，可以使用宽环钻（10mm）从正中联合获取圆形块状移植物。另外，可以使用环钻、取骨钻或骨刨从颏部获取颗粒状骨移植物[44-45]。

当获取了较大的骨移植物后，供区可填充骨替代物以维持面部轮廓[37,46]。前庭沟切口采用可吸收缝线分层缝合。深层组织应采用4-0聚乳糖

缝线缝合，浅表黏膜主要采用4-0铬肠线缝合。在颏部使用加压敷料以减少水肿、血肿形成和切口开裂等并发症。

下颌正中联合术后并发症的发生率高于其他颌面部供区[38,47-48]。与其他口内部位相比，患者经常抱怨从下颌骨取骨术后疼痛更严重[38,49-50]。前庭入路也可能留下口内瘢痕，这可能对一些患者造成不良影响[49]。下颌前牙感觉改变是常见的术后症状，发生率为13%～31%[37-38,49,51-52]。在取骨，特别是取较厚的骨块时，支配牙齿的骨内管道内容物可能被破坏，但是感觉障碍通常在6个月内消失。需要对前牙进行牙髓治疗的情况很少[53]。口腔黏膜和下颌区域皮肤的神经感觉障碍也很常见。术后早期神经感觉异常的发生率为9.6%～62%[38,54]。患者问卷调查中指出，永久性感觉改变的发生率为13.8%～52%[46-47,54]。

然而，进行客观测试的研究发现，这一比例要低得多（0～13.5%）[49,51-52,55]。颏部的气象官能症也被报道为一种罕见的并发症[47,50]。患者可能担心从颏部取骨可能带来的美学后果。患者已经察觉到术后颏部轮廓的变化，但未通过临床检查证实[46]。在老年患者和移植物较大的情况中，已报道了骨再生不良的影像学证据[56-57]。用牛骨等骨替代物填充供区能更好地保持颏部轮廓[37]。Nóia等[52]注意到一些唇上移，可能与未能确保颏肌的再附着有关。建议避免完全剥离下颌骨下缘的组织[58-59]。虽然绝大多数神经损伤会恢复，但它们会使患者感到不安。在口内获取骨块时使用超声骨刀等设备可减少这些并发症[55]。然而，患者报告的结果指标发现，并发症发病率低，对移植和植入治疗的满意度高[46,51-52,60]。由于下颌骨正中联合并发症发生率较高，因此许多外科医生将该部位用于获取较厚的块状移植物，并更常规地利用其他口内供区（图13-4）。

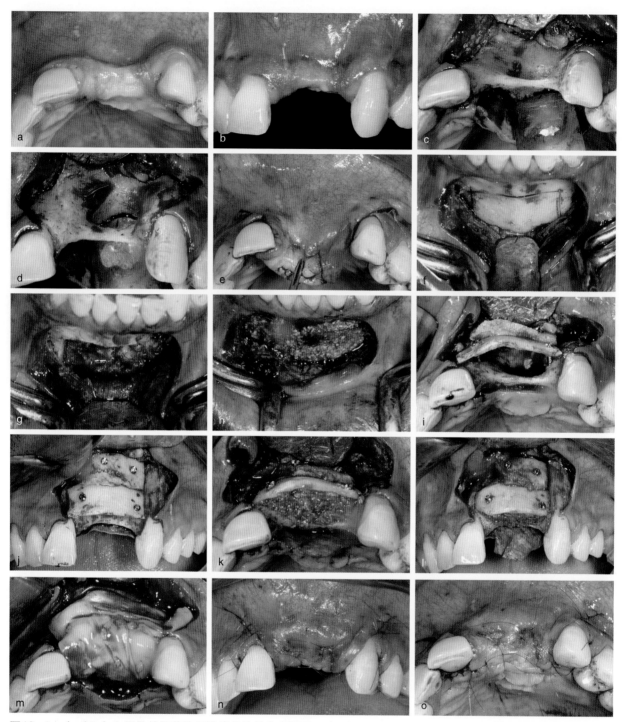

图13-4 （a和b）上颌骨前部萎缩牙槽嵴的术前临床视图。（c）𬌗面观显示上颌骨前部牙槽嵴非常狭窄。（d）可见牙槽嵴唇–腭部全层骨缺损。（e）骨移植前牵拉测试软组织瓣减张范围。（f）下颌骨正中联合通过尖牙之间的前庭沟切口入路。使用超声骨刀制备骨块。（g）用凿子去除皮质骨块后，收获额外的松质骨。（h）正中联合供区部位填充了与PRF混合的牛骨矿化物。（i和j）将骨块分层劈开并用骨钉固定到牙槽嵴唇侧。注意正中联合的弯曲轮廓重建了上颌骨前部牙槽嵴的弯曲轮廓。（k和l）皮质骨片和牙槽嵴缺损的间隙内填充颗粒状自体骨。（m）骨增量区覆盖PRF膜。（n和o）唇侧软组织瓣牵拉覆盖到骨增量区，然后进行一期无张力创口缝合。➡

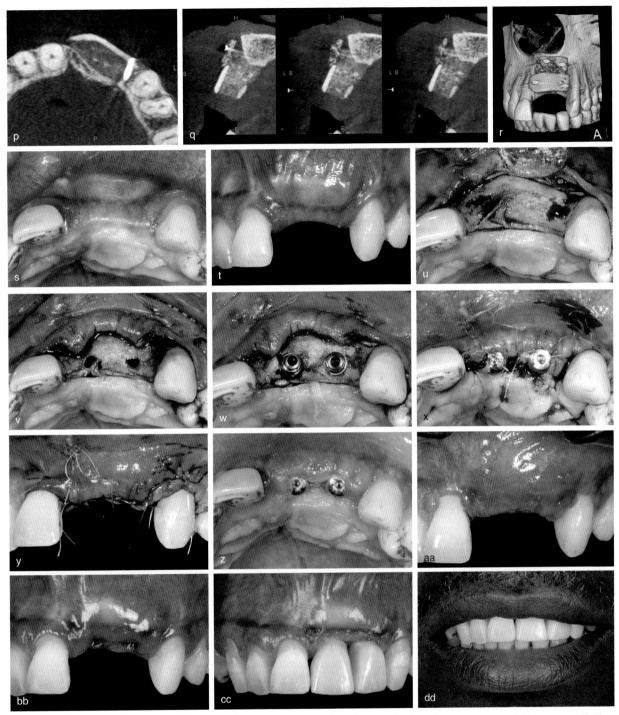

图13-4（续） （p~r）骨增量术后CT扫描。（s和t）牙槽嵴骨增量愈合4个月后。（u）翻开黏骨膜瓣显露骨增量区，可见成骨良好和少量的吸收。（v）种植窝洞预备。（w）植入两个种植体。（x和y）种植体上安装愈合基台。（z~bb）种植体愈合后，重建的上颌骨前部。（cc和dd）安装种植修复体。（手术由Howard Gluckman医生完成）

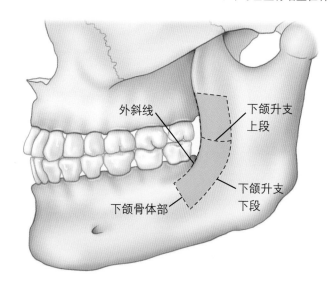

图13-5 用于获取升支块状骨移植物的4处截骨线位置。

外斜线

下颌升支上段

下颌升支下段

下颌骨体部

下颌升支

下颌骨后部是骨获取的极佳供体部位，与前部的正中联合相比有几个优势[38,41,61-64]。下颌升支和下颌骨体部提供厚度约4mm的皮质骨块移植物。这种供区骨形状非常适合轮廓植骨以获得牙槽嵴宽度或高度的增量。它也非常适合与劈开骨移植技术一起使用，或者可以将骨块在骨磨中粉碎。下颌后部也是一个方便使用骨刨或取骨钻获取颗粒骨的部位。因位置优势使其成为下颌后部骨增量的首选供体部位。应使用CBCT扫描评估供区部位的骨解剖和体积，包括升支宽度、皮质骨厚度、外斜嵴和下颌管。

升支取骨

制备移植骨块时，所做的切口类似于用来拔除第三磨牙的切口。沿着后牙的颊侧做一个线形切口。如果下颌后牙缺失，则沿着牙槽嵴顶做一个切口。从第二磨牙的远颊侧以45°角继续向后和侧方延伸，如果没有磨牙，则从磨牙后垫的底部开始。沿着升支向上延伸。然后翻开黏骨膜瓣，显露下颌骨升支和体部。通常需要在这个区

域附加局部浸润麻醉剂，以阻断颈部神经。用一个大拉钩侧面拉开咬肌和颊肌，形成袋状开口。从升支区取骨的限制由手术入路、升支的宽度、冠突、磨牙和下颌管决定。下颌升支的平均前后径约为30mm，下颌小舌通常在中后1/3处[65-66]。下颌骨第二磨牙区的宽度约为15mm，在升支区域变窄至约8mm[66-67]。

获取升支块状骨移植物的4处截骨线位置：外斜线、下颌升支上段、下颌骨体部、下颌升支下段[41,61-62]（图13-5）。增量部位所需的骨量决定截骨的长度。全层皮质骨切口用直柄裂钻（#701）或超声骨刀进行。外斜线切口首先沿升支前缘进行，大约在外斜嵴内侧4~6mm处。这个截骨线可以延伸到冠突的底部，向前延伸到第一磨牙区域。整个距离可产生长度达40mm的骨块。升支上段截骨线通过升支的外侧皮质骨进行，垂直于外斜嵴截骨线。长度通常为7~15mm。下颌骨体部截骨线应在第二磨牙或第一磨牙区域进行，以避免神经损伤。尽管下颌管的颊舌侧位置是可变的，但从下颌管到颊侧皮质骨内侧的距离（髓质骨厚度）在第一磨牙的远中后部为最大（平均：4.05mm），而在第三磨牙区

图13-6 通过下颌骨后部4个区域的截面，测量下颌管至颊侧皮质骨内缘之间的松质骨平均含量。（根据Rachel等[68]的报道重绘）

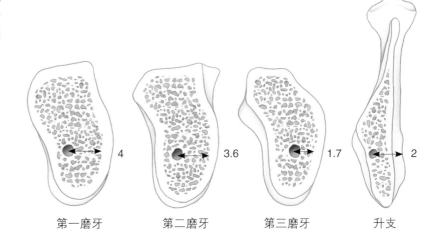

第一磨牙　　　　第二磨牙　　　　第三磨牙　　　　升支

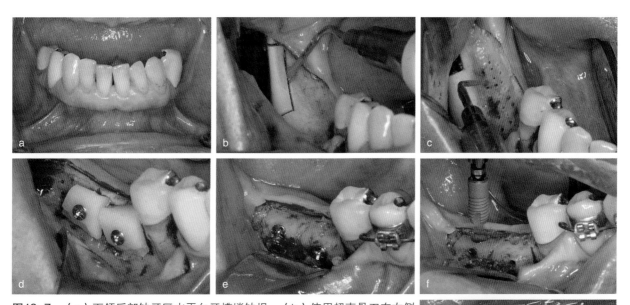

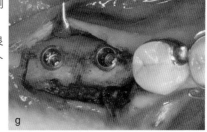

图13-7 （a）下颌后部缺牙区水平向牙槽嵴缺损。（b）使用超声骨刀在右侧下颌升支进行截骨术。（c）使用超声工作尖在颊侧皮质骨上制备骨孔。（d）将升支骨块分成两段并用钛骨钉固定。（e）愈合4个月后，骨移植物结合良好，吸收很小。（f）将4mm×9mm种植体植入到增量的牙槽嵴中。（g）两个种植体的殆面观。（手术由Craig M. Misch医生完成）

域则更接近颊侧[68]（图13-6）。体部截骨线长度也有7~15mm。截骨应逐步深入皮质骨，直到可见松质骨出血。在需要较大骨块的情况下，升支上段截骨线和体部截骨线可以向下颌下缘方向延伸，甚至低于下颌管的位置。较大的骨块可分为两个或多个部分进行（图13-7）。升支下段截骨线只是一个部分厚度的切口，用圆形钻头（#8）或超声骨刀完成。这个截骨线平行于外斜嵴，连

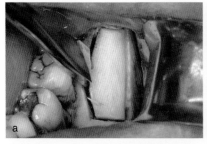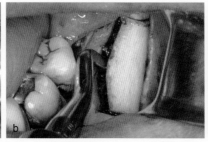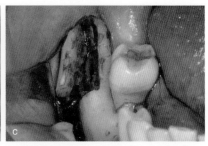

图13-8 （a）使用单面斜凿断开升支骨块，凿子应平行于外侧皮质骨。（b）使用Potts挺从下颌骨撬起升支骨块。（c）移除升支骨块，下牙槽神经暴露。患者术后没有出现任何感觉障碍。

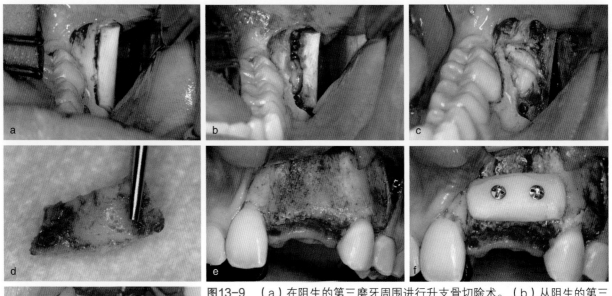

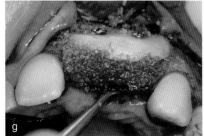

图13-9 （a）在阻生的第三磨牙周围进行升支骨切除术。（b）从阻生的第三磨牙周围获取升支骨块。（c）移除升支骨块暴露了阻生的第三磨牙，以便拔除。（d）升支骨块因第三磨牙向内凹陷。（e）上颌骨牙槽嵴宽度不足，无法植入种植体。（f）升支骨块用骨钉固定在上颌前部牙槽嵴。（g）矿化同种异体骨颗粒填充在骨块周围。（手术由Craig M. Misch医生完成）

接升支上段和体部截骨线，仅部分穿透皮质骨形成一条骨折线，可以位于下颌管的上方、中间或下方。如果需要较大的骨块，这条截骨线可以更靠近下颌骨的下缘。然后用凿子揳入并撬动外斜嵴截骨线来分离骨块。应注意使凿子与下颌骨侧面平行，并控制穿透深度以避免神经损伤（图13-8a）。另一种技术是插入一个拔牙挺撬开骨块（图13-8b）。当制备较大的骨块时，下牙槽神经可能会暴露（图13-8c）。可将胶原敷料置入供区止血。软组织主要用4-0或5-0间断或连续锁边缝合（铬肠线、聚乳糖线）。

下颌升支也是与第三磨牙拔除同期进行骨块获取的便利供区[69]。通常用于青年患者先天性缺牙牙槽嵴缺损的骨增量。如果第三磨牙部分萌出，则在取骨前先拔除牙齿。若第三磨牙阻生，骨块也已经获取完成，阻生牙可以在开窗区予以

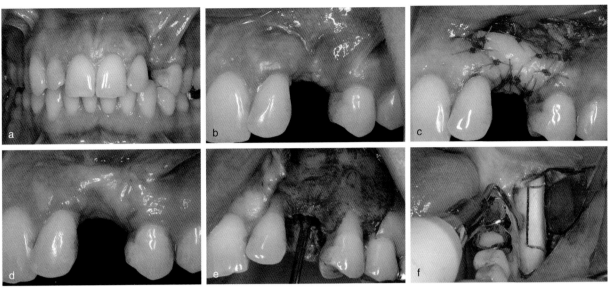

图13-10 （a）患者因GBR手术失败转诊。可见组织瓣过度牵拉关闭创口导致的黏膜瘢痕。（b）唇侧缺少角化龈，沿着侧切牙远中有轻微的附着丧失。（c）进行前庭沟成形术的游离龈移植。（d）游离龈移植术后8周的唇侧观。（e）翻瓣显示缺牙区牙槽嵴及临牙牙根骨量变薄，并有轻度垂直骨缺损。（f）使用超声骨刀在左侧下颌升支行截骨术。➡

拔除，并将获取的皮质骨用于牙槽嵴骨增量（图13-9）。

下颌骨后部是用骨刨获取大量颗粒骨的理想部位[45,70]。这种方法的另一种切口可在颊侧前庭沟切开，类似于矢状劈开截骨术中使用的切口。沿外斜嵴切开并延伸至磨牙区。这种切口设计可用最少的时间暴露下颌骨骨面，并且易于缝合关创。下颌骨暴露面积较大，允许刮骨刀片进行更长的划动，有利于移植物获取。在刮除过程中，皮质骨应反复用无菌生理盐水润滑。还应小心地用无菌生理盐水反复冲洗该区域，以减少唾液流入和细菌污染的风险[11]。可从下颌升支和体部获取多达5mL的颗粒状自体骨移植物。

与下颌骨正中联合相比，下颌升支供区并发症发生率低[38,46,48,50,53-55,64,67]。且患者术后疼痛较轻[38,46,49-50]。术后可能出现张口困难，因此可使用糖皮质激素和/或非甾体抗炎药以帮助减轻功能障碍[51]。患者对下颌升支区域骨切除后面部

变化的担忧较少，且未见轮廓缺损报告。由于邻近下牙槽神经，已发现一些轻微的、短暂的感觉功能改变[51,55]，但大多数研究表明无永久性感觉障碍[38,49-50,55,67,71]。

两篇文章报道2.3%和3.5%的患者在1年后主观上感觉改变，另一项研究通过客观测试发现少数病例感觉减退和感觉异常[51,54]。在适当的位置进行截骨术，避开下颌管路径至关重要。使用超声骨刀可降低神经损伤的风险[55,72]。沿外斜嵴后侧切口可能损伤颊神经。虽然已经发现口腔前庭后方的暂时性感觉改变，但大多数病例并没有这种发现[46,73]。与下颌颏部取骨术后下前牙感觉障碍的常见主诉相反，在下颌升支取骨术后未发现磨牙感觉改变[38,49-51,71]。对比研究发现，与下颌颏部区域相比，从下颌升支获取骨后不适感显著降低，患者满意度显著提高[46,49-50,74-75]。因此，对于许多患者和临床医生来说，下颌骨后部供区已成为首选供区（图13-10）。

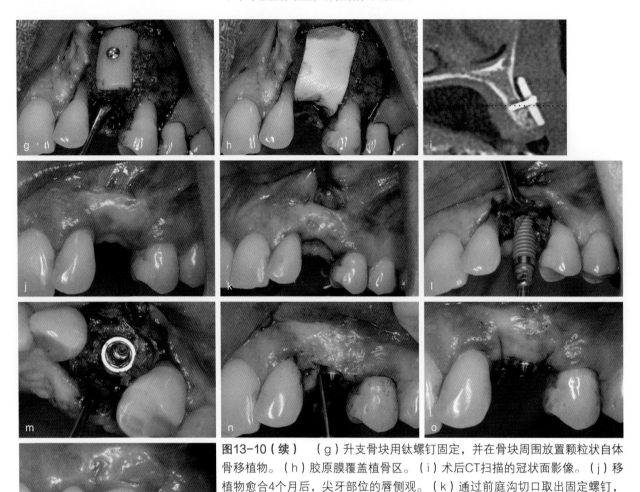

图13-10（续）　（g）升支骨块用钛螺钉固定，并在骨块周围放置颗粒状自体骨移植物。（h）胶原膜覆盖植骨区。（i）术后CT扫描的冠状面影像。（j）移植物愈合4个月后，尖牙部位的唇侧观。（k）通过前庭沟切口取出固定螺钉，以维持植骨区的血液供应。（l）将4mm×11mm的种植体植入愈合的骨移植物中。（m）种植体的𬌗面观。注意增量后的唇侧骨厚度。（n）愈合两个月后，使用Palacci技术暴露种植体，用于重建近中龈乳头。（o）复位软组织瓣并缝合。（p）安装最终修复牙冠，近中龈乳头已生长充填侧切牙牙根覆盖的空间。（手术由Craig M. Misch医生完成）

下颌隆突

尽管有少量使用下颌舌侧隆突的病例报道，但不鼓励使用这种供区进行常规块状骨移植[76]。皮质骨板太致密，不能使种植体及时骨整合。骨隆突处成骨活性低，血运重建减缓[6,77]。这解释了如果创伤导致骨隆突处黏膜裂开，愈合会延迟的原因。

胫骨

胫骨干骺端可为牙槽嵴骨增量提供优质松质骨来源[78-80]。该供区可提供多达25mL松质骨，且发病率低[78-79]。研究发现，可获得的松质骨量与髂前区获取的松质骨量相似[81]。当进入胫骨下头时，还可以获取皮质骨块。手术可在诊室局部麻醉和静脉镇静下进行。

胫骨骨块获取

最常见的供区入路是Gerdy结节的外侧入路，Gerdy结节是胫骨关节面下1.5cm处的骨性突起[78]。也有人提出过胫骨内侧入路[82]。用毛巾卷抬高腿部，膝盖稍弯曲，刮除腿部毛发，用消毒液（聚维酮碘或氯己定）处理皮肤，放置无菌布隔离手术区域，手术应遵循严格的无菌技术。使用无菌手术标记笔规划切口。从腓骨头到胫骨前结节的线的中点显示Gerdy结节的位置，触摸并标记。使用带血管收缩剂的局部麻醉剂沿计划的切口浸润麻醉，然后将局部麻醉针直接指向骨面，在该区域附加浸润麻醉。在腿部前外侧的皮肤直接在Gerdy结节上方做2~3cm斜切口[79]。通常不需要放置止血带，因为出血可通过电凝术控制。在切开髂胫束的皮下和筋膜层后，可以看到骨膜。在骨面上做一个斜切口，并做一个短松弛切口。反转骨膜以暴露胫皮质骨。把形牵开器有助于牵拉致密组织瓣。用裂钻（#702）、来复锯或大环钻（10mm）在皮质骨上开一个1.5cm的孔。外科医生应将钻头指向内侧和下侧，以避开膝关节。皮质相当薄，所以可以从供区撬出一块皮质骨，并放在一边用于重建牙槽嵴缺损。使用骨科骨刨从胫骨下头获取松质骨。如有需要，可将止血材料（如微纤维胶原或明胶）置入骨空腔。用可吸收缝线如3-0聚乳酸分层缝合伤口。用5-0尼龙缝线或皮钉缝合皮肤。应用抗生素软膏，并用弹性加压敷料包裹膝关节（见图12-21）。

胫骨骨折术后疼痛可通过麻醉性止痛药得到良好控制。鼓励患者抬高腿部并冰敷。患者术后可开始供侧腿行走，但几天内应避免完全负重。患者应在4~6周避免剧烈运动，但是此后可恢复正常活动。

该手术的严重并发症发生率低[78-80,83-85]。并发症可能包括血肿、伤口裂开和感染。供区远端腿部瘀斑相当常见。供区周围可能出现一过性局部敏感性损伤。虽然很少见，但大多数胫骨骨折病例是由于腿部取骨位置太低导致的[86]。可以通过小心地行走和在术后最初几个月内尽量减少对胫骨的直接物理损伤来预防骨折[87]。Kirmeier等[85]的研究报告显示，80%的患者在取骨术后没有明显的症状或步态障碍。约91%的患者将局部麻醉下门诊取骨术描述为"不痛苦"，并会再次接受该手术。因此，从胫骨取骨具有并发症低风险，患者体验良好，使其成为髂骨供区的极佳替代选择。

髂骨

髂骨是块状骨移植物的最大来源。它还提供了高比例的松质骨与皮质骨和最大的成骨细胞浓度。外科医生可以获取皮质骨块或皮质松质骨块以及颗粒松质骨。髂骨是重建严重萎缩、创伤、种植失败、感染或病理导致的缺牙患者较大骨缺损的首选供体部位。它还适用于严重萎缩上下颌无牙颌患者的治疗（图13-11和图13-12）。Le Fort Ⅰ型截骨术与夹层髂骨移植用于萎缩上颌骨重建已有充分的文献记载。上颌骨截骨并向下和向前移动，皮质松质骨块置于面中部、上颌骨和腭骨之间，并使用钢板骨钉来确保稳定[64,88]，有早期文献报告关于利用该技术并同期植入机械加工表面种植体[89-90]。移植物愈合后延期种植体植入和使用有表面处理的种植体已被证明可以增加种植体存活率[88,91-93]。

Le Fort Ⅰ型截骨夹层植骨术同时解决了长期无牙颌患者常见的骨量不足和牙弓不一致问题。然而，该手术通常需要住院治疗。重建萎缩的上颌无牙颌的另一种方法是在上颌骨前区行块状Onlay植骨和后区行上颌窦提升植骨术。上颌骨植骨后需要4~6个月的愈合时间，为延期种植做准备。目前，由于已有文献证明短种植体的应用

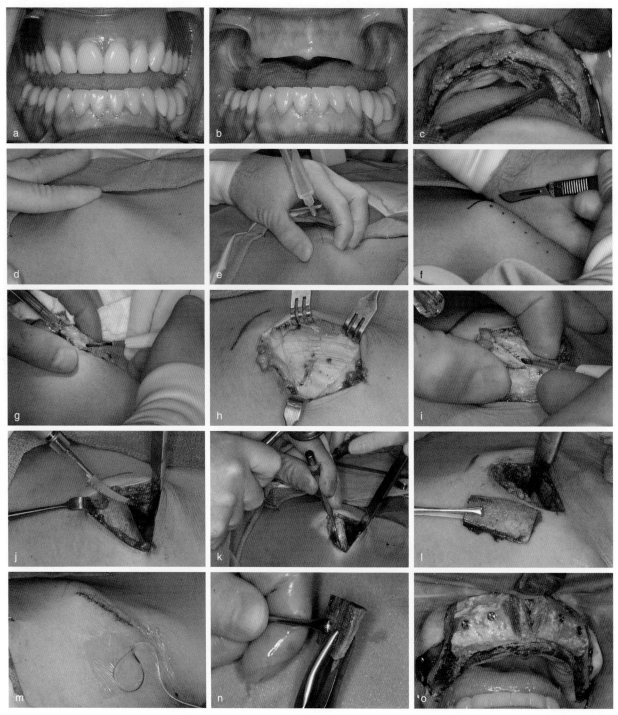

图13-11 （a）42岁女性，佩戴上颌全口义齿20年。患者希望更换成固定义齿模仿天然牙的外观。（b）萎缩上颌骨的临床视图。（c）翻瓣显露牙槽嵴骨丧失，需要较大量的水平骨增量和中等量的垂直骨增量。（d）触诊髂前棘为前入路获取髂骨做准备。（e）沿髂嵴注射含血管收缩剂的局部麻醉剂。（f）在进行初始切口前向内侧拉伸皮肤。（g）电刀用于解剖皮下组织。（h）暴露髂嵴上的Scarpa筋膜。（i）用电刀做筋膜切口。（j）暴露髂前上棘和髂窝用来复锯进行截骨。（k）用骨凿精细截骨，并从髂嵴上制备块状骨移植物。（l）从髂嵴获取含皮质骨和松质骨的块状骨移植物。（m）髂骨供区初期创口关闭并放置布比卡因止痛泵。（n）用咬骨钳塑形可压缩松质骨，以改善与牙槽嵴形态的吻合。（o）骨块移植物用钛钉固定于萎缩的上颌骨。➡

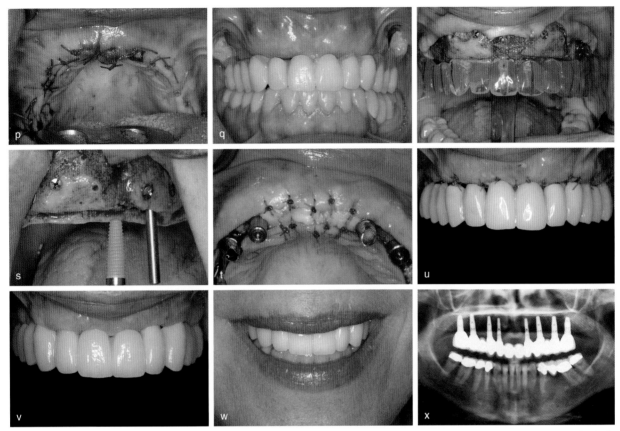

图13-11（续） （p）唇侧软组织瓣减张并推进至无张力初期关闭。（q）试戴义齿蜡型，为制作种植手术导板做准备。（r）4个月后暴露愈合良好的上颌骨并试戴种植手术导板。（s）将种植体植入已愈合的骨移植物中。（t）经过2个月的愈合，暴露种植体以进行软组织增量和制作固定临时义齿。（u）植入种植体支持临时修复桥。（v）植入最终种植体支持固定种植桥。这满足了患者对模仿天然牙外观义齿的愿望。（w）义齿完成后的微笑像。（x）术后全景X线片。（手术由Craig M. Misch医生完成；修复体由Katherine Misch医生制作）

对修复体支撑同样有效，萎缩的下颌无牙颌植骨逐渐减少[94-95]。然而，如果骨缺损严重到无法植入短种植体，或者存在病理性骨折风险时，则可考虑髂骨取骨。

尽管髂骨取骨术可行性好，但需要手术室环境和全身麻醉。对于没有医疗保险的患者，手术费用可能高得令人望而却步。两个手术团队联合进行髂骨取骨以及受区口腔准备，可缩短手术和麻醉时间。该手术通常为门诊手术，患者可在监护下居家康复。

在大多数情况下，可通过髂关节前入路获取足够的骨量。髂骨后入路通常用于需要大量松质骨的大面积重建手术。此外，需要在后入路取骨后旋转患者体位是该方法固有的缺点。虽然据报道后入路取骨的术后疼痛较轻，但使用长效局部麻醉剂（如布比卡因）或插入局部麻醉输液泵可减少前入路取骨术后的早期疼痛[96-100]（图13-11m）。

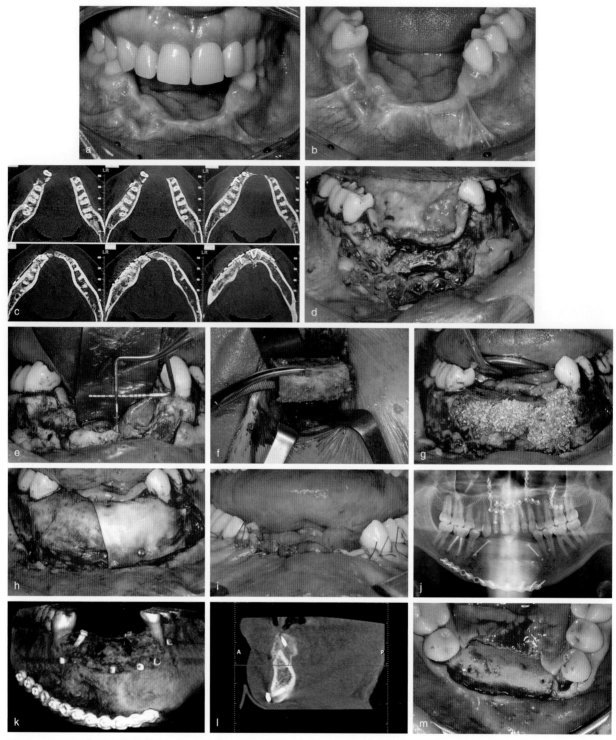

图13-12 （a）患者上颌骨和下颌骨骨折，采用接骨板治疗。下颌牙外伤性缺失，种植位点条件差。（b）下颌骨垂直向骨缺损的唇侧观。（c）下颌骨骨折修复的CT扫描。（d）翻开黏骨膜瓣，暴露骨床并去除接骨板。（e）下颌前部垂直骨缺损。（f）从髂骨获取J形皮质松质骨块。（g）骨块成形以重建牙槽嵴骨缺损并用钛钉固定。薄层颗粒牛骨矿化物放置在骨块上以减少吸收。（h）覆盖可吸收的胶原膜，用膜钉固定。（i）组织瓣减张松解并推进到骨移植物上无张力初期创口关闭。（j）下颌骨重建术后全景X线片。（k）术后4个月CT扫描的3D图像。（l）术后4个月CT扫描的横截面图像显示骨增量良好。（m）愈合的块状骨移植物的𬌗面观。➡

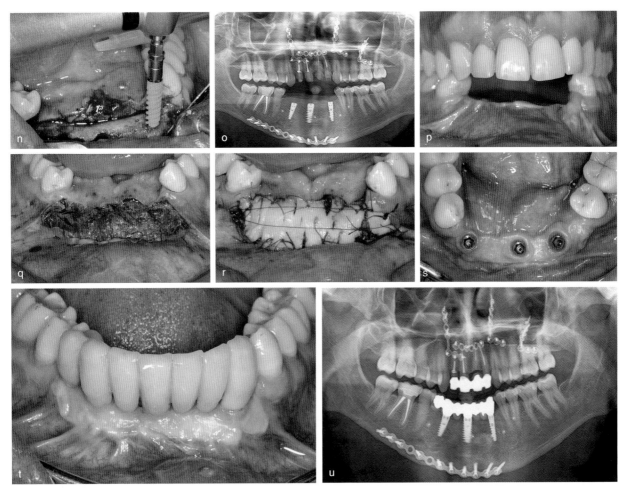

图13-12（续） （n）骨增量术后，在愈合的骨移植物中植入3个种植体。（o）在重建区域种植体植入术后全景X线片。（p）在重建的下颌骨植入种植体愈合3个月后的唇侧观。（q）二期暴露种植体同时进行了前庭沟成形术。（r）从上腭获取游离龈移植物，用缝线固定到下颌骨前部。（s）软组织移植物愈合2个月后𬌗面观，可见大量角化龈。（t）种植体支持最终修复桥架的唇侧观。（u）修复完成后拍摄的全景X线片。（手术由Matteo Chiapasco医生完成）

髂骨获取

为了获取髂骨移植物，患者应平卧在手术台上。做好消毒准备，并用无菌布覆盖。为避免供区和受区部位的交叉污染，各区单独消毒。在骨盆下方放置一个髋部卷垫，以突出髂前嵴的解剖结构。

使用手术笔标记髂前上棘（ASIS）。一只手放置在髂嵴内侧，向下压腹部。这使得产生的瘢痕不是直接在髂嵴上，也不会被皮带或衣服干扰。切口计划在髂嵴上，从ASIS开始1~2cm，以避免损伤股外侧皮神经。用#10刀片制作4~6cm的皮肤切口，终止于髂结节前1~2cm处。继续通过皮下组织向Scarpa筋膜解剖。用手指引入无菌纱布，分离皮下脂肪，暴露筋膜。使用电刀控制小血管出血。通过Scarpa筋膜切开，避开髂腰肌和臀肌，识别髂前嵴上覆盖的低血液供应组织平

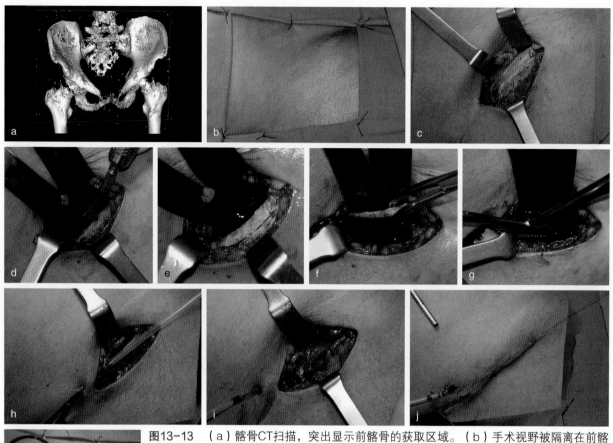

图13-13 （a）髂骨CT扫描，突出显示前髂骨的获取区域。（b）手术视野被隔离在前髂骨周围。（c）在距髂前棘约2cm处沿髂嵴切开皮肤。确定腹直肌（内侧）和臀肌（外侧）的插入点。用刀片切开骨膜，以接近下层的骨。（d和e）将被获取的骨段用振荡和来复锯勾勒出来。（f）用凿子分离骨块。（g）用手术刮匙获取松质骨。（h）放置引流管以减少术后血肿的风险。（i）第一层关闭包括骨膜和肌肉止点。（j）皮下缝合以适应皮肤边缘，然后皮内缝合以进行初期创口关闭。（k）放置无菌条，并激活引流以持续吸引。（手术由Matteo Chiapasco医生完成）

面。切开骨膜并折叠在髂嵴上。计划的移植物形态和大小决定是否需要折叠内侧骨膜和髂肌、外侧骨膜和附着的臀肌，或两侧骨膜。骨内侧面更容易暴露，因此较大的皮质松质骨移植物应通过内侧入路获取。骨膜下剥离继续向皮质内侧方向进行。识别髂肌并折叠以暴露内侧髂窝。然后使用一个大的钝性牵开器向内侧牵开组织并在取骨期间对其进行保护。

从髂骨获取的骨块形态各异。对于水平骨增量，可从内表面获取松质骨块。对于三维重建，可利用髂嵴形状恢复牙槽嵴轮廓。对于严重缺损，也可获取3层（全层）皮质松质骨移植物。在无菌生理盐水充分冲洗下，使用骨锯、钻头和/或凿子进行块骨获取。重要的是保持与ASIS的最小安全距离1cm，以防止骨折和保留阔筋膜张肌附着。截骨术后，使用直和弯截骨器分离和移除骨块，用骨凿和骨刨获取更多的松质骨。收集的骨保存在无菌生理盐水或贫血小板血浆中。髂骨皮质的边缘应用锉刀或骨锉加工平整。止血剂（如微纤维胶原或明胶海绵）可置于松质骨上。在骨膜层闭合后，可通过远端皮肤穿刺将止痛泵麻醉导管导入该部位。肌层和皮下组织用聚乳酸缝线通过褥式缝合和间断缝合。皮肤边缘可外翻并用尼龙线行褥式缝合或外科钉缝合。抗生素软膏涂在伤口上，并在该部位贴上敷料（图13-13）。

如果插入止痛泵，则术后两天取出。告知患者至少1周避免取骨侧腿部完全负重。拐杖或助行器可用于辅助行走。从左髂获取移植物可使患者更早恢复开车。患者应在术后至少6周避免运动和举重物[101]。

虽然髂骨可提供最多的骨，但它也是所有供体部位中不适感最高的。髂部术后急性疼痛是患者最常见的抱怨[102-103]。使用局部麻醉泵入装置可以提供超出药理作用时间的特殊疼痛控制[99,104]。为使患者舒适，建议使用麻醉剂和/或非甾体抗炎药进行提前镇痛。供体部位的慢性疼痛，在少数患者中可能是不可避免的[105]，Herford和Dean[106]在他们114例患者的系列研究中发现，10%的患者疼痛超过16周。暂时的步态障碍可能需要1周或更长时间的辅助步行。感染、血肿和水肿形成的发生率低[107-108]。报道了8%～38%的患者在髂骨取骨术后出现感觉异常或皮肤麻木[107]。在大多数情况下，这是暂时的，许多患者不知道感觉丧失[101]。虽然一些患者可能反对瘢痕，但它被衣服覆盖，大多数患者没有抱怨[101]。当三皮质骨移植物被获取时，骨嵴的轮廓可能会有轻微的畸形，如果骨获取太接近髂前棘，则可能发生应力骨折，但这种情况很少见，通常采用保守治疗[105,108]。患者报告的髂骨移植结果显示满意度高，长期后遗症轻微，口腔

健康明显改善[101-103,109-111]。

颅骨

在口腔外供体部位中，颅骨是髂骨和胫骨的可靠替代物。该供区可以提供足量的骨，以块状或颗粒状的形式，以及高质量的致密皮质骨，使其吸收量极小。典型的供区是顶骨。从单个供体部位可以获得多达50mm的骨，这大约是口腔内供体部位获得数量的4～5倍。

颅骨通常用于部分或完全无牙患者的较大缺损，如萎缩、创伤、以前的失败种植体、感染或肿瘤切除。由于骨质量好！吸收率低，大多数已发表的研究都使用颅骨进行Onlay骨增量，而不是Inlay骨增量[112-125]。

虽然顶骨颅骨提供了良好的手术可及性，但通常需要气管插管或鼻气管插管全身麻醉和使用手术室。建议采用控制性降压来减少手术期间的出血[118,125]。对于使用GBR或钛网治疗的大面积缺损，使用骨刨进行骨获取，可以使用静脉镇静下局部麻醉[126]。与髂骨获取不同，两个团队可以同时进行，颅骨获取必须在口腔受区准备前进行。虽然这可以由接受过高级重建手术培训和经验丰富的口腔颌面外科医生进行，但一些外科医生可能要求神经外科医生的支持，以处理极其罕见（发生率＜0.1%）但可能危及生命的并发症，如脑膜撕裂、穿透颅内内容物、弥漫性硬膜外或硬膜下出血或矢状窦撕裂[115]。由于顶骨骨厚度可能有很大差异，术前必须对CT扫描进行仔细评估。颅穹隆通常由较厚的外层和与硬脑膜接触的较薄的内层构成。理想情况下，两个皮质层由松质骨分开。然而，皮质层可能融合在一起。在后一种情况下，获取两层皮质骨时，暴露或撕裂硬脑膜的风险可能性大，特别是在获取骨块时。因此，术前对颅骨解剖进行关键的X线评估是必需的（图13-14）。

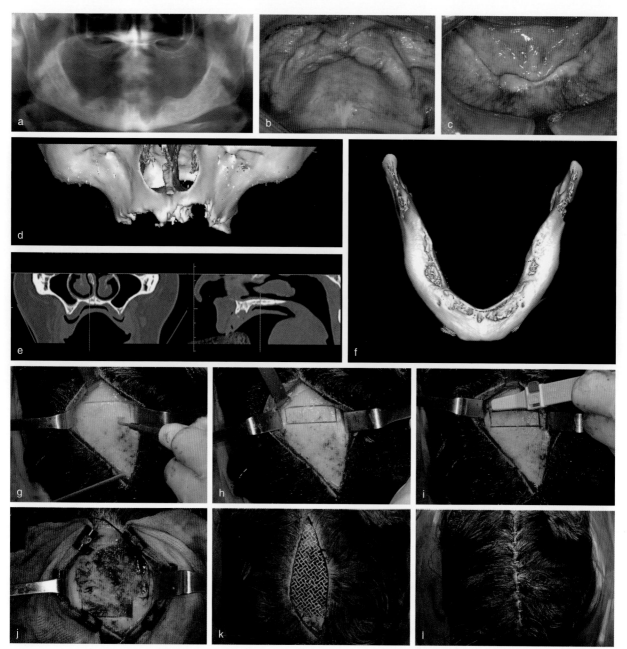

图13-14 （a）上颌骨和下颌骨移除失败种植体后的全景X线片。（b）萎缩的上颌无牙颌术前视图。（c）萎缩的下颌无牙颌术前视图。（d）上颌骨CT扫描显示失败种植体导致严重的骨萎缩和牙槽嵴缺损。（e）上颌骨CT扫描。（f）下颌骨CT扫描显示失败种植体导致严重骨萎缩和牙槽嵴缺损。（g）在顶骨区域进行全层矢状旁切口后，使用超声骨刀勾勒出块状物的外形。（h）在颅骨外层完成截骨术。（i）使用骨刨收获颗粒状自体骨。（j）从顶骨外皮质收获6块骨片后的供区情况。（k）钛网放置在供区以促进颅骨外皮质的再生。（l）组织瓣分层关闭，皮肤边缘用外科皮钉固定。➡

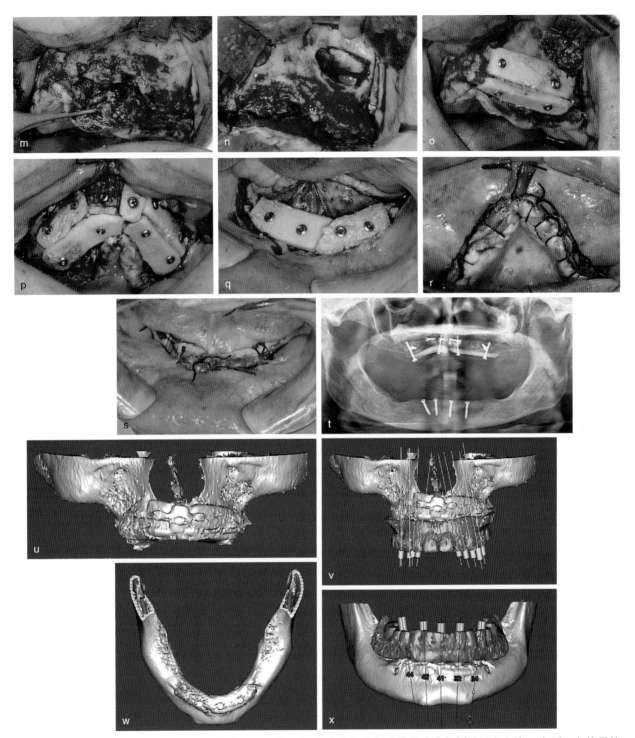

图13-14（续） （m）翻全厚瓣显露萎缩的上颌骨。（n）为上颌窦提升植骨术准备侧壁开窗入路。（o和p）使用钛钉固定颅骨块进行上颌骨的水平和垂直增量。（q）使用钛钉固定颅骨块进行下颌骨的垂直增量。（r）组织瓣减张牵拉并推进到上颌骨Onlay骨移植物上。（s）组织瓣减张牵拉并推进到下颌骨Onlay骨移植物上。（t）上颌骨和下颌骨重建后的全景X线片。（u）愈合6个月后，CT扫描的上颌骨3D图像。（v）三维重建用于上颌骨种植的虚拟规划。（w）愈合6个月后CT扫描的下颌骨3D图像。（x）三维重建用于下颌骨种植的虚拟规划。➡

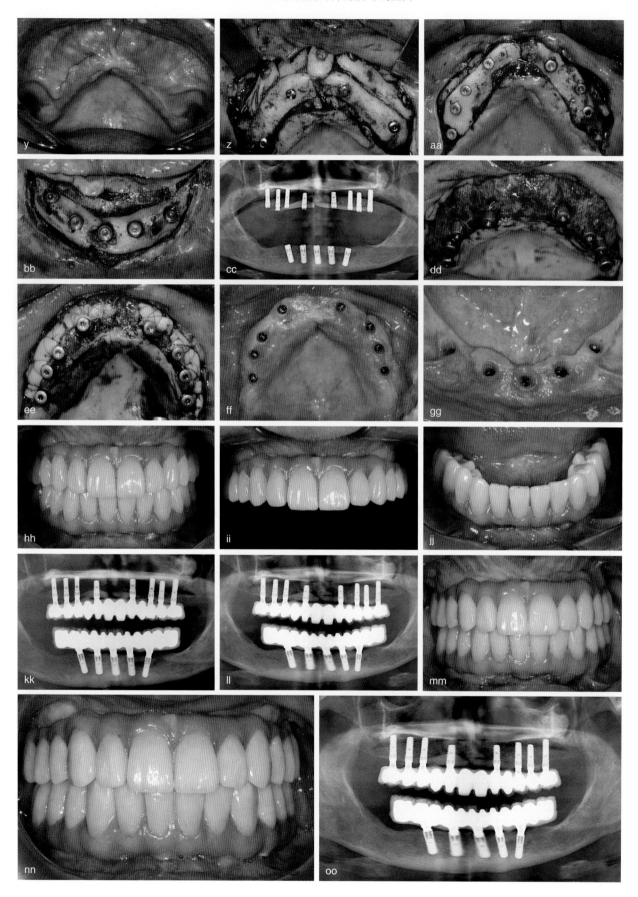

颅骨取骨

过去，手术准备时须剃光头皮。然而，用消毒制剂消毒可以保留头发，创造无菌环境。面部皮肤和颈部也用聚维酮碘或高浓度氯己定溶液彻底消毒，患者用无菌布覆盖。为了减少顶骨区域切口期间的出血，建议局部浸润麻醉附加肾上腺素。进入颅穹隆可以通过半冠状切口或矢状旁切口。切口的长度根据手术需要而异。全层切口皮肤、皮下组织、帽状腱膜和颅骨膜。如果进行半冠状切口，应在颞肌血管后边勾勒设计切口线，以防止大量出血。一些外科医生更喜欢矢状旁切口，因为没有遇到任何相关动脉血管的风险。为了控制皮下血管出血，必须谨慎使用电灼术，以避免对毛囊的热损伤和随后的局部脱发。可以借助Raney夹止血，也可以用无菌布覆盖头发，然后收回切口边缘，暴露顶骨外皮质骨层，矢状缝线（上边缘）和颞顶缝线（下边缘）之间为适合的取骨区域。

骨块截骨术最好在大量无菌生理盐水灌洗下使用超声骨刀进行，因为这种方法比使用传统的裂钻或来复锯更安全。根据重建的手术需要，骨块的形状和尺寸可能不同。对于严重萎缩的上下颌前部的垂直重建，建议使用弯曲的骨块，以改善对缺损形态的适应性。对于上下颌后部的重建，首选矩形骨块。此外，截骨术可以根据颅穹隆的弯曲轮廓进行，同时牢记口内缺损的形状。这将简化接下来的步骤，即适应和固定骨块到受区。当存在一个很好的板障骨层时，在切除外皮层后会出现中度出血，这代表可能获取的骨块厚度的参考点。在板障骨减少或缺失的情况下，截骨深度不好控制，必须谨慎进行。用木槌和细弯凿子分离骨块，凿子必须保持与颅穹隆平行，切割边缘穿过板障骨。必须极其小心，避免损伤内皮质骨层并穿透颅腔。同样至关重要的是，至少在距矢状缝外侧1.5cm处进行截骨。该缝以下是矢状窦，一个大型静脉血管，如果损坏可能会导致危及生命的、难以控制的出血。

根据重建需要，大部分骨块可从顶骨获取。第一个骨块是最难获取的，因为截骨的边缘通常很薄，特别是使用超声骨刀时，这使得保持凿子更接近水平面时变得困难。为了改善凿子进入通道，可以沿着截骨处使用骨刨来创建一个沟槽。这种方法可以收集重建过程中可能使用的颗粒骨，更容易识别双层骨板的形态，并为凿子创造更宽的进入通道。

图13-14（续） （y）术前上颌骨愈合6个月后的视图。（z）翻黏骨膜瓣显露出愈合的上颌骨移植物，可见移植物吸收较小。（aa）愈合的上颌骨移植物的殆面观。（bb）5个种植体植入在重建的下颌骨中。（cc）上颌和下颌种植体的术后全景X线片。（dd）进行了前庭沟软组织成形术，暴露了上颌种植体以放置愈合基台。（ee）从上腭获取游离龈移植物缝合固定到种植体唇侧。（ff）牙龈软组织移植物增加了种植体唇面角化龈的量。（gg）下颌种植体暴露后的软组织愈合。（hh~jj）最终固定的种植体支持义齿桥架的唇侧观。（kk）最终修复后的上下颌种植体的全景X线片。（ll）上颌和下颌种植体5年时随访的全景X线片。注意种植体周围稳定的边缘骨水平。（mm）随访5年时种植修复体的临床视图。（nn）随访10年时种植修复体的临床视图。（oo）随访10年时上颌和下颌种植体的全景X线片。注意种植体周围稳定的边缘骨水平。（手术由Matteo Chiapasco医生完成）

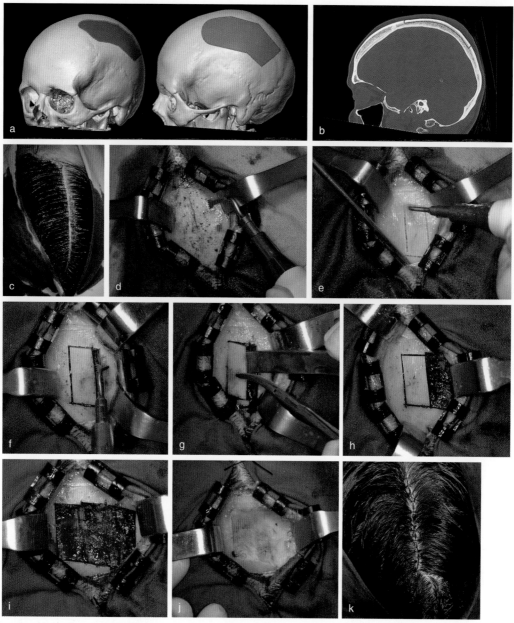

图13-15 （a）顶骨的取骨区域。（b）骨取自颅骨的外层皮质骨，保留了颅骨的内层。（c）头发消毒，该区预备好切口线。（d）进行全层切口，即顶骨的外层皮质骨暴露，使用超声骨刀进行截骨线的预备。（e）根据手术需要勾画出切除骨段的尺寸。（f）外部用有角度的超声骨刀尖端将皮质骨与板障骨分离。（g）骨块用精细的弯曲骨凿分离。（h）以类似方式获取第二部分。（i）4块骨被获取。（j）取骨后，通过外科手术止血蜡止血。（k）缝合关创，第一层包括帽状腱膜和皮下组织，第二层为皮肤缝合。（手术由Matteo Chiapasco医生完成）

一旦第一个骨块被获取，接下来的骨块移除就更容易了，因为可以更好地控制骨块厚度。移除骨块后立即保存在无菌生理盐水中。在取骨结束时，供区部位的尖锐边缘可以用骨刨平整，这将又能获取更多的颗粒骨，并减少骨获取所产生的步骤，但这样可能会造成颅穹隆的轻微轮廓畸形。这些额外的骨屑有助于填充颅骨块和受区部位之间的空隙。来自供区血管的出血都可以用骨蜡轻松控制（图13-15）。

颅骨骨屑的收集也可以只用骨刨进行。这种手术仅适用于即使使用了两块下颌升支，口内骨收集仍不足的情况。这种手术也可以用于在重建严重萎缩的上颌无牙颌或下颌萎缩缺牙位点时使用较大的GBR或钛网骨移植[126]。收集过程遵循与先前描述的顶骨手术入路相同的原则。然而，切口通常更有限，而且由于只涉及顶骨外皮质骨的表面，因此在手术中引起重大并发症的风险几乎不存在。在像颅骨这样的曲面上使用骨刨是非常直接的，与口腔相比，进入也更容易。这种方法的术后发病率是最低的。

在特定情况下，也可以收获部分颅骨外膜的片段，目的是在重建完成后用额外的软组织层覆盖颅骨块。此操作可以减少移植物开裂暴露的风险[118,125,127]。入路用两层缝线关闭：一层包括骨膜、帽状腱膜和皮下组织，使用3-0聚乳酸缝线；另一层包括皮肤，使用4-0或5-0尼龙缝线，皮肤也可以用无菌手术缝线关闭。

颅骨移植的患者报告结果显示满意度很高，因为术后发病率很低。通常只有轻微的疼痛和肿胀，或血肿风险，长期后遗症较轻[125]。严重并发症如颅内穿透或术后硬膜外或硬膜下出血的报告发生率低于0.1%。绝大多数发生这些并发症的病例是由教学医院经验较少的外科医生进行的[112,115]。与髂骨移植相比，颅骨取骨的发病率要低得多，但这两个供体部位都与患者满意度高相关[111,128-129]。

在不同的自体骨供体部位中，无论在种植体植入前或植入后，颅骨移植物的体积变化都是最小的[64,112-114,116-120,122-125,128]。Chiapasco等最近发表的一篇关于颅骨三维移植的文章[125]显示，植入前的骨吸收非常有限，范围为0～1mm［平均：0.13mm；标准差（SD）：±0.71；中位数：0］。这与其他研究结果一致[112-113,116-117,120,122-124,128]。虽然颅骨厚皮质层可防止移植物吸收，但植入受区可能需要较长的愈合期。移植物通过致密骨的血运重建首先需要一个吸收期，以允许新血管穿透，此后新的骨质可以形成。特别是多层垂直和/或水平骨重建需要4～6个月的最少愈合时间[64,112-113,116-120,122-125,128]。在颅骨移植物重建的部位，长期种植体存活率和种植体周围骨水平都非常良好。在一项对用颅骨移植物重建萎缩牙槽嵴的长期随访研究中（72例患者，330个种植体），Chiapazco等[125]报道了平均8年（范围：3～18年）的平均种植体存活率为98.4%，观察期结束时种植体周围骨吸收仅为1.11mm（范围：0.00～4.8mm；SD：1.14）。

片骨技术

片骨技术（SBB）是由Fouad Khoury开发的一种提高块状骨移植生物学反应的方法[36]。因为皮质骨块需要更多的时间来血运重建、重塑和结合。一整个骨块也很难成形以适应牙槽嵴缺损。SBB技术使用薄皮质骨板作为外部支架，在远离牙槽嵴的位置用骨钉固定，结合自体骨屑填充空间，无需任何额外的生物材料或膜覆盖[36,130-132]。这种技术可用于扩充更大面积和/或三维重建部位的骨块数量[133]。薄骨板允许构建复杂的形状和重建复杂的解剖结构。从下颌骨正中联合获取的骨块具有自然的曲线，可重建上颌骨或下颌骨的形状。骨片切割时，可多次部分厚度切割，允许轻微弯曲，以重建上颌骨或下颌骨的弯曲拱形[134]（见图3-17）。从生物学角度来看，这使得移植物的血运重建变得更容易和更快，从而加速骨再生[36]。因此，仅在愈合后3个月即可植入种植体。然而，SBB技术的技术敏感性高，并且可能耗时。

从下颌升支区域获取皮质骨块的过程类似于之前所述。骨块也可以从下颌正中联合获取，但这个供体部位有更多的并发症。虽然Khoury使用带有金刚砂片轮的微型锯进行截骨术，但也可以使用其他工具，如钻头和超声骨刀[36,131]。用金刚砂片轮将获取的皮质骨块纵向分成两个薄骨片。可以使用骨刨搔刮骨块，在收集颗粒骨的同时形成厚度均匀的1mm骨片。骨刨也可以用于收集额外的颗粒骨屑。

当植骨位点存在邻牙时，瓣的设计应包括其根方突起，因为这个区域可以用来稳定骨片。根方突起有助于支撑骨片，因为螺钉拉紧骨片覆盖在牙根上。骨片不应直接放在牙根表面。

修整薄层皮质骨片的轮廓和位置适合于牙槽嵴。使用SBB技术，骨片用1mm的不锈钢骨钉固定在牙槽嵴上。骨钉螺纹既啮合骨片又啮合受区骨。每个骨片应至少用两枚骨钉固定，如果骨片较大或受植区域骨质较软，则可能需要3枚骨钉。每枚骨钉应插入基骨足够深以稳定骨块。螺钉长度的选择也取决于骨片与受区骨的位置条件。在将骨片固定在供区骨上后，使用3~5mm的钻头磨光边缘，使骨边缘与周围的骨连续。

将自体骨屑填充到骨片间或牙槽嵴与骨片之间的缝隙，颗粒骨先填充到基底，分层填充，避免填充不足出现空腔，骨片应牢固地贴合植骨区域，然后用4~6层富血小板纤维蛋白膜覆盖骨移植物，以促进软组织愈合。

使用SBB技术行水平骨增量时，修整一片薄皮质骨片的轮廓并沿着牙槽嵴侧面位置放置。所需的水平骨增量决定于骨片距离牙槽嵴侧面的位置空间。骨片的厚度不应包括在理想的牙槽嵴增量的尺寸中，因为皮质骨可能会发生一些吸收。

使用SBB技术行萎缩牙槽嵴垂直骨增量时，将一个薄皮质骨片水平放置在牙槽嵴的上方。牙槽嵴顶上方的骨片由骨缺损的边缘支撑，用至少两枚微螺钉固定。皮质骨块和牙槽嵴之间的空间用颗粒状自体骨填充。舌侧或腭侧骨膜形成颗粒状移植物的内侧壁。然后第二个骨片垂直放置在移植物的侧面，形成一个"盒子"，完成缺损的重建。颊侧骨板先用一枚骨钉固定，然后旋转到一边，以便填充自体骨屑。骨屑填充良好后，再将颊侧骨片旋转复位，并用最后一枚骨钉进行固定。对于更复杂的3D垂直骨缺损，也可以沿着腭侧或舌侧的牙槽嵴放置薄骨片。首先固定颊侧骨片，然后通过颊侧骨板放置两枚长螺钉，以啮合和固定腭/舌骨片。也可以用反角螺丝刀从腭/舌侧植入短螺钉。然后用自体骨屑填充骨片之间的空间。可在上方额外用骨片覆盖骨移植区，但这对于骨形成不是必需的。如果使用，上层骨片至少用3枚螺钉固定在移植物上（图13-16和图13-17）。

Khoury和Hidajat[130]报道了一项回顾性研究，使用SBB技术治疗318例患者，进行了431处骨移植（307处在侧面，124处在垂直向/3D）。在愈合后3~4个月，有287个位点同期植入种植体和449个位点延期植入种植体。他们报告了极少的并发症，包括感染（0.2%）、小范围移植物暴露（1.2%）、移植物骨再生不完全（1.8%）和骨吸收＞15%（2.4%）。没有移植物失败，种植体均按计划植入所有部位。两年后种植体存活率为100%。Khoury和Hanser[132]报道了142例患者使用SBB技术治疗上颌骨后部广泛的垂直和水平骨缺损，并随访至少10年。在愈合后3个月，有356个种植体植入到154个骨移植位点。获得的平均

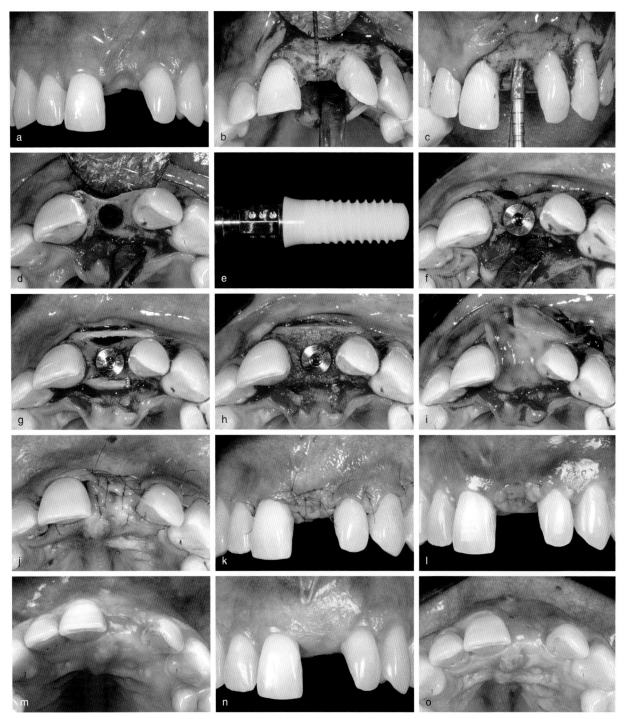

图13-16 （a）上颌左侧中切牙缺失和骨缺损的唇侧观。（b）翻起黏骨膜瓣显露上颌骨缺损。（c）使用Densa bur（Versah）在缺损牙槽嵴上准备种植窝洞。（d）种植窝洞的𬌗面观显示唇侧骨量不足。（e）4.1mm×11mm氧化锆种植体。（f）将种植体植入并放置愈合基台的𬌗面观。（g）骨缺损用两枚微螺钉固定的劈开皮质骨片行骨重建。（h）在骨片和牙槽嵴之间填充颗粒状自体骨。（i）骨移植物上覆盖PRF膜。（j）唇侧组织瓣推进到骨移植物上进行初期创口关闭。（k）骨移植物缝合后的唇侧观。（l和m）骨移植物上软组织愈合的唇侧观和𬌗面观。（n和o）愈合的骨移植物与种植体的唇侧观和𬌗面观。➡

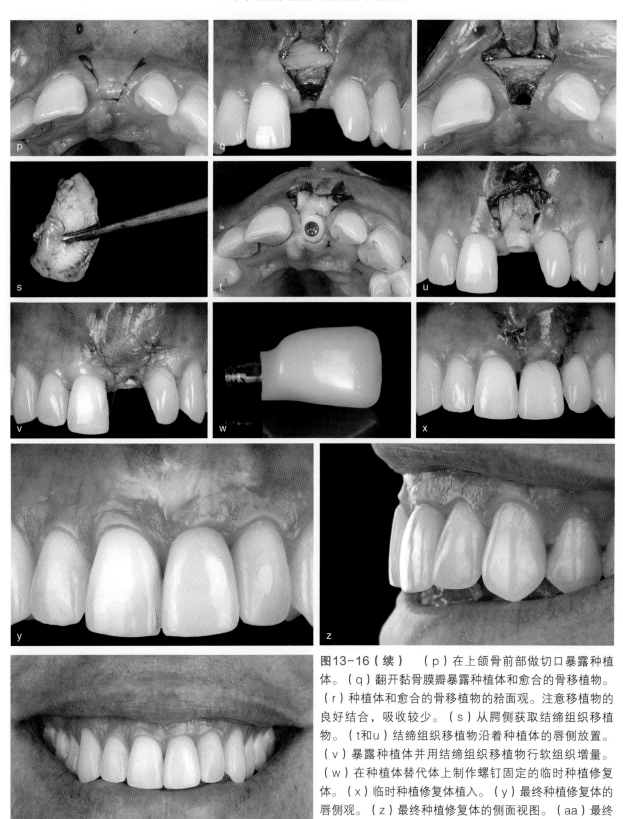

图13-16（续） （p）在上颌骨前部做切口暴露种植体。（q）翻开黏骨膜瓣暴露种植体和愈合的骨移植物。（r）种植体和愈合的骨移植物的殆面观。注意移植物的良好结合，吸收较少。（s）从腭侧获取结缔组织移植物。（t和u）结缔组织移植物沿着种植体的唇侧放置。（v）暴露种植体并用结缔组织移植物行软组织增量。（w）在种植体替代体上制作螺钉固定的临时种植修复体。（x）临时种植修复体植入。（y）最终种植修复体的唇侧观。（z）最终种植修复体的侧面视图。（aa）最终种植修复体的微笑视图。（手术由Howard Gluckman医生完成）

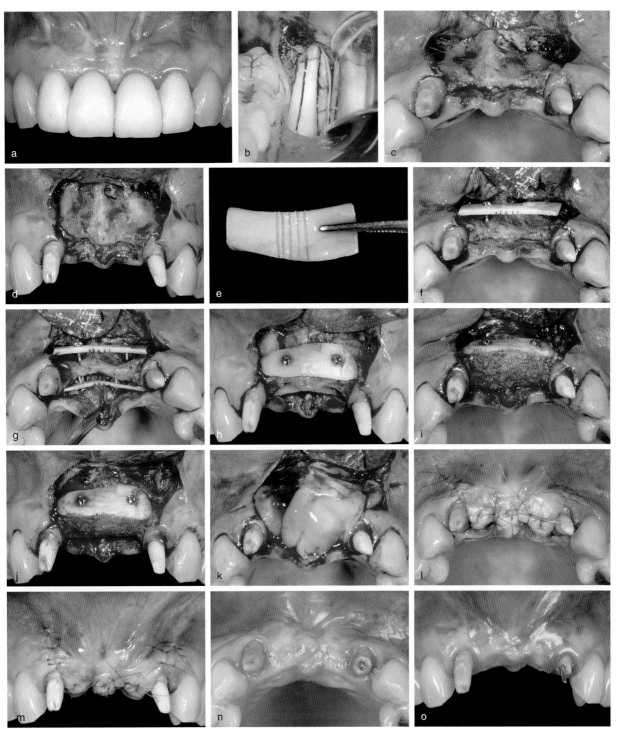

图13-17 （a）通过固定临时局部义齿修复上颌中切牙。（b）截骨获取下颌升支块状骨移植物。（c和d）上颌骨前部牙槽嵴骨缺损的殆面观和唇侧观。（e）将皮质骨块移植物分成片段，并依据牙槽嵴弧度对骨片进行复位。（f）使用微螺钉将骨片固位于上颌骨前部。（g）两个骨片用微螺钉固定于上颌骨前部，将其弯曲以贴合基骨。（h）上颌骨前部骨片固定后的唇侧观。（i）将颗粒状自体骨置于骨片之间以重建上颌骨缺损的殆面观。（j）用于重建上颌骨缺损的SBB的唇侧观。（k）在移植部位覆盖PRF膜。（l）唇侧组织瓣推进到骨移植物上进行初期创口关闭。（m）骨移植物上软组织关闭的唇侧观。（n和o）上颌骨前部骨移植物愈合后的殆面观和唇侧观。➡

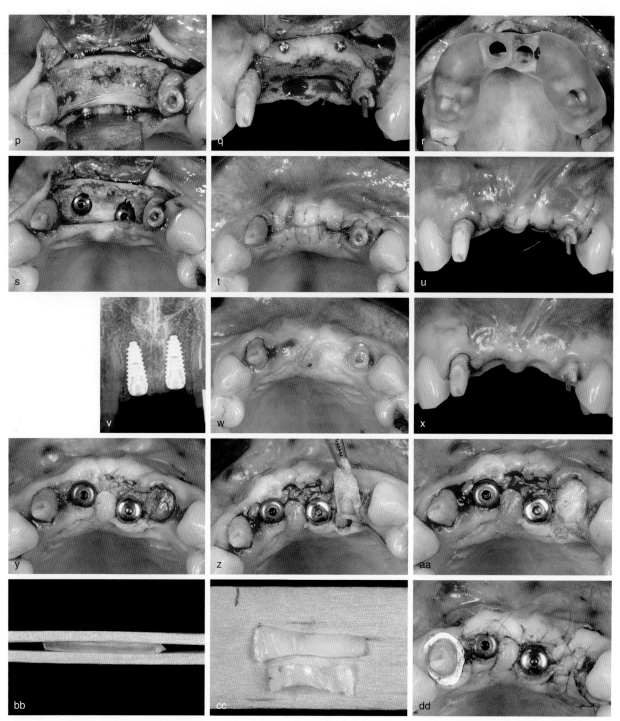

图13-17（续） （p和q）经过4个月愈合后，骨移植物的殆面观和唇侧观可见移植物的良好结合。（r）牙支持式种植导板。（s）将两个种植体植入愈合的骨移植物中，可见唇侧良好的骨增量。（t）缝合组织瓣，潜入式种植体愈合和初期创口关闭。（u）种植体上方组织瓣的唇侧观。（v）上颌骨前部两个种植体的术后根尖X线片。（w和x）分别是种植体愈合后上颌骨前部的殆面观和唇侧观。（y）暴露种植体置入愈合基台。左侧侧切牙截短行牙根留置。（z）从上腭获取带蒂结缔组织移植物覆盖侧切牙牙根。（aa）带蒂结缔组织移植物覆盖侧切牙根部并位于唇侧组织瓣下的殆面观。（bb）从上腭获取上皮结缔组织移植物并放置在两个压舌板之间以去除上皮层。（cc）上皮层切除后的结缔组织移植物。（dd）将结缔组织移植物放置在种植体唇侧，并用缝线固定。➡

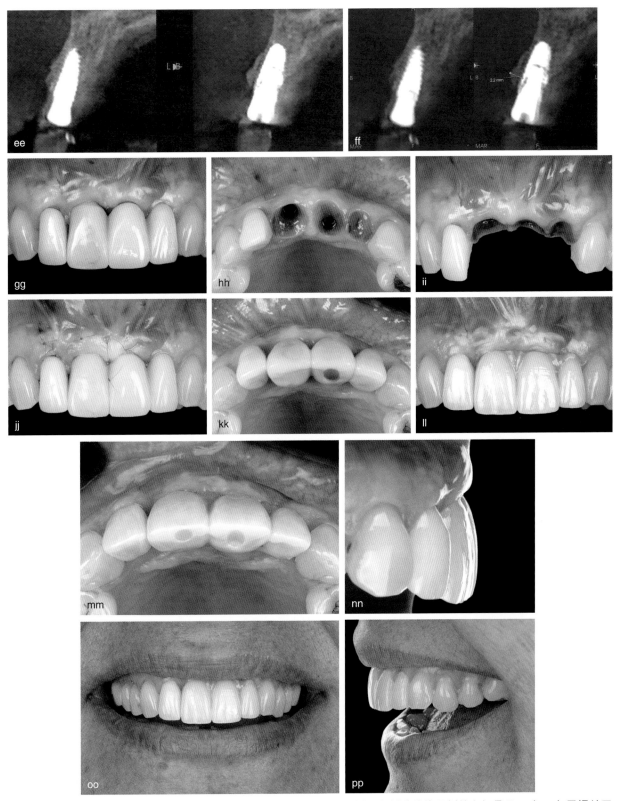

图13-17（续） （ee和ff）CBCT扫描的横截面图像分别显示了左侧和右侧种植体唇侧的良好骨量。（gg）用螺丝固位的种植体支持的临时修复体。（hh和ii）临时修复体诱导愈合的软组织轮廓的殆面观和唇侧观。（jj）戴入种植体支持的临时修复体，并使用缝线使软组织适应修复体的颈部轮廓。（kk）种植体临时修复体的殆面观。（ll~nn）最终种植修复体的唇侧面、咬合面和侧面视图。（oo和pp）最终修复后的微笑像的唇侧面和侧面视图。（手术由Howard Gluckman医生完成）

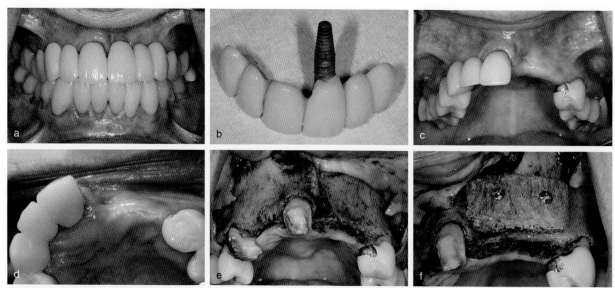

图13-18 （a）失败的种植体支持的局部义齿术前视图。（b）截断局部义齿以移除失败的种植体。（c和d）上颌骨前部牙槽嵴缺损的正面视图和𬌗面观。（e）翻瓣显露出上颌牙槽嵴。（f）用螺钉将皮质松质异体骨移植物固定在上颌骨前部。➡

垂直增量为（7.6±3.4）mm（最大：13mm）。虽然增量的部位均可按计划植入种植体，但21例患者仍需要同期进行附加的局部骨增量。10年后，最大垂直骨吸收量为（0.63±0.3）mm（8.3%）。

胶原化猪皮质骨板（OsteoBiol Lamina，Tecnoss）已被提出作为SBB技术中获取自体骨移植物的替代方法[135]。皮质骨板经过表面半脱钙以增加其一致性，这是皮质骨组织的典型特征。皮质骨片厚0.7mm，可切割和修整成形。2021年，Velazquez等[136]在一项随机临床试验中比较了SBB技术的自体和异种皮质骨片。两组均使用颗粒状自体骨进行骨填充。他们对19名患者（10例异种移植，9例自体移植）进行了21次骨增量手术。异种移植组的手术时间［（25.45±3.9）分钟］明显低于自体移植组［（44.10±3.6）分钟］。异种移植组的疼痛也更少。两组之间移植物吸收没有明显的统计学差异。4个月后，共植入36个种植体（17个在异种骨片移植位点，19个在自体骨片移植位点）。4年时种植体存活率为100%。

同种异体骨块

同种异体骨块可以由皮质骨、皮质松质骨或松质骨构成。同种异体组织必须从经过认证的组织库获得，该组织库严格遵循移植物筛选和处理指南。供体骨经过处理，去除细胞和抗原，使其具有生物相容性。进一步的处理是在灭菌前对骨进行清洁和消毒。新鲜冷冻移植物经过最低限度处理，保留其骨诱导能力和结构完整性，但可能有更大的病毒传播和宿主反应风险[137]。冷冻干燥、溶剂脱水和辐照移植物的免疫原性较低，疾病传播的可能性较低，但其BMP浓度降低，质地更脆[138]。建议在处理这些同种异体骨块之前进行水合，使其不易碎。

在特定情况下，同种异体块状骨移植物可作为自体骨的替代物。自体移植物使用的减少，大大降低了手术时间和不适感。然而，绝大多数临床研究都是针对上颌骨水平增量进行的[138-139]。块状骨移植物可提供一个三维支架用于成骨空间的维持。异体块状骨的松质部分是多孔的，允许

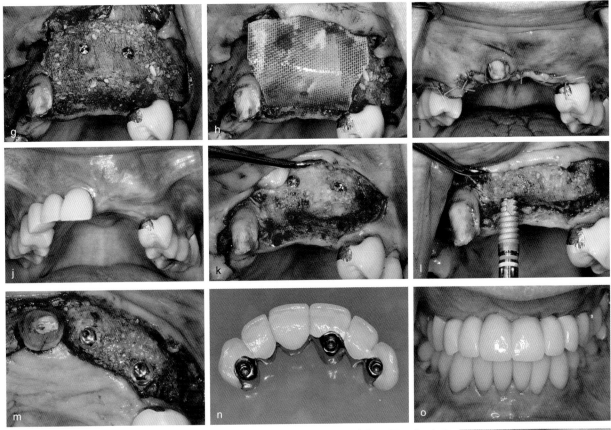

图13-18（续） （g）颗粒状矿化同种异体骨移植物置于块状骨移植物周围。（h）移植部位被胶原膜覆盖。（i）移植物上组织瓣的无张力初期创口关闭。（j）愈合6个月后的上颌骨前部视图。（k）翻瓣显示同种异体骨块的良好结合。（l）在愈合的移植物中植入4.2mm×12mm锥形种植体。（m）愈合良好移植物中两个种植体的殆面观。（n）螺丝固位的烤瓷固定种植局部义齿。（o）种植体支持的固定修复体戴入后的唇侧观。（p）在愈合的块状骨移植物中，两个种植体的根尖X线片。（手术由Craig M. Misch医生完成；修复体由Katherine Misch医生制作）

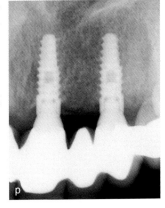

更快速的血运重建和细胞向内生长。随着时间的推移，块状骨被新骨重塑和取代。对于Onlay骨增量技术，种植体的植入应分阶段进行，允许6个月的移植物整合时间。虽然有人建议使用异体骨环进行同时种植，但这些病例中大多数是用于治疗骨内缺损而不是Onlay骨增量[139]。许多临床研究在块状骨上使用胶原膜以减少其吸收[140-141]（图13-18）。

同种异体骨移植物用于骨增量显示了令人鼓舞的临床结果，移植物存活率高达93%～100%[138,140]。同种异体骨增量的失败，通常是在愈合的早期阶段，主要是由于切口裂开、黏膜穿孔或移植物固定不良[138]。对同种异体骨块行骨增量的系统回顾研究发现，种植体存活率范围为92.8%～100%[138,142]。然而，许多研究提供了低水平的科学证据，随访时间短，方法多样。

虽然同种异体块状骨移植物显示出良好的临床结果，但骨形成可能比自体移植物更不稳定，更不牢固。组织学比较显示，同种异体骨块比自体骨块愈合更慢[138]。Spin-Neto等[143]评估了愈合的同种异体骨块的活检，发现大量死骨，骨细胞空腔，低破骨活性，极少血运重建。在另一项研究中，Spin-Neto等[144]指出，与自体移植物相比，尤其是皮质同种异体骨移植物，活骨形成量显著降低。皮质同种异体骨移植物的血运重建和重塑时间比松质自体骨移植物长。Dellavia等[145]指出，从同种异体骨块的根尖到冠方的血管比例下降。同种异体骨块复合使用rhBMP-2可能改善新骨形成和移植物结合的条件。同种异体骨块愈合的另一个问题是移植物吸收的可变程度，一项系统综述发现，在愈合过程中同种异体骨块的吸收范围为10%±10%～52%±26%，但平均值相对较低（22%±30%）[138]。

异种和异质骨块

异种和异质骨块缺乏任何成骨能力，只是骨生长的骨引导支架。牛骨块和马骨块是市售的，还有一种胶原蛋白马骨产品。由于异种移植物的吸收率很低，骨块能够保持其体积。异质移植物需要选择具有最佳吸收率和孔隙率的材料，以促进血管生成、细胞生长和骨置换。由骨替代物制成的骨块通常很脆，因此临床医生在处理、修整和固定时必须谨慎。

使用异种骨块进行上颌骨Onlay植骨的临床证据相当有限。Sánchez-Labrador等[146]对333例患者进行了系统评价，其中包括337个异种骨块和82个自体骨块。尽管报告的骨增量相似，但临床和影像学评估无法在异种骨块组中发现实际的新骨形成。异种骨块的种植体存活率略低，组织学分析显示自体骨块的骨形成更多。Ortiz-Vigón等[147]评估了胶原异种骨块用于牙槽嵴侧方

骨增量，15例患者接受了28个骨块，13例患者接受了种植手术。11例患者的骨量足以植入种植体，平均宽度增幅为4.1mm。然而，36%的患者在不同时间点发生了骨块的软组织裂开，31%的患者经历了早期种植体失败。虽然有关于异质骨块的动物研究和病例报告，但没有足够的证据支持它们在临床实践中用于Onlay植骨。

在一项犬研究中，Araújo等[148]比较了异种移植骨块和皮质自体移植骨块，并得出结论，异种移植骨块的移植尺寸更稳定，但只有中等数量的新骨形成在移植物的基底。在类似的犬研究中，De Santis等[149]回顾了异种移植骨块和皮质自体移植骨块的活检。3个月后，他们发现自体骨块移植部位有77%的活骨，但异种骨块移植部位只有6%，其界面处有大量的结缔组织和少量骨形成。在未来，将异种和异质支架材料与细胞和/或生长因子结合可能会改善结果。

技术和组织工程

定制块状骨移植物现在可以从同种异体移植物和异质骨移植材料中预制[150-151]。获取颌骨的CBCT，并使用3D规划软件设计适应缺损位置的块状骨移植物以获得所需的体积。个性化骨块的制造可以使用铣床或3D打印机进行。铣床可用于所有3种不同的移植物类型，并提供移植物形状和表面纹理的定制。3D打印只能与异质材料一起使用，允许操作者定制移植物的形状和内部孔隙率。定制骨块的使用可以减少手术时间，并改善骨块在牙槽嵴上的适应性和稳定性。然而，制造过程需要时间，并增加成本。

动物与临床研究已经探索了生长因子促进创面愈合和增强骨形成的潜力。Simion等[152]在犬研究中观察到，当重组人血小板衍生生长因子BB（rhPDGF-BB）与去蛋白牛骨块结合时，软组织裂开减少，骨形成增加。有几个使用rhPDGF-

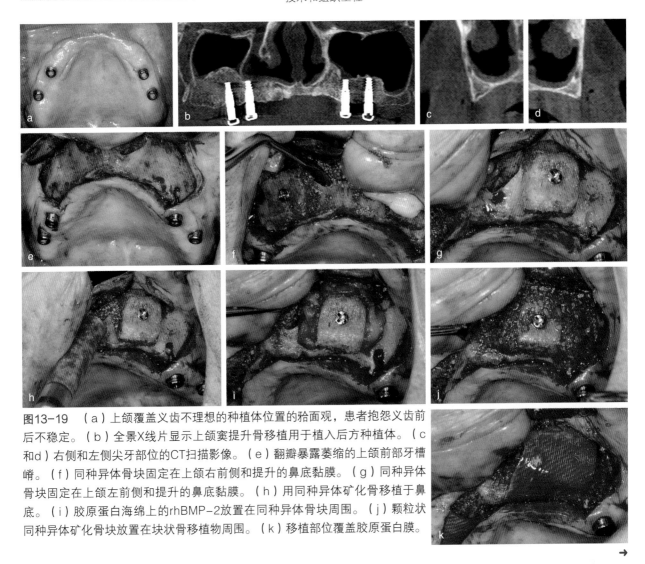

图13-19 （a）上颌覆盖义齿不理想的种植体位置的殆面观，患者抱怨义齿前后不稳定。（b）全景X线片显示上颌窦提升骨移植用于植入后方种植体。（c和d）右侧和左侧尖牙部位的CT扫描影像。（e）翻瓣暴露萎缩的上颌前部牙槽嵴。（f）同种异体骨块固定在上颌右前侧和提升的鼻底黏膜。（g）同种异体骨块固定在上颌左前侧和提升的鼻底黏膜。（h）用同种异体矿化骨移植于鼻底。（i）胶原蛋白海绵上的rhBMP-2放置在同种异体骨块周围。（j）颗粒状同种异体矿化骨块放置在块状骨移植物周围。（k）移植部位覆盖胶原蛋白膜。

→

BB进行外置法骨增量的病例系列，但它们缺乏对照组进行比较[153-154]。迄今为止，人类研究未能提供高水平证据，证明当rhPDGF-BB添加到外置法骨移植物时，骨形成显著改善[155]。一项使用rhPDGF-BB与生理盐水对同种异体骨移植骨块进行的临床研究发现，再生骨体积无差异[156]。然而，使用rhPDGF似乎对软组织愈合有积极影响。这可能降低创口裂开的发生率。

在临床前研究中，rhBMP-2也被用于评价块状骨替代材料的使用。在一些动物实验中，添加rhBMP-2后，新骨形成得到了改善[157-159]。Thoma等[160]在24例患者中比较了含有rhBMP-2的异种骨块移植物和自体骨块用于牙槽嵴骨增量。两组在增量后的骨中植入种植体都取得了成功，但组织学上在4个月时观察到自体骨移植组有更高数量的矿化组织。Misch[161]评估了21例严重水平牙槽嵴萎缩（<3mm）的患者，使用37个异种骨块移植物和rhBMP-2进行治疗。6个月的愈合后，发现所有37个骨块都显示良好的结合。牙槽嵴顶水平骨增量范围为2.8～7.7mm［平均（4.61±0.82）mm］。在所有计划的部位中，共有60个种植体植入到骨块中。在修复治疗期间，一个种植体失败，导致种植体存活率为98.3%。在3～34个月的随访中，没有发现其他失败（图13-19）。

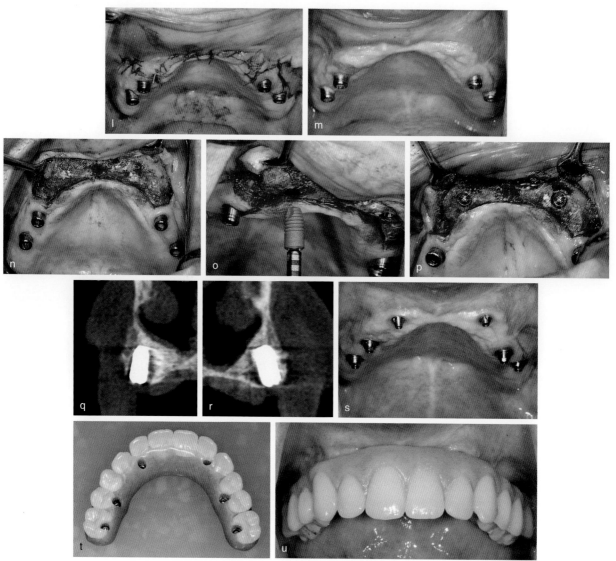

图13-19（续） （ l ）组织瓣推进到块状移植物上进行初期创口关闭。（ m ）骨增量愈合6个月后的牙槽骨。（ n ）翻瓣显露愈合的块状骨移植物，可见良好骨量。（ o ）将4mm×8mm的种植体植入上颌右侧前部。（ p ）将两个种植体植入愈合的块状骨移植物的𬌗面观。（ q和r ）上颌前部左右侧种植体CT横截面图像。（ s ）在6个上颌种植体上放置基台。（ t ）螺丝固位的上颌种植体支持式义齿。（ u ）义齿戴入后的临床视图。（ 手术由Craig M. Misch医生完成；修复体由Katherine Misch医生制作 ）

块状骨移植的受区准备

　　口内供区应用块状骨增量时，通常在骨移植物采集之前暴露和准备牙槽嵴骨缺损区。这可以更好地确定移植物的需求，并最大限度地减少从骨块采集到放置的时间。在口外骨采集的情况下，牙槽嵴缺损可以由两个团队同时准备（颅骨除外）。如果两个团队不能同时工作，则先进行骨块采集。受区皮质骨用小圆钻穿孔释放生长因子，加速移植物的血运重建，并可能改善移植物与供区骨的愈合[162-164]。然而，在下颌骨增量时，皮质骨钻孔可能比上颌骨增量更重要。骨采集后，移植物应立即保存在无菌生理盐水或贫血小板血浆中，以保持细胞活力。移植物获取和放

图13-20　Allis钳用于固定块状移植物。

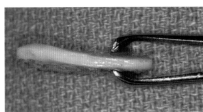

图13-21　（a）翻瓣暴露严重萎缩的上颌骨。（b）从髂嵴处获取皮质松质块状骨移植物。（c）移植物的松质部分被贴附到萎缩的上颌牙槽嵴上。（d）愈合4个月后块状骨移植物的良好愈合。

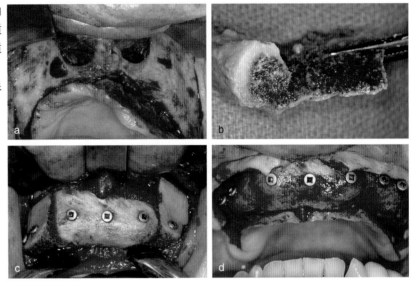

置到受区的时间应尽可能短[165-166]。在转移和操作过程中，块状骨移植物应始终用骨钳或Allis钳夹持，而不是用戴手套的手指（图13-20）。如果移植物落在非无菌表面，则认为被污染了。因此，要求无菌手术的条件和在无菌布上工作。作为反复将移植物放入和取出口腔以调整骨块适应牙槽嵴缺损形态的替代方法是可以从CT扫描中生成颌骨的立体成像或打印模型[167-168]，该模型可以消毒，并用于术中对骨块的修改。对于应用皮质骨块，临床医生应考虑适量修改供区牙槽嵴以获得骨块形状的贴合性，而不是过度调整移植物。来自髂骨的皮质松质块状骨移植物需要较少的调整，因为较软的松质骨可以压缩和塑形到牙槽嵴上（图13-21）。

　　块状骨移植物不能存在微动，除非刚性固定，否则不能完成骨整合。移植物应放置到位，并用骨钉固定在牙槽嵴上。固定骨钉的直径通常

为1～2mm。选择合适的骨钉长度，使其在基骨内保持最大化。拉力螺钉技术用于Onlay骨移植物的固定。螺钉旋入基骨进行啮合固位，但被动地穿过皮质骨片，以压缩和刚性固定块状移植物。虽然小块移植物可考虑使用1个螺钉，但较大的移植物应使用两枚或两枚以上的螺钉。固定螺钉对移植物的固位也有积极作用，因为它在移植物重塑期间支撑骨膜[169]。应磨光滑块状骨移植物的尖锐边缘，以防止黏膜穿孔。块状骨移植物的周边和移植物与受区骨之间的小间隙可用各种骨替代材料填充。如果有条件，首选颗粒状自体骨。也可使用矿化同种异体骨移植物或牛骨矿化物。自体骨块似乎对周围颗粒状骨移植材料的结合有积极影响[170]。如前所述，用牛骨矿化物和/或胶原膜覆盖块状骨移植物可能减少块状骨移植物的吸收。

自体骨块移植物吸收

自体骨块移植物的胚胎起源被假设为影响移植物吸收的一个因素。研究发现，来自下颌骨或颅骨的膜内成骨移植物的吸收少于来自软骨内成骨部位（如髂骨）的移植物[171-174]。然而，最近对移植物体积损失的研究对这一假设提出了质疑，并强调了用于移植的骨的微观结构[5,175]。Ozaki和Buchman[175]发现，无论其胚胎起源，皮质骨移植物比松质骨移植物的体积损失更少。

所有Onlay植骨方法，包括GBR、钛网和块状骨移植物，在愈合过程中均表现有体积丧失[176-180]。对侧方骨增量研究的系统回顾发现，块状骨移植物似乎比GBR技术在更大程度上保持了初始植骨量的体积[180]。骨重塑是移植物与植骨受区部位结合的必要生物学方面。有几个因素可能影响愈合过程中移植物的吸收量。植入骨内缺损或节段骨之间（夹层植骨术）的骨移植物吸收量少于置于骨轮廓外的Onlay骨移植物[181]。Onlay骨移植物较难从受体床进行血运重建，并更容易受到来自上覆软组织的力量[182]。因此，垂直骨增量比水平骨增量的体积变化更大[183]。骨移植物吸收增加也可能归因于移植物固定不良、伤口裂开、感染、维生素D缺乏和愈合过程中移植物受到负载[184]。

移植物的骨微结构也会影响移植物愈合。来自颅骨或下颌骨的致密皮质骨移植物比那些含有大量松质骨成分的移植物（如髂骨）吸收较少[114,120]。17项测量用于Onlay骨增量的颅骨和下颌骨皮质骨块体积损失的研究发现，吸收范围为7% ~ 25%[37-38,51,56,71,88,114,116,120,170,178,185-191]。

一个关于下颌皮质骨移植物异常值的研究发现，垂直骨增量后有42%的骨吸收[71]。然而，这个数据只来自9个位点，并且测量是使用牙周探针进行的，没有定位尺进行标准化。关于皮质骨

块移植物的断层扫描研究表明，3年后，97%的骨增量宽度得以保持[192-193]。10年的随访研究也表明，仅有小于10%的微小变化[132,194]。

髂骨皮质松质骨移植物由于其较薄的外层皮质骨和内层多孔松质骨的成分，而与较大的骨吸收相关。15项研究测量了髂骨皮质松质骨块移植物用于Onlay植骨后的骨吸收，发现骨吸收范围为15% ~ 39%[114,179,195-206]。当使用髂骨移植物时，为了避免愈合时的骨吸收，可能需要过度增量。也有一组研究报告了更高程度的髂骨移植物骨吸收。Sbordone等[207]发现髂骨移植物在术后第一年有42% ~ 59%的骨吸收。他们的6年调查发现，下颌骨移植物的平均骨吸收率为87%，上颌骨移植物显示完全骨吸收（105.5%）[208]。然而，16例患者中有8例是吸烟者。67个种植体植入在骨增量部位，没有失败。尽管他们声称髂骨移植物骨吸收是缓慢的、渐进的和不可避免的，但这与大多数其他随访研究不一致[114,203-204,206,209]。萎缩牙槽嵴的重建通常分阶段进行，在移植物愈合后植入种植体。应有足够的时间使移植物结合，但种植体应尽早植入以刺激和维持再生骨[210]。大多数研究报告称，大部分的骨吸收发生在第一年内，此后则较低[114,194,196-198,203,211-212]。尽管髂骨吸收的程度可能不同，在某些情况下是显著的，但它似乎对种植体的长期留存影响不大。一些研究记录了种植体植入和负重后种植体周围骨的维持与最小边缘骨丧失[87-88,92,111,203,210-219]。

关于块状自体骨移植物覆盖屏障膜以减少骨吸收是否有益的证据尚无定论。虽然关于这一主题的一篇系统综述发现动物和人类研究提示覆盖屏障膜对骨吸收有保护作用，但他们得出结论，现有证据太弱，不足以支持这一结论，需要进一步的证据[220]。另一篇较近期的系统综述发现膜的使用减少了移植物的吸收，但对于移植成功率和

净骨增量无差异[221]。皮质骨移植物的吸收极小，可能不需要膜保护[37,88,175,186,222]。然而，使用屏障膜可能改善块状骨移植物与其周围颗粒状骨移植物的结合。胶原膜可能优于PTFE，因为后者与暴露和感染等并发症相关[41,125,223]。如果块状骨移植物上有小面积切口裂开，胶原膜可能也有保护作用。另一种减少移植物骨吸收的方法是用具有低吸收特性的颗粒异种移植物覆盖块状骨移植物。已证明使用去蛋白牛骨矿化物可减少块状骨移植物的吸收[51,204,224]。牛骨矿化物也可用胶原膜覆盖以获得综合效果[41,205]。

块状骨移植物可获得的体积增量

使用块状自体骨移植物可获得的体积增量取决于供区、骨质和移植物的形态。口内骨移植物在尺寸上更受限制，但由于其致密的皮质骨质量，表现出较少的骨吸收。髂骨嵴提供了最大的骨体积来源，但在愈合过程中会出现更大的移植物吸收。当需要确定可能的增量体积时，评估移植物结合后的测量值很重要。所报道的平均增量仅仅提供了一个指导，但对于特定的供体部位而言，这个均值并非是限制，因为结果存在范围区间。

临床研究中报告的口内块状骨移植物（下颌升支，下颌骨正中联合）的平均水平骨增量范围为3.2~5.3mm[39,51,71,180,225-229]，平均垂直骨增量范围为3.7~6.5mm[51,88,186,230-232]。下颌骨正中联合比下颌升支提供更大的移植物厚度[232]。皮质片骨技术比实心骨块有更大的体积增量潜力，超过5mm[132-133,219,234]。与口内部位相比，颅骨提供更大体积的皮质骨块。此外，皮质骨可堆叠或用于三维重建缺损。颅骨移植物的平均水平骨增量为4.6mm[235]，平均垂直骨增量范围为5~15mm[119,124,236-237]。临床研究报道的髂骨块移植物的平均水平骨增量范围为

4.9~6.5mm[179,227,238-239]。平均垂直骨增量范围为8.5~9.4mm[199,231,240]。对同种异体骨块的系统综述发现，平均水平与垂直骨增量分别为3.9mm和3.5mm[140]。Monje等的另一项系统综述发现，水平骨增量的加权平均值为4.79mm，垂直骨增量为2mm。

块状骨移植的种植结果

移植物愈合时间取决于增量用骨的类型。皮质骨移植物与松质骨移植物相比需要更长的血运重建和重塑时间。临床和组织学研究表明，4个月后可将种植体植入单皮质骨块中[37,170,241-242]。来自颅骨的致密多层皮质骨移植物需要4~6个月的最少愈合时间[64,118,125]。使用薄层皮质骨片结合颗粒状自体骨屑的SBB技术，愈合时间可缩短至3~4个月[132]。来自髂嵴的皮质松质骨块移植物愈合3个月后可植入种植体[210]。在水平骨增量中，植入部位通常位于块状骨和自体骨的交界处。在种植体植入期间，外科医生应小心不要使块状骨从受区移位，尤其是使用单皮质骨块时。固定螺钉通常在种植窝制备和种植体植入前取出，但如果固定螺钉位置偏远则可留置。不建议大翻瓣取出固定骨钉，因为这会破坏愈合的移植物的血管供应。在螺钉头部制作一个小黏膜切口可以很容易地取出。种植体的愈合可以是埋入或穿龈愈合的，这取决于骨质、种植体的稳定性以及黏膜支持式可摘义齿的使用。

许多关于骨增量的早期综述报告块状骨移植的种植体存活率和成功率低于其他牙槽嵴骨增量方法[183,243]。需要考虑的一个重要因素是，与其他技术（如GBR或骨扩张）相比，块状骨移植通常用于治疗更广泛的骨缺损。Chiapasco等[64]对各种骨增量技术进行了综述，他们发现髂骨移植的种植存活率低于皮质骨移植（口内、颅骨；82.5%与94%），机械加工表面低于粗糙

表面处理种植体（81.6%与94.2%），上颌骨移植低于下颌骨（79.5%与94.8%），同期植入低于分阶段植入（上颌81.8%与89.9%；下颌91.1%与100%）。因此，重要的是要权衡这些因素对块状骨移植结果的负面影响。其他系统综述也与这些发现一致。Clementini等[244]评估了8项报告牙科种植体在块状自体骨移植中的种植成功率的研究（髂骨，n=308；升支，n=50；正中联合，n=24；颅骨，n=10），在6个月至10年的随访后，他们发现粗糙表面种植体（n=266）的种植成功率为88.2%～97%，而机械加工表面种植体（n=436）的种植成功率为72.8%～90.9%。大多数机械加工表面种植体（n=288）与髂骨移植物同时放置在上颌骨，同期种植的成功率为72.8%～83%（粗糙表面种植体，n=34；机械加工表面种植体，n=288），分期种植的成功率为89.5%～97%（粗种植体，n=230）。一项关于块状骨移植物中同期与分期种植的系统性综述发现了类似的结果，但结论是，延迟种植应该被认为比同期种植更可预期。

在植骨愈合后使用粗糙表面种植体的研究中，种植体的存活率要高得多。Sbordone等[246]对40例接受上颌骨和下颌骨块状植骨（髂骨和正中联合骨）治疗的患者进行了为期3年的随访研究，共植入109个种植体（髂骨，n=98；正中联合，n=11）。下颌骨后部（髂骨）有1个种植体失败，3年累积存活率为99.1%。Milinkovic和Cordaro[225]对不同的骨增量技术进行了系统回顾，对于水平骨增量，125例患者接受了块状自体植骨（口内，n=107；髂骨，n=9；颅骨，n=2）。246个分阶段植入的种植体存活率为100%。对于垂直骨增量，143例牙列缺损患者接受了块状自体骨移植（口内，n=93；髂骨，n=50）。种植体存活率为93%～100%。Sakkas等[247]对279例患者进行了回顾性研究，在546个

缺牙区域进行了456个自体骨移植手术，块状骨移植物从髂嵴（n=116）、颧骨（n=113）、升支（n=104）和正中联合（n=11）获取，95.6%的患者的骨移植物获得了成功愈合。在其余259例患者中，最初计划的546个种植体中的有525个可以植入。负载两年后的种植体存活率为99.6%。Chatelet等[248]评估了2003—2019年发表的9项关于块状自体骨移植物的研究。他们发现，在261例患者中（口内，n=181；髂骨，n=56；颅骨，n=24），种植体存活率为95.6%～100%，平均为97.9%。

Sethi等[249]对173例采用髂骨块移植物重建的患者进行了回顾性分析，在190个Onlay植骨（上颌骨，n=167；下颌骨，n=23）中，共植入869个种植体。随访时间为3个月至23年。所有种植体的总体存活率为95%±2.7%。Aloy-Prosper等[250]对口内块状骨移植物的对照试验进行了系统回顾，6项研究符合纳入标准（水平，n=4；垂直，n=2）。水平骨增量包括167例患者和254个种植体。分期种植（n=216）的种植体存活率为96.9%～100%。同期种植（n=38）的种植体存活率为100%。分期种植的边缘骨丧失范围为［（0.08±0.9）mm］至［（0.20±0.50）mm］，同期种植的边缘骨丧失为（0.69±0.67）mm。垂直骨增量包括28例患者和64个种植体（分阶段植入）。种植体存活率为95.6%～100%。边缘骨丧失范围为［（0.26±0.4）mm至（0.7±1.1）mm］。

现阶段对种植体植入块状骨移植物和天然骨的对比研究发现，它们的存活率和成功率相似[218,246,251-252]。虽然与原始骨相比，植骨部位的种植体边缘骨丧失可能略大，但其种植体周围健康状况似乎稳定[218,252]。

种植体在块状骨移植物中的长期研究显示了良好的结果（图13-22）。Fuglsig等[253]评估了

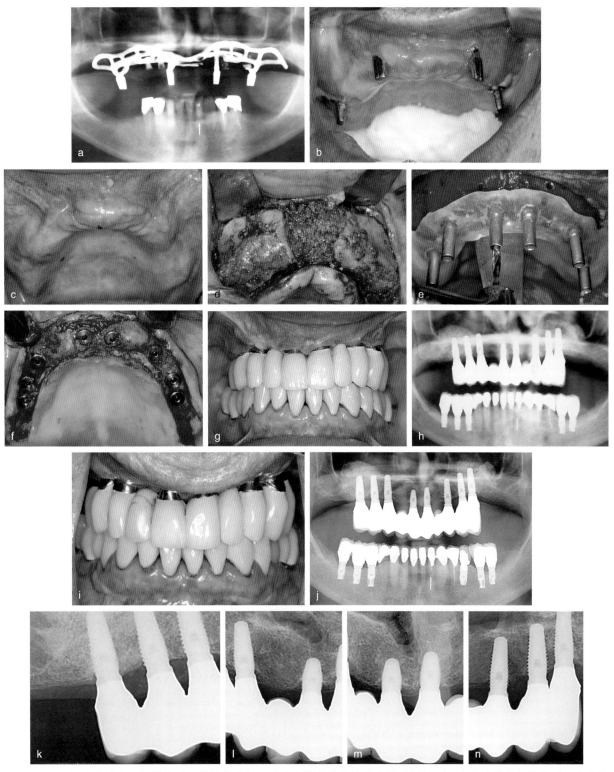

图13-22 （a）失败的上颌骨骨膜下种植体和埋入式中空网状种植体的全景X线片。（b）失败的上颌骨骨膜下种植体的临床视图。种植体被移除。（c）愈合2个月后的上颌骨唇侧观。（d）用于重建上颌骨的皮质松质髂骨块状骨移植物的唇侧观。（e）用于种植窝洞制备的外科种植导板。（f）在重建的上颌骨中植入8个种植体。（g）Howard Chasolen医生用烤瓷固定种植桥修复。（h）修复种植体的基线全景X线片。（i）上颌骨种植修复负载18年后的唇侧观。（j）行使功能18年后种植体的全景X线片。（k~n）行使功能18年后上颌骨种植体的根尖X线片。注意边缘骨水平的稳定性，伴有少量骨丧失。

框13-1 块状自体骨移植的优缺点

优点	缺点
• 生物质量好	• 供区不适感高
• 骨形成量大	• 供区并发症多
• 骨转换完全	• 手术时间长
• 愈合时间短	• 供区的多样性/供应量有限
• 愈合骨质量好	• 需要镇静/全身麻醉
• 患者接受度高	• 需要手术室（口外取骨时）
• 材料成本低	• 需要更多的手术训练

种植体植入块状骨移植物部位的长期结果（＞5年）。在17项研究中，存活率范围为88.7%（15年随访）～98.7%（5年随访）。5项研究根据预先定义的成功标准提供了数据，成功率范围为86.8%～100%。Keestra等[209]对使用块状骨移植物垂直骨增量的长期效果进行了系统回顾。虽然绝大多数研究使用了来自不同供体部位的自体移植物，但一些数据包括同种异体和异质骨块。在种植体负载后，随访时间为1.4～10年（平均：3.5年）。块状骨移植物中种植体的平均存活率为94.7%。只有14项研究评估了种植体成功率，范围为86.9%～100.0%（平均：93.2%）。Chappuis等[194]评估了52个植入口内块状骨移植物的种植体的10年结果，种植成功率为98.1%，种植体周围骨丧失极小（上颌骨，0.17mm；下颌骨，0.09mm）。在一项对颅骨移植物重建萎缩牙槽嵴的长期随访研究中（患者，n=72；种植体，n=330），Chiapazco等[125]报告了平均8年（范围：3～18年）的观察期后平均种植体存活率为98.4%。观察期结束时种植体周围骨吸收仅为1.11mm（范围：0.00～4.87mm；SD：1.14）。Chiapazco等[41]发表了一项对下颌升支骨块移植物重建萎缩牙槽嵴的长期研究，平均随访10年（范围：3～16年）。在75例患者中，植入了182个种植体，平均存活率和成功率分别为98.1%和85.2%。在患者水平，种植体周围平均骨吸收为

（1.06±1.19）mm（范围：0.00～5.05mm），在种植体水平为（1.11±1.26）mm（范围：0.00～5.20mm）。Thoma等[252]对38例患者进行了一项病例对照研究，将67个种植体植入自体骨或块状自体骨移植物移植部位，平均随访时间为10.2年（范围：6～13年），骨移植部位的种植体存活率为100%。虽然自体骨内种植体的中位边缘骨水平高于移植部位，但种植体周围健康状况相似，且患者对两种手术均表示满意。

在大多数情况下，移植部位种植体周围长期进行性的边缘骨丧失是由于种植体周围炎，而不是因为增量的骨不稳定[254]。一旦骨移植物重塑并结合，它表现为天然骨。然而，由于生理性骨移植物重塑引起的早期种植体周围骨吸收可受到几个因素的影响，包括移植物类型（皮质松质骨或皮质骨），重建类型（水平或垂直向骨增量），初始水平或垂直骨增量的体积，种植体植入时间（同期或分期），种植体微观（机械加工或粗糙表面）和宏观结构特征（圆柱形、螺纹、颈部设计、外部/内部基台连接、骨水平、组织水平、平台对接或平台转移），以及软组织厚度。较大的边缘骨变化可能与更多的松质骨移植物、更高的垂直骨增量、植骨和种植体同期植入、机械加工种植体、光滑或喇叭形种植体颈部、骨水平种植体、外部六角连接、平台对接连接和薄龈生物型（＜3mm）有关[64,255-256]。

结论

块状自体骨移植有几个优点和缺点（框13-1）。自体骨由于其优越的生物学质量和较短的愈合时间，被认为是移植材料的金标准，但它也需要供区部位，附加了手术创伤，增加了手术时间和患者的不适感。临床医生在制订治疗计划之前，应根据患者的个体情况考虑这些优点和缺点。

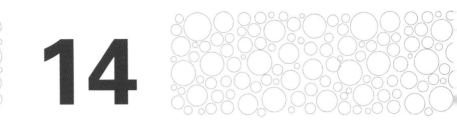

14

牙槽嵴扩张术

RIDGE EXPANSION

Craig M. Misch | Dan Cullum

牙槽嵴扩张术（RE）或牙槽嵴劈开术是由Hilt Tatum医生在20世纪70年代开发的，用于将种植体植入狭窄的牙槽嵴中[1]。最初的技术主要集中在上颌骨，因为松质骨和较薄的颊侧骨板更容易扩张。随着牙齿的脱落和随后的骨重建，牙槽嵴向腭侧或舌侧吸收变窄。由于腭侧和舌侧皮质通常较厚，RE的颊侧骨板侧向扩张会使牙槽嵴向颊侧增量。颊侧皮质的侧向扩张可以重建牙槽嵴与对颌牙之间的更理想关系。基本技术包括在狭窄牙槽嵴的唇侧和腭/舌侧皮质骨板之间进行截骨术。在密度较大的骨中，通常需要垂直向截骨术，以使外侧皮质骨板向侧方扩张。骨凿和/或颊侧扩张器可用于将颊侧皮质骨扩张到唇侧。可以考虑同期植入种植体，或者在皮质骨板之间的间隙中填充移植材料，延迟植入种植体。正如下文将要讨论的，在RE和种植体放置的技术和时机方面有几种不同情况。

RE适用于上颌骨和下颌骨的低至中等水平骨增量（＜5mm）。需要进行颌骨的CBCT扫描测量牙槽嵴宽度和骨密度，评估松质骨的条件，评估牙槽嵴和与义齿位置相关的凹陷，并观察目标区域内的重要结构。牙槽嵴宽度至少应为3～4mm，才能考虑此方法[2]。在某些病例里，如果牙槽嵴过窄，则可能需要降低牙槽嵴来获得额外的宽度。当皮质骨之间存在1mm厚的松质骨时，更容易进行骨劈开。如果计划同时植入种植体，外侧皮质骨层应完好无损，没有缺陷。外侧骨凹陷或牙槽嵴呈沙漏形态明显不建议使用此技术[3]。随着牙槽嵴顶部截骨长度的增加，外侧皮质骨层变得更容易扩张，因为它变得更柔软，特别是在上颌骨，这种情况通常允许同时植入种植体。下颌骨RE通常需要垂直截骨术，因为骨质密度较高，皮质骨较厚，而且可能需要分阶段扩张和种植。单牙位点如果不进行垂直截骨术也可能难以进行扩张[4]。除非有足够的牙间隙，否则可能会导致邻牙的少量骨丧失[5]。此外，如果没有使用GBR进行额外的骨增量，唇侧皮质骨厚度可能不够充足（＜2mm），不能在美学区同时种植[6-8]。

RE技术有几个优点和缺点（框14-1）。

框14-1　RE的优缺点

优点

- 自体骨移植
- 骨内空间植骨
- 骨吸收减少
- 愈合时间短
- 可同期植入种植体
- 术后并发症少

缺点

- 需要3～4mm的牙槽嵴宽度
- 需要8mm的牙槽嵴高度
- 无骨凹陷
- 需要有松质骨
- 仅可获得水平骨增量
- 有颊侧骨板断裂的风险

与在其他部位取骨块放置在牙槽嵴侧面的骨移植方式不同，RE是向侧方扩张自体皮质骨板。与使用GBR、块状骨移植（BG）或钛网骨移植（MG）的水平骨增量（HBA）相比，这可以在愈合过程中减少体积损失。与Onlay植骨相比，它还为骨再生创造了更有利的环境。由于骨内生长发生在周围的骨壁上，RE在骨轮廓内产生了一个皮质内空间，该空间具有良好的血管化和成骨性[9]；因此RE的愈合时间比使用GBR、BG或MG的Onlay植骨短。RE还允许同期植入种植体，这减少了治疗时间和手术次数。此外，它可以与过渡植入和GBR相结合，以改善颊侧骨板厚度[10]。由于不需要开辟第二术区或软组织瓣的过度减张，术后肿胀和不适则减少[11]。与BG相比，手术时间更短[11]。在愈合过程中若使用过渡可摘义齿，该部位也更不容易受到创伤。

　　RE的一个缺点是它不允许垂直骨增量（VBA），因此它在没有与GBR联合应用的方法下，对混合型骨缺损进行骨增量是不适合的选择（框14-1）。种植体植入部位也必须有足够的可用骨高度。RE程序对技术敏感，主要并发症是颊侧皮质骨骨板骨折（见图4-19）。与上颌骨相比，下颌骨密度更大，在颊侧皮质骨扩张时会产生更大的阻力，从而增加骨折的风险。较薄的颊侧骨板（＜4mm）似乎也有较高的风险[12]。患

者可能对使用锤子和凿子进行手术会产生不适。替代方法，如使用螺钉扩张器系统，在下颌骨中可能是有用的[10]。虽然同期种植是可能的，但应避免使用直径较大的种植体（＞4.5mm）。根据牙槽嵴的形态，同期种植可能导致不理想的三维定位。在上颌前牙，由于种植体沿着腭侧皮质骨，因此可能轴向更偏唇向。在后牙区，种植体可能比理想情况更偏腭侧/舌侧。牙槽嵴宽度小于3mm，双皮质融合，骨性倒凹，以及近远中间隙不足（＜7mm）最好用其他骨增量技术来进行处理。

牙槽嵴扩张的生物学

　　用于HBA的Onlay植骨，如GBR、BG和MG，需要从颊侧皮质骨向内成骨。这需要较长的时间来使移植物形成血运重建和骨形成。RE改变了这种形态，从单壁缺损到四壁缺损。由于髓质骨有丰富的血液供应和成骨细胞，空间迅速发生血运重建，骨填充更快（图14-1）。虽然不需要对间隙进行植骨来增强骨间隙内部成骨，但它可以更好地保持扩张的尺寸，防止愈合过程中的骨量丧失[9,12-13]。由于包含型的空间有利于骨间隙内成骨，骨替代物是一个合适的选择。垂直截骨线处也应该植骨，因为这些区域可能接近种植体的植入位点。

图14-1 （a和b）RE改变骨形态从单壁缺损到四壁缺损。（b部分经许可转载自Jensen OT [ed]。The Osteoperiosteal Flap. Chicago: Quintessence, 2010）

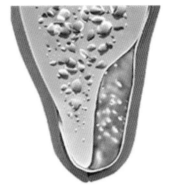

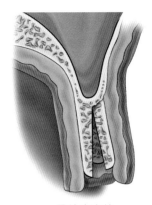

骨轮廓外的GBR

a

骨轮廓内的
牙槽嵴扩张

b

在大多数情况下，用胶原屏障膜常规覆盖扩张的牙槽嵴是没有必要的。然而，一项临床研究发现，在下颌骨，牙槽嵴劈开和放置骨替代物与胶原膜覆盖导致了较少的骨吸收和骨获得的保存[12]。一项犬研究发现，翻全厚瓣的RE同期植入种植体和胶原膜覆盖可以提高边缘骨的稳定性[14]。在大多数情况下，可使用胶原蛋白敷料产品（如Zimmer CollaTape和Collaplug，ZimVie）来稳定血凝块并帮助包裹骨粉移植物，也可以用脱水去上皮羊膜（ddACM）覆盖RE牙槽嵴顶的间隙，以促进骨和软组织的愈合[10,15]。通过缝合确保胶原蛋白敷料、膜或ddACM在植骨间隙上。不需要组织边缘的一期闭合，因为伤口将通过继发性愈合以增加角化龈的宽度。

RE的愈合时间取决于所采用的方法。对于同时植入种植体的RE，种植体的愈合时间为2~4个月。当RE结合间隙内植骨分阶段植入种植体时，在种植体植入前计划3~4个月的愈合期。如果在截骨后延期劈开，在牙槽嵴被劈开进行移植或同时植入种植体之前，允许有4~5周的愈合期。

在进行RE时，有多种组织瓣管理技术。理想情况下，保持颊侧骨板的骨膜完整可以维持血液供应（图14-2），这可能减少皮质骨薄时骨吸收的风险。动物和临床研究比较RE与骨膜的保留、翻开，发现当骨膜保持附着在骨面上时，颊骨体积明显得到更好的保存[16-18]。保持骨膜也可以为活动骨片段提供一些额外的稳定性。仅需要在牙槽嵴顶局部翻瓣然后进行截骨术。垂直截骨术可以通过触觉，在没有直接可视的情况下进行。如果需要，可以局部翻开骨膜以获得更好的可视性，同时可部分保留活动颊侧骨板的血液供应。在上颌骨行牙槽嵴扩张时，更容易保持唇侧软组织的完整，因为骨头更软、更顺应。如果需要，可以在嵴顶骨劈开处翻开组织瓣，以改善通道和可视性。然而，在下颌骨通常是不可能的，因为黏膜可能很薄、更脆。

当下颌骨宽度较大（＞4mm）且需要较少的扩张时，可能不需要颊侧翻瓣。然而，当牙槽嵴较窄或松质骨较少时，需要翻全厚瓣来进行垂直和下方截骨。在颊侧皮质骨较薄（＜2mm）的情况下，谨慎的做法是用牛骨矿化物或皮质矿化同种异体移植物来行牙槽嵴的侧面植骨，并用胶原膜覆盖以防止骨吸收[8,12,16,19-20]。另一种处理薄下颌牙槽嵴的方法是先进行截骨术，但推迟RE直到4~6周后，以实现软组织愈合和骨膜重附。

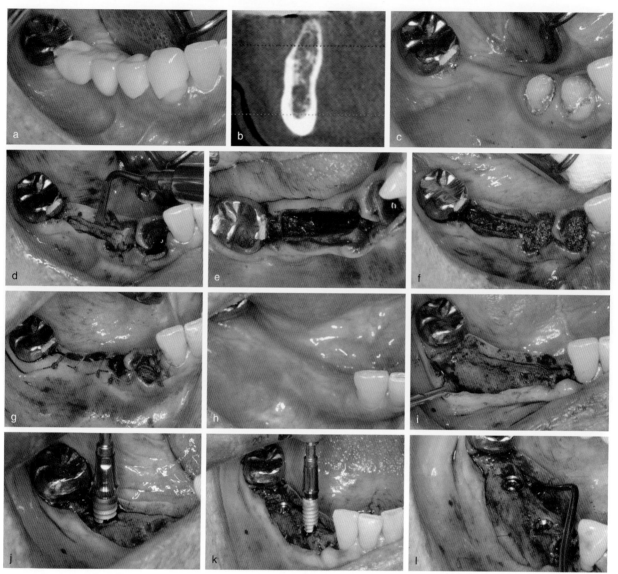

图14-2 （a）术前视图，其中局部固定义齿和腐坏的前磨牙基牙，注意桥体下方颊侧骨轮廓的丧失。（b）萎缩的右下颌骨磨牙区在CT扫描中的横断面视图。（c）为了去除失败的前磨牙修复体，将冠桥切割至磨牙连接体内侧。（d）进行最低程度翻瓣以保持骨膜与颊侧皮质骨的附着，并使用超声骨刀进行截骨术。（e）用凿子将Book瓣向侧方扩张。（f）使用同种异体矿化骨材料填充缝隙和牙槽窝。（g）在移植物上放置胶原敷料，并用缝线缝合组织瓣。（h）愈合4个月后，在右下颌骨后部视图中可以观察到良好的愈合情况。（i）翻瓣显露移植物已经成功整合并具有足够宽度来植入种植体。（j）在磨牙位点植入一枚直径4.6mm的种植体。（k）在前磨牙位点植入两枚直径3.8mm的种植体。（l）注意周围有足够的骨量存在。（手术由Craig M. Misch医生完成）

牙槽嵴扩张的外科技术

组织瓣设计

在下颌骨，沿着牙槽嵴中央切口，将角化龈（KG）一分为二。如果种植体周围角化龈宽度小于2mm，可以随后在该部位移植额外的角化黏膜。对于上颌骨同时进行RE和种植体植入，使切口更偏腭侧可以增加角化黏膜的宽度，并在关闭创口时为种植体和颊侧瓣提供更好的软组织适应性。切口应延伸至邻牙或完全覆盖狭窄的缺牙区牙槽嵴。必要时可使用垂直附加切口。此后，

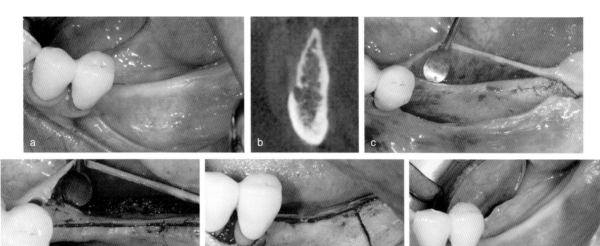

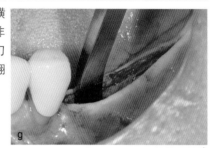

图14-3 （a）狭窄的左后下颌骨的术前视图。（b）左后下颌骨CT扫描的横横截面图像显示了狭窄牙槽嵴中有RE所需的足够松质骨。（c）翻瓣显露了非常薄的下颌骨后部。（d）用超声骨刀进行截骨术的殆面观。（e）用超声骨刀进行截骨术的侧方视图。（f）愈合5周后的左下颌骨后部视图。（g）在最小翻瓣后，使用弯凿进行颊侧皮质骨扩张。

在进行RE时有3种组织瓣设计：不翻瓣、半厚瓣和全厚瓣。不翻瓣和半厚瓣的优点是骨膜保持完整，可以维持颊侧皮质骨的血液供应[21]。尽管这在生物学上是有利的，但它的技术更敏感，限制了可视性。不翻瓣入路仅翻开黏骨膜以暴露牙槽嵴顶。纵向截骨术是在直接可视下进行的，而垂直截骨术则是盲目地使用触觉进行的，这种方法最适合上颌骨。另一种选择是半厚瓣，可以改善手术入路和可视性[21]。在牙槽嵴顶切口之后，使用手术刀片解剖颊部组织的黏膜下层，使骨膜不受干扰。这种方法可能在上颌骨有用，因为上颌骨的软组织较厚，但在下颌骨，黏膜通常较薄和脆，使骨膜难以保持完整。当使用不翻瓣入路时，如果需要更大的手术入路和可视性，临床医

生可能会在手术中根据需要修改组织瓣设计。

当需要完全暴露颊侧皮质骨进行截骨时，下颌骨最常使用全厚瓣。这可能包括颊侧牙槽嵴非常薄（3~4mm）或皮质骨致密厚实的病例。暴露整个颊侧皮质骨使外科医生能够进行部分深度的下方截骨术，形成青枝骨折线。如果需要附加骨增量或发生局部骨板断裂，它还提供了添加颗粒骨移植物和生物膜的入路。虽然RE可以用全厚瓣进行，但由于髓质和骨膜的血液供应被破坏，薄的颊侧皮质骨板（<2mm）可能有更高的吸收风险。当颊侧皮质骨板较薄（<2mm）时，应考虑用颗粒骨和胶原膜进行骨增量[10]。在下颌骨，可以采用分阶段方法，在软组织愈合4~6周后再进行延期RE（图14-3）。

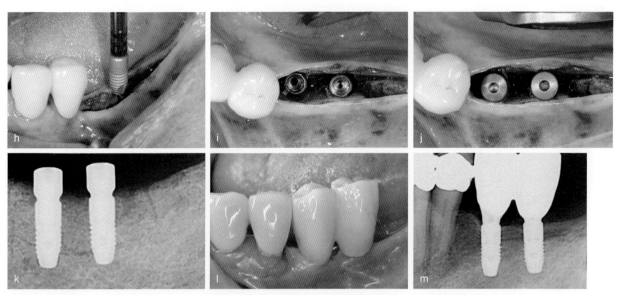

图14-3（续） （h）RE后在左后下颌骨植入3.6mm×8mm的种植体。（i）皮质骨间隙中两个窄直径种植体的殆面观。（j）种植体上的愈合基台。（k）种植体的术后根尖X线片。（l）骨整合之后，种植体用联冠修复。（m）用联冠修复的种植体的根尖X线片。（手术由Craig M. Misch医生完成）

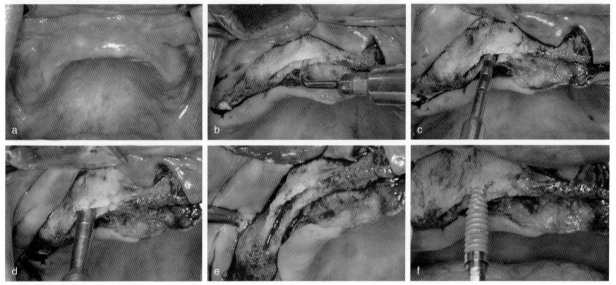

图14-4 （a）萎缩上颌无牙颌的术前视图。（b）使用超声骨刀进行牙槽嵴顶截骨术，分离颊侧和牙槽嵴顶部皮质骨。（c）使用2.5mm锥形骨扩张器开始骨扩张。（d）使用3.5mm锥形骨扩张器进一步扩张皮质骨。（e）扩张后的唇侧皮质骨，为植入物放置做准备。（f）植入直径4mm的锥形种植体。➡

截骨设计

有3种截骨设计可用于RE：骨扩张，Book瓣和岛状瓣。

骨扩张

骨扩张扩大颊侧皮质骨就像弓箭一样。它

可以采用不翻瓣或半厚瓣方法。对于骨扩张，用超声骨刀（如OT7和OT7S4，Mectron）进行纵向截骨，将牙槽嵴一分为二。牙槽嵴顶截骨的长度取决于种植体的数量和邻牙。截骨越长，颊侧皮质骨变得越柔软。截骨应延伸到超过种植体3～5mm的位置，并离邻近牙齿及其牙根保持至少1mm[22]。截骨的深度应至少延伸7～12mm（图

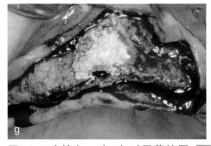
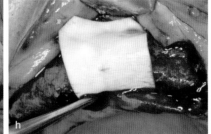
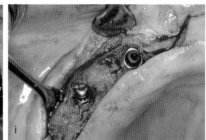

图14-4（续） （g）对于薄的唇侧皮质骨，应用牛骨矿化物进行骨增量。（h）骨移植物覆盖胶原膜。（i）二期暴露上颌种植体，可见良好的唇侧骨保持。（j）𬌗面观显示右侧尖牙种植体位于腭侧。（k）种植体支撑的上颌义齿的唇侧观。（手术由Craig M. Misch医生完成）

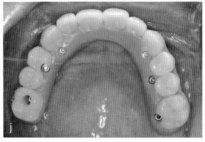
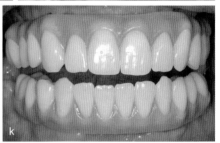

图14-5 （a）失败的上颌部分义齿和萎缩的上颌后部的术前视图。（b）注意上颌后部牙槽嵴骨轮廓的吸收。（c和d）右侧和左侧上颌后牙区狭窄牙槽嵴的CT横截面图像。（e和f）分别在右侧和左侧上颌骨进行牙槽嵴的截骨，为骨扩张做准备，包括上颌窦侧壁开窗。

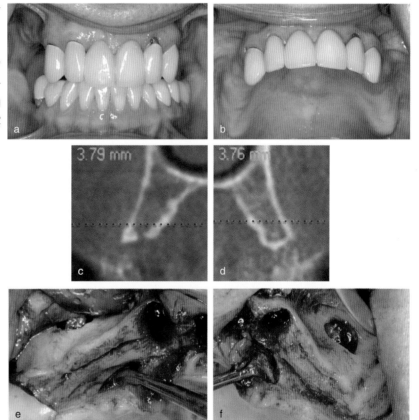

14-4）。然而，在下颌骨后部，深度应距离下颌管至少2mm。如果上颌骨后部的骨高度不足，可以进行上颌窦开窗和窦膜提升，以便截骨能穿透窦底[10,23-24]（图14-5）。使用锥形骨凿和锤子，手动操作手持式棘轮锥形骨扩张器，逐渐向

侧面扩张颊侧皮质骨。骨扩张通常用于上颌骨并同期植入种植体，因为骨密度较低，皮质骨较薄。骨扩张也仅限于牙槽嵴的平直段，因为尖牙区牙弓的弯曲通常需要垂直截骨来移动骨块[10]（图14-6）。

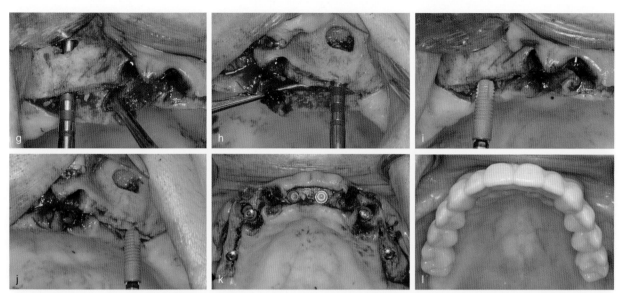

图14-5（续） （g）使用骨扩张器扩大右侧磨牙种植部位的颊侧皮质骨。（h）使用骨扩张器扩大左侧磨牙种植部位的颊侧皮质骨。（i和j）分别在右侧和左侧磨牙部位植入直径3.5mm的种植体。（k）在上颌骨植入6个种植体以支撑固定义齿。（l）最终上颌固定种植义齿。（手术由Craig M. Misch医生完成）

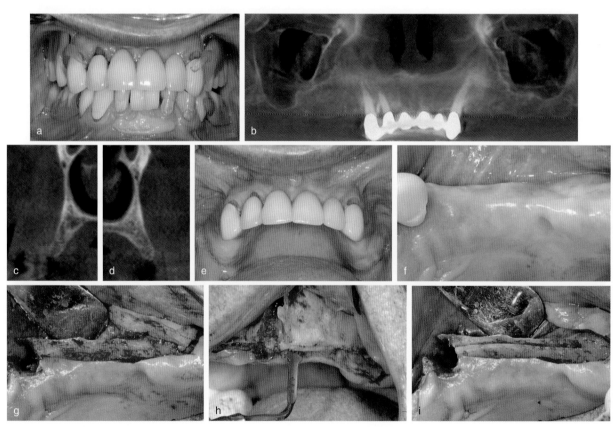

图14-6 （a）75岁男性缺牙患者的术前临床视图。（b）上颌骨CT扫描的全景X线片显示上颌骨骨高度足够用于种植体的植入。（c和d）右侧和左侧上颌骨后部牙槽嵴的横截面图像，分别显示骨高度足够但宽度不足。（e）上颌骨萎缩后牙区的术前视图。（f）上颌左侧后部的𬌗面观。（g）狭窄的上颌左侧后部牙槽嵴的𬌗面观。（h）使用超声骨刀进行嵴顶截骨术。（i）嵴顶截骨术的𬌗面观。➡

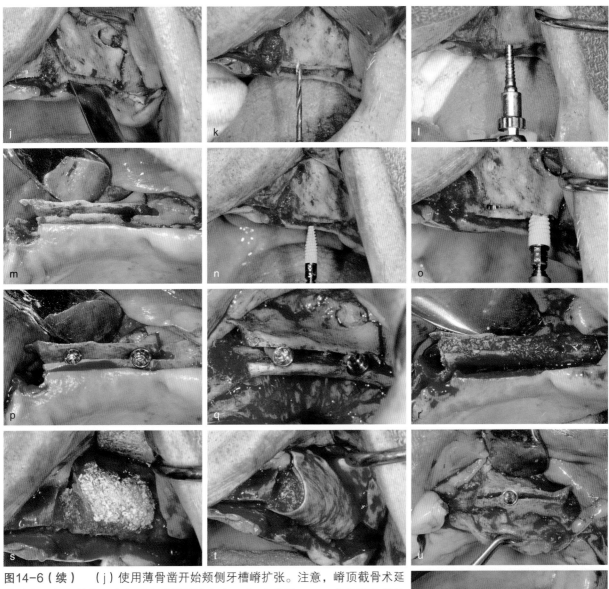

图14-6（续） （j）使用薄骨凿开始颊侧牙槽嵴扩张。注意，嵴顶截骨术延伸到尖牙窝，并在后方行垂直截骨到达窦底。（k）使用1.5mm钻头预备种植窝洞。（l）使用螺旋锥形骨扩张器逐渐扩张颊侧皮质骨。（m）在骨扩张的牙槽嵴内制备种植窝洞。（n）直径3.3mm的锥形种植体植入前磨牙处。（o）直径4.1mm的锥形种植体植入磨牙处。（p）两个种植体植入左上颌。（q）注意种植体被植入牙槽嵴下1mm处。（r）皮质骨之间的间隙用矿化同种异体骨填充。（s）薄的颊侧皮质骨用牛骨矿化物进行骨增量。（t）颊侧移植物上覆盖胶原膜。（u）在牙槽嵴截骨和骨扩张后，在上颌前部植入种植体。（v）右侧上颌后部采用与左侧相同的方式处理。➡

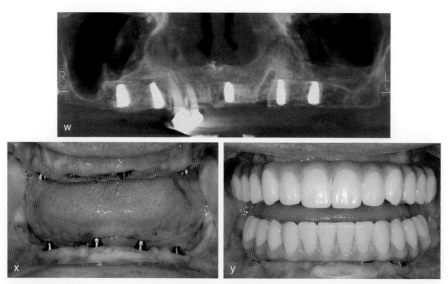

图14-6（续） （w）术后CT扫描显示应用RE后，植入5个上颌种植体。（x）上颌和下颌种植体上安装复合基台。（y）最终固定的上颌和下颌种植体义齿的正面视图。（手术由Craig M. Misch医生完成；修复体由Katherine Misch医生制作）

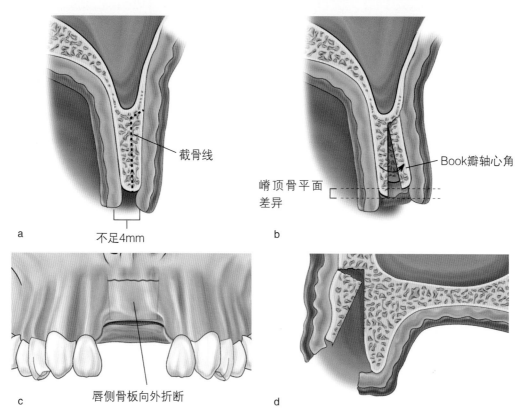

图14-7 （a）狭窄的牙槽嵴、Book瓣及颊腭侧皮质骨板之间截骨线的横截面。（b）RE的横截面，颊侧皮质骨在垂直截骨之间的骨折线上向侧方旋转。（c）RE的颊侧皮质骨板向外折断的正面视图。（d）RE的侧面视图，颊侧皮质骨板在垂直截骨之间的骨折线上向侧方旋转。（经许可转载自Jensen OT [ed]。The Osteoperiosteal Flap. Chicago: Quintessence, 2010）

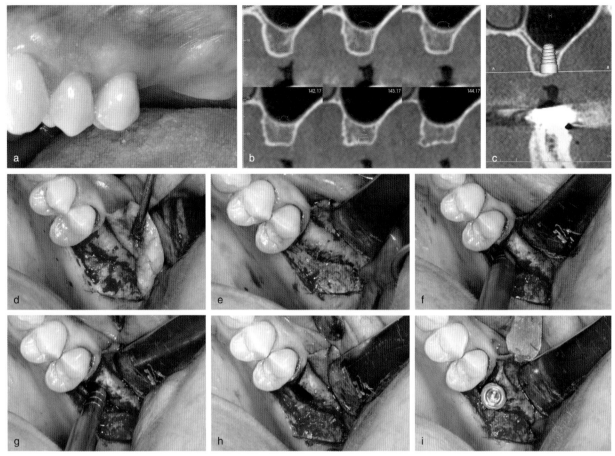

图14-8 （a）上颌左侧后牙区术前视图。注意第一磨牙位点颊侧轮廓吸收明显。（b）上颌左侧磨牙种植体的虚拟规划显示颊侧骨体积不足，无法实现理想的种植体植入。（c）上颌左侧磨牙种植体相对于对颌磨牙的虚拟规划。（d）翻瓣显露出萎缩的牙槽嵴。（e）用超声骨刀进行截骨。（f）应用楔形凿进行Book瓣扩张。（g）锥形凿用于准备种植窝洞。（h）颊侧皮质骨扩张和种植窝预备。（i）植入直径5.8mm的锥形平台转移种植体，注意理想的种植体位置和颊侧皮质骨厚度。➡

Book瓣

　　Book瓣是一种颊侧骨瓣，打开时像装订的书一样，一侧骨板在嵴顶端侧向移位，绕其基底旋转[22,24]（图14-7）。Book瓣可以用于不翻瓣、半厚瓣或全厚瓣方法。然而，如果采用全厚瓣且颊侧皮质骨较薄（<2mm）时，则应选择延迟RE。嵴顶截骨与骨扩张中使用的设计相同。在进行嵴顶截骨后，垂直截骨完全通过颊侧皮质骨。这些截骨可以垂直于颊侧骨或向内倾斜，以允许该骨节段的侧向移动。倾斜的垂直切口在扩张后沿颊侧骨板边缘提供更好的骨重叠。垂直切口的长度应等于嵴顶截骨的深度，并应至少距邻近牙根1mm。然后用骨凿敲击至该深度，控制和逐渐撬动，引导颊侧骨板在基底方向形成青枝骨折，并侧向旋转2~4mm。或者，逐渐扩大的楔形凿或螺钉式骨扩张器可用于逐渐扩张颊侧皮质骨。如果扩张过程中发现阻力，外科医生应检查截骨线，以确保它们完全穿过皮质骨并保持连续。在上颌骨，截骨器可用于准备种植窝洞和扩张颊侧皮质骨（图14-8）。在下颌骨病例中，可能有必

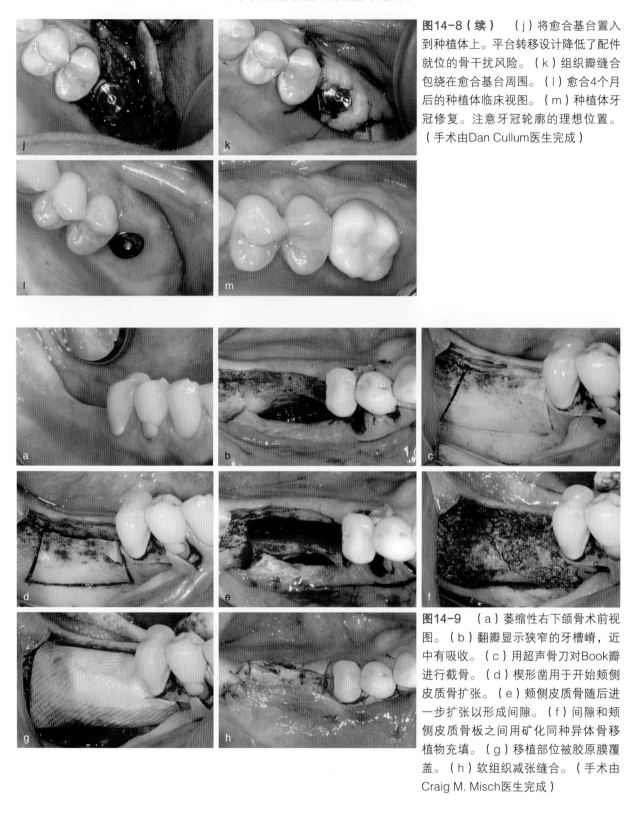

图14-8（续）（j）将愈合基台置入到种植体上。平台转移设计降低了配件就位的骨干扰风险。（k）组织瓣缝合包绕在愈合基台周围。（l）愈合4个月后的种植体临床视图。（m）种植体牙冠修复。注意牙冠轮廓的理想位置。（手术由Dan Cullum医生完成）

图14-9（a）萎缩性右下颌骨术前视图。（b）翻瓣显示狭窄的牙槽嵴，近中有吸收。（c）用超声骨刀对Book瓣进行截骨。（d）楔形凿用于开始颊侧皮质骨扩张。（e）颊侧皮质骨随后进一步扩张以形成间隙。（f）间隙和颊侧皮质骨板之间用矿化同种异体骨移植物充填。（g）移植部位被胶原膜覆盖。（h）软组织减张缝合。（手术由Craig M. Misch医生完成）

要翻全厚瓣并进行根方部分的截骨。然后进行扩张或推迟到4~6周的愈合期后，再进行扩张。扩张后，间隙可进行植骨或种植体植入[25]（图14-9和图14-10）。

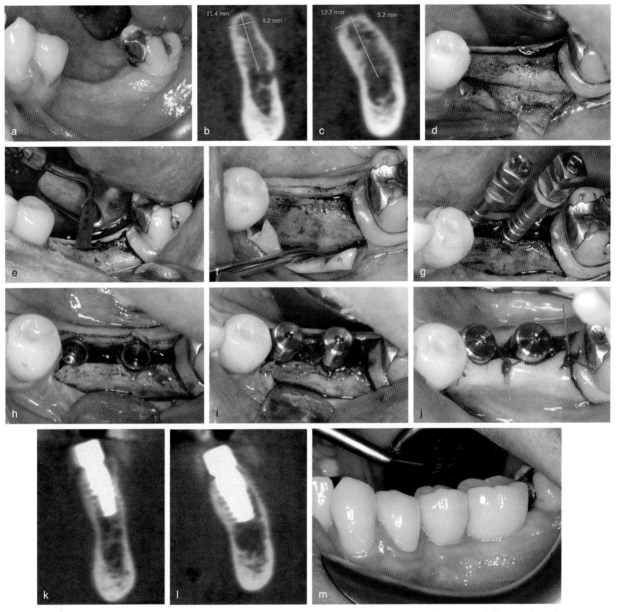

图14-10 （a）下颌左侧后牙区的术前视图。（b和c）左前磨牙和磨牙部位的CT扫描截面图像，分别显示骨宽度不足。（d）左下颌牙槽嵴水平骨缺损的殆面观。（e）使用超声骨刀为RE准备截骨术。（f）为RE准备嵴顶和垂直截骨术。（g）使用锥形螺钉扩张器逐渐扩张颊侧皮质骨。（h）将两个直径4mm的种植体植入扩张间隙中。（i）将愈合基台拧入种植体上。（j）组织瓣缝合包绕愈合基台周围。（k和l）左前磨牙和磨牙种植体的术后CT扫描截面图像。（m）最终冠修复。（手术由Dan Cullum医生完成）

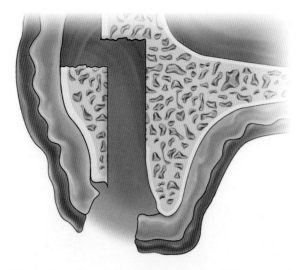

图14-11　使用岛状组织瓣的RE侧面视图。颊侧皮质骨从基底骨分离并附着于颊侧组织瓣以增加该骨段的活动性。（经许可转载自Jensen OT [ed]。The Osteoperiosteal Flap. Chicago: Quintessence, 2010）

岛状瓣

　　岛状瓣是从骨基底部分离出来的游离骨-骨膜瓣[26]（图14-11）。保持颊侧骨膜的完整性很重要，因此需要不翻瓣入路。这种技术通常仅限于上颌骨，因为在下颌骨保持骨膜附着较困难[26]。岛状瓣的颊侧骨板应至少厚2mm，截骨术类似于Book瓣。然而，在扩张颊侧骨板后，用弯曲凿子将皮质骨从骨折线下的骨基底分离，同时保持软组织附着。然后，可将移动的骨-骨膜瓣侧向重新定位。通过松弛骨瓣深部和侧面软组织，实现更大的移位。如果需要，还可部分上移至更高的位置。建议分阶段延期植入种植体。间隙可以移植骨替代物或重组人骨形态发生蛋白2（rhBMP-2）。Jensen等[26]发现，游离骨段可以通过使用非吸收性缝线充分固定。然而，如果需要额外的固定，可以插入一个穿黏膜螺钉来固定骨瓣。移植缝隙可以用ddACM或胶原膜覆盖，用于初期创口关闭。如果无法初期创口关闭，可以将胶原敷料或ddACM放置在植骨间隙上，用于继发性愈合。当需要更大的水平骨增量（＞5mm）

或希望获得一些额外的垂直骨增量时，可以使用岛状瓣。对于这些较大的骨增量，应允许更长的愈合时间，即6个月。

牙槽嵴扩张和种植体植入的时机分期

　　截骨术、RE、植骨和种植体植入的时间取决于牙槽嵴丰满度和形态、骨密度以及修复或美学要求。本节讨论3种不同的分期方案，用于种植序列治疗：一阶段方法、两阶段方法和三阶段方法（表14-1）。

一阶段方法

　　当使用一阶段方法时，截骨术、骨扩张和种植体植入都在一次手术中完成。一阶段RE可以在上颌或下颌进行（图14-8和图14-10）。可以使用不翻瓣、半厚瓣和全厚瓣入路。如果计划使用GBR进行额外的骨增量，则需要全厚瓣。截骨设计包括骨扩张或Book瓣。由于种植体保持了间隙，因此可能没有必要进行间隙植骨。一阶段RE的适应证包括有足够的牙槽嵴宽度（＞4mm）和松质骨，有足够的根尖骨用于获得种植体初始稳定性（使用Book瓣时），以及为修复体支撑和美观而可接受的种植体位置[10]。不建议在狭窄的下颌后牙区（＜4mm）同时植入种植体，因为技术难度更大，骨折风险更高[27]。

两阶段方法

　　两阶段方法有两种选择，取决于牙槽嵴骨扩张的时间：第一阶段（即刻RE）或第二阶段（延迟RE）[28]。第一种选择是在Book瓣或岛瓣截骨术后立即扩张牙槽嵴。然后植骨，并允许愈合3～4个月后植入种植体（图14-12）。第二种选择是延迟扩张牙槽嵴。在Book瓣截骨术后，允许该部位愈合4～6周。这个特定的时间段允许软组织愈合和骨膜复位，但不允许截骨的骨修复。

表14-1 RE分期方案

	一阶段	两阶段	三阶段
部位	上颌骨 > 下颌骨	下颌骨 > 上颌骨	下颌骨
翻瓣设计	不翻瓣或半厚瓣	不翻瓣、半厚瓣或全厚瓣	全厚瓣
截骨设计	骨扩张或Book瓣	Book瓣	Book瓣或岛状瓣

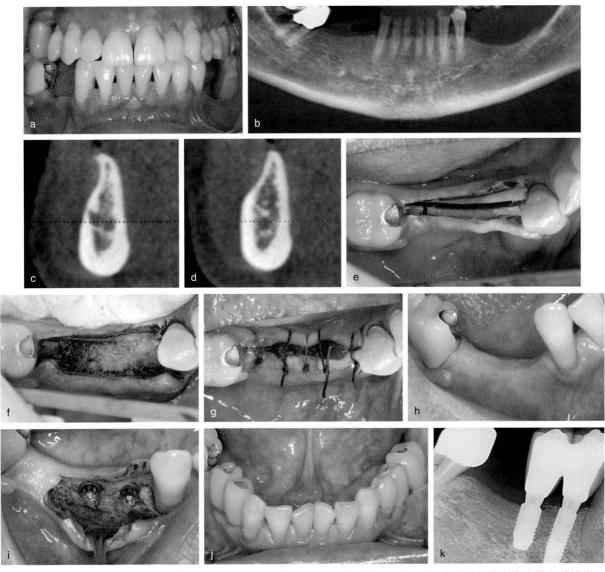

图14-12 （a）部分缺牙后牙的术前视图，牙槽嵴变窄。（b）CT扫描的全景片显示有足够的骨高度来放置种植体。（c和d）第一前磨牙和第二前磨牙CT扫描横截面图像。（e）将局部瓣翻开以维持骨膜附着，然后用压电锯准备截骨手术。（f）用同种异体矿化骨填充缺损。（g）骨移植用胶原蛋白敷料覆盖，瓣边缘用缝线缝合。（h）右后下颌骨视图术后4个月愈合。（i）在愈合部位植入两个直径4.2mm的种植体。（j）用夹板修复种植螺丝固位的冠。（k）修复后的种植体的根尖X线片。（手术由Craig M. Misch医生完成）

沿着嵴顶开一个切口，以定位截骨线，而不需要翻瓣。骨凿和/或骨扩张器可插入牙槽嵴顶截骨中进行RE。然后可以在皮质骨板之间植入种植体。两阶段方法均可在上颌骨和下颌骨进行。对于即刻RE，可以使用不翻瓣、半厚瓣和全厚瓣方法。延迟RE通常用于下颌骨。全厚瓣翻瓣用于下颌骨截骨，形成一条骨折线。两阶段RE的适应证包括狭窄牙槽嵴（＜4mm）、致密的骨或厚的皮质骨板，根尖骨不足以保证种植体初始稳定性，同期植入种植体时无法接受的颊舌位置，或尝试一阶段RE时颊侧骨板断裂。

三阶段方法

三阶段手术的顺序如下：首次手术时进行截骨术；经过4~6周的愈合期，进行RE植骨；愈合3~4个月后种植体植入[29]。三阶段手术通常用于萎缩下颌骨的复杂病例。Book瓣截骨术需要翻全厚瓣。然而，第二阶段骨移植手术不需要翻瓣，因为RE器械可以通过嵴顶切口插入。这种方法可用于上颌骨，但更经常用于下颌骨。三阶段方法的适应证包括非常窄的牙槽嵴（3mm）、缺少松质骨、致密骨、骨凹陷、根尖骨不足以保证种植体初始稳定性、同期植入种植体时无法获得理想的颊舌位置或在尝试一阶段RE时颊侧骨板发生断裂。

牙槽嵴扩张的器械

过去，RE的截骨术使用薄的碳化裂钻，锥形钻头、手术锯、锯片、薄骨凿和/或手术刀片。使用旋转器械有更大的技术难度和软组织损伤风险。超声骨刀手术已经在很大程度上取代了这些方法[30]。即使是在致密的骨面上，超声骨刀也可以切割更薄、更精确的骨片。各种工作尖具有不同的厚度、大小、角度和切割边缘，以改善手术入路和提高手术效率。工作尖还经过校

准和标记，允许外科医生确定穿透深度（图14-13）。需要用无菌生理盐水大量冲洗，以防止过热。超声骨刀手术有几个优点，包括对软组织的损伤更小、出血更少、骨受热坏死风险降低、骨细胞存活率提高、术后不适感减少[30-34]。减少软组织损伤的风险是不翻瓣做RE垂直截骨线时候的一个显著优点。虽然超声骨刀手术比使用传统旋转器械的手术需要更多的时间，但它更精确，并避免了旋转器械的风险[35]。

使用数字导板和动态导航已被提出来取代徒手截骨术和种植体植入[36]。这些方法可能减少对软组织广泛翻瓣的需求，因为不需要直接暴露。进行CBCT扫描以创建颌骨的3D虚拟模型。计划牙槽嵴中段和垂直切口以保持唇颊侧皮质骨厚度并绕过其他的牙槽嵴倒凹。静态导板设置了裂口以引导骨切开方向。导板的虚拟设计还可以计划种植体拟植入的位置，以便同时植入种植体。套筒为先锋钻引导，以引导种植窝洞制备。

RE的一个关键点是用可控的力量逐渐扩大颊侧皮质骨，以防止牙槽嵴完全断裂。如果发现扩张阻力，外科医生应验证截骨是完整和连接的。如果Book瓣入路有困难，另一种选择是翻全厚瓣或半厚瓣以准备下颌骨截骨术。RE可以在手术时进行或推迟4~6周后进行。

RE可以使用多种不同的器械完成。对于上颌骨无垂直切口的骨扩张病例，Tatum最初开发了有锥度的D形截骨器（图14-14）。截骨器的弯曲侧放置在颊侧，以扩张皮质骨，敲击后截骨器可被锤打至牙槽嵴内更深。另一种选择是使用骨扩张螺钉[10,37]。它类似于用于种植手术的骨攻丝钻，但逐渐变细，以逐渐扩大间隙（图14-15）。使用低速（30r/min）手持设备或扭力扳手将其逐渐加粗的扩张螺钉插入到种植部位[10]。外科医生也可以考虑使用骨致密化钻行牙槽嵴顶截骨[38]（Densah burs，Versah；图14-16）。这种技

图14-13 用于准备RE（Piezosurgery，Mectron）的超声骨刀工作尖。

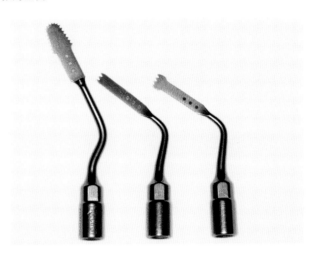

图14-14 （a）Tatum D形骨扩张套件（Tatum Surgical）（b）将D形扩张器的弯曲面放置到RE的颊侧。（c）在狭窄的左上颌骨进行骨扩张截骨。（d）Tatum D形扩张器用于扩张颊侧皮质骨。

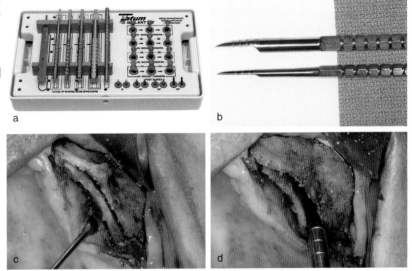

图14-15 （a）骨扩张和骨扩张套件（Meisinger）。（b）用于骨扩张的锥形螺钉（Meisinger）。

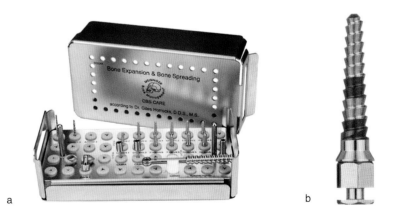

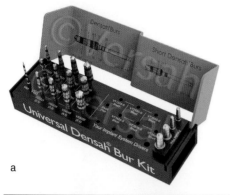

a

图14-16 （a）Densah bur套件。（b）用
Densah bur进行骨扩张。

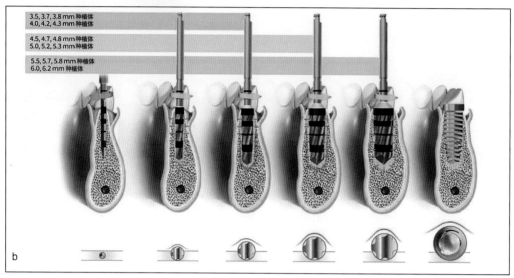

3.5, 3.7, 3.8 mm 种植体
4.0, 4.2, 4.3 mm 种植体

4.5, 4.7, 4.8 mm 种植体
5.0, 5.2, 5.3 mm 种植体

5.5, 5.7, 5.8 mm 种植体
6.0, 6.2 mm 种植体

b

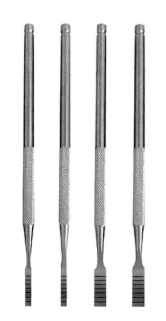

图14-17 一组具有不同宽度和刻
度的薄凿子，用于测量穿透深度。

术应该用于骨小梁体积充足而皮质骨板厚度有限的病例，如上
颌骨。这些锥形钻以逆时针旋转和配合提拉运动使用。骨钻的
直径逐渐小幅度增加。需要用无菌生理盐水充分冲洗以避免过
热。骨的黏弹性使得牙槽嵴发生塑性变形和扩张。

对于Book瓣和岛状瓣，可以使用薄的扁平骨凿逐渐敲击
到理想深度（图14-17）。然后使用逐渐增大的楔形和/或弯曲
的凿子，在可控制的力量下逐渐侧向撬开颊侧皮质骨，在基底
处形成青枝骨折。在后牙区，弯曲的凿子有助于改善进入方
向。器械套装还包括楔形凿或螺旋式扩张器，其厚度逐渐增
大，以引起青枝骨折和骨瓣的侧向移动。还有带薄金属板的
骨扩张器，插入嵴顶骨截骨线中进行扩张（Crest-Control，
Meisinger；图14-18）。然后使用螺钉扳手逐渐分离两侧骨
板，并扩大间隙[39]。对于较大的跨度，可以使用两个骨扩张
器或螺旋式扩张器以更好地控制。凿子和截骨器需要使用手
术锤，患者可能会感到痛苦。电子磁性锤产生的创伤更小，

图14-18 （a）用于RE的Crest-Control套件。（b）使用螺钉扳手来扩张水平扩张器的板。

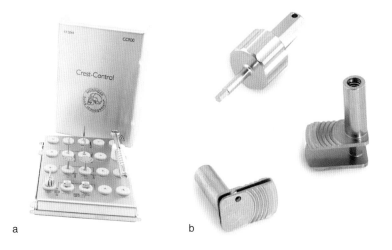

a　　　　　　　b

并改善患者的舒适度[40]。也有报道使用骨牵张装置在几天内逐渐进行RE[41-42]。

种植体植入

同期种植时，骨的顺应性和可塑性限制狭窄牙槽嵴可扩张至3～4mm，尤其是在下颌骨。因此，当计划同期种植时，外科医生应考虑使用标准直径（3.5～4.5mm）和窄直径（3.0～3.5mm）的种植体。种植体连接的改进和使用更坚固的合金可能会减少窄直径种植体的技术问题，如配件松动和种植体断裂[43]。窄直径种植体也可夹板连接修复，以更好地分配负载和减少螺钉松动的风险。如果冠高度过高（＞10mm），也可考虑联冠。

Bravi等[44]对1715个使用RE植入的种植体进行了10年回顾，发现平行壁种植体的失败率是锥形种植体的两倍，直径大于4mm的种植体失败率增加。如果需要植入更宽（＞4.5mm）的种植体，建议采用两阶段或三阶段方法。另一种选择是考虑使用窄直径或标准直径组织水平种植体，因为这将提供更宽的修复平台和良好的穿龈轮廓。

锥形种植体为RE同期植入种植体提供了一个优势。周围的骨可以适应种植体植入时不断增加的直径。对于使用Book瓣同期植入种植体时，

骨折线根方必须有足够的骨，以获得种植体初始稳定性[44]。选择更具有自攻性尖端设计的种植体可能具有一定的优势。只要有足够的种植体稳定性和唇颊侧皮质骨有足够的厚度（＞1.5mm），一阶段种植体愈合是可能的[10]。虽然不需要间隙植骨，但可以放置胶原蛋白敷料（如Zimmer CollaTape和CollaPlug）来稳定血凝块和支持间隙上方软组织的愈合[9,44]。可以考虑在垂直截骨植骨部位以及扩张或移植间隙上使用胶原膜或ddACM。一些研究发现使用RE翻全厚瓣唇颊侧骨板吸收可能性更大，因此谨慎的做法是将种植体埋在牙槽嵴顶以下1～2mm处，如果颊皮层很薄（＜2mm）[10,16-17]，则在颊侧皮质骨植骨，在这种情况下，由于无法进行骨轮廓修整，带有平台移位的种植体更有优势。

当在RE截骨处放置多个种植体时，可以在邻近部位使用方向指示器、种植钻针或骨扩张螺钉，以防止钻孔过程中骨板回弹复位[10]。Book瓣的内部基骨可能会干扰种植钻的放置，以便正确摆放。根尖区准备不充分，也会导致颊侧骨板骨折[10]。可能需要使用用于种植体部位准备的超声工作尖（IM2P，Mectron）或金刚砂钻头来清除内部骨阻挡，并将倾斜的种植体校正至正确轴向。

获得骨量

Elnayef等[45]对RE进行的系统综述发现，平均骨宽度增量为（3.19±1.19）mm（范围：2～4mm）。Waechter等[46]对RE进行的另一系统综述报告，使用常规手术器械的平均水平骨增量为3.61mm（范围：2.84～4.37mm），超声手术为3.69mm（范围：3.32～4.05mm）。其他对牙槽嵴水平骨增量的系统综述也报告了RE的类似数据[47-49]。一些研究表明，与下颌骨相比，上颌骨的体积增量更高[46,50-51]。上颌骨较薄的皮质骨板和较软的骨质为扩张提供了比下颌骨更大的弹性。一项评估RE用于分期种植的研究发现，较大颗粒的骨移植材料（1～2mm）可能比较小颗粒的材料产生更大的增量效果[52]。

种植体存活率

大多数RE临床研究中的种植体存活率都非常理想。Elnayef等[45]的一篇系统综述包括17篇文章，全厚瓣入路的种植体存活率为97.0%（范围：94.4%～100%），半厚瓣入路的种植体存活率为95.7%（范围：86.6%～100%）。Bassetti等[13]的另一篇系统综述报告，存活率（18项研究）和成功率（9项研究）分别为91.7%～100%和88.2%～100%。平均观察期为12个月至10年。Waechter等对RE的一项系统综述评估了放置在1732例患者中的4115个种植体。总体种植体存活率为97%[46]。另一项关于RE病例中长期种植体结果的系统综述评估了1178例接受3033个种植体的患者[53]。平均随访58.3个月，平均成功率为96.6%、存活率为96.8%。

边缘骨丧失

Waechter等[46]的系统综述发现，与RE同期植入的种植体平均边缘骨丧失为1.44mm。临床研究表明，在无负载愈合阶段，与RE同期植入的种植体周围发生明显的边缘骨丢失[35,54]。也有证据表明，在负载的第一年，骨丧失增加[35,54-55]。然而，RE的早期骨水平变化非常有限。在RE和同期植入种植体的情况下，为了防止骨重建，谨慎地将种植体稍微放置在牙槽嵴顶以下，特别是在翻全厚瓣的较薄的牙槽嵴骨中[12,16]。在这些条件下，颊侧骨吸收可能更明显[35]，Jensen等[16]描述了翻全厚瓣种植体周围骨丢失2mm或更多，并导致牙龈退缩。在种植体负载的第一年之后，边缘骨水平似乎稳定下来[56]。当牙龈薄（<3mm）时，外科医生还应考虑将种植平台埋在牙槽嵴顶以下，在下颌后牙区很常见。

牙槽嵴扩张的并发症

最常见的RE并发症是颊侧皮质骨骨折[47]（图14-19）。与上颌骨相比，下颌骨骨折的风险更高，因为皮质骨板致密且厚，在扩张过程中具有较小的灵活性和较大的阻力。因此，对于经验有限的临床医生来说，采用分阶段的方法进行RE和下颌骨种植体植入可能更安全[44]。Ella等[12]发现，当牙槽嵴宽度小于4mm时，颊侧皮质骨骨折的风险更高。不翻瓣或半厚瓣方法的有限可视性也可能增加骨折的风险。单牙位点的骨折风险可能更高，因为扩张皮质骨的基底减少，提供较少的顺应性[27]。在翻全厚瓣和颊侧骨板完全骨折的情况下，皮质骨片可作为游离移植物，并用螺钉或钛网稍远于牙槽嵴固定（图14-20），颗粒状骨替代物放置在骨片周围，并用胶原膜覆盖该部位，一期减张缝合关创。种植体植入应该推迟到骨骼愈合4～6个月之后。使用不翻瓣或半厚瓣入路时，则不能对颊侧骨壁或骨板的骨折进行处理。必须使用全厚瓣进行修复和分期种植体植入。

由于上颌骨的颊侧倾斜，同时进行RE和种

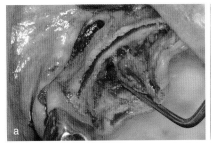
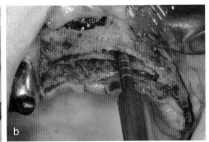
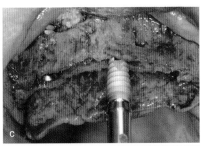
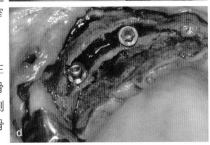
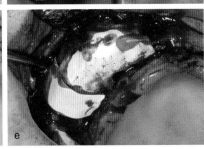

图14-19 （a）使用超声骨刀在狭窄的上颌骨上进行牙槽嵴顶截骨。（b）使用骨凿扩张颊侧皮质骨。（c和d）两个直径3.8mm的锥形种植体放置在扩张的牙槽嵴中。注意薄的颊侧皮质骨在后部种植体处发生断裂。（e）颊侧皮质骨用同种异体矿化骨移植物进行骨增量，并用胶原膜覆盖。

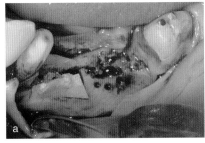
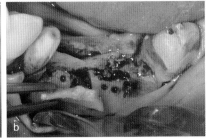
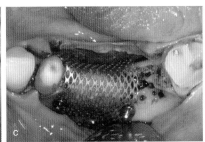

图14-20 （a）对第二前磨牙位点进行RE截骨。（b）RE后颊侧皮质骨发生断裂。（c）使用钛网将断裂的颊皮质固定在牙槽嵴上。

植体植入可能导致种植体过度颊侧倾斜。截骨线偏向腭侧有助于减少种植体向唇颊侧倾斜的轨迹。在上颌骨和下颌骨后牙区，种植体可能更会轴向放置，但其位置可能比理想情况更偏向腭侧或舌侧。分阶段进行RE和种植体植入可能允许更好地控制种植体轴向与位置。有病例报告了继发于使用外科锤截骨后的良性阵发性眩晕[57-58]。

虽然这是一个罕见的并发症，但使用骨凿和手术锤行骨劈开时传递的振动力能够分离耳石并将其置入耳后半规管。患者可能抱怨轻度至重度头晕，通常由头部位置的特定变化引起。伴有眩晕的非同向性眼球震颤支持其诊断。这种情况可能随着时间的推移自发地解决，或者可能需要使用Epley操作法重新复位耳石。

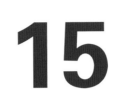

15

夹层植骨术

INTERPOSITIONAL BONE GRAFTING

Ole Jensen | *Pietro Felice* | *Bach Le* | *Carlo Barausse*

夹层植骨术，也称为嵌入式植骨，是一种重建方法，通过抬高截骨骨段来创建一个间隙空间用于植骨。Schettler于1974年首次描述了节段截骨，将骨膜骨瓣进行移动和重新定位并进行夹层"三明治"植骨[1]。它被用作修复前手术，用于无牙萎缩下颌骨骨增量，以改善用于义齿支撑的剩余牙槽嵴。1989年，Sailer提出使用Le Fort I 型截骨术和来自髂嵴的夹层自体骨块移植重建萎缩无牙上颌骨，同期植入Brånemark种植体[2]。此后，夹层植骨进行截骨的技术得以改进，用于部分缺牙患者的牙槽嵴缺损。目前，夹层植骨术的主要用途是治疗中度至重度垂直牙槽嵴缺损的垂直骨增量[3-6]。

夹层或嵌入式植骨（Inlay植骨）相对于外置法骨增量（Onlay植骨）有几个潜在优势（框15-1）。由于垂直增量是通过移动骨段获得的，因此在初期创口关闭和移植物覆盖时，较少需要软组织瓣减张释放和推进。这降低了伤口裂开导致移植物暴露的风险[5]。与骨轮廓外植骨不同，夹层植骨术是在骨轮廓内进行的。因此，骨填充的环境是特殊的，因为骨生长发生在周围的骨壁上（图15-1）。种植体可以在约4个月后植入。由于移动的自体骨段保持其血液供应，因此与使用引导骨再生（GBR）、骨块或钛网的外置法骨增量所见的移植物吸收相比，在愈合期间通常体积损失较小[5]。移动的自体骨段还保持了牙槽嵴顶的皮质骨，以促进种植体更高的初始稳定性，并降低移植物重塑导致边缘骨丧失的风险[7-8]（图15-2）。然而，在愈合过程中，上段骨块通过良好固定保持其稳定性，避免微动都是至关重要的。

夹层植骨术的主要缺点是，吸收萎缩的残余牙槽嵴通常会发生唇侧轮廓丧失，而这种技术只解决垂直增高的部分（框15-1）。由于嵴顶骨软组织瓣显露的面积很小，以保持血液供应，因此在种植体植入时，若需改善牙槽嵴的轮廓和唇颊侧凸度时通常需要二次水平向骨增量[9]。此外，前上颌骨的垂直骨增量受腭侧软组织蒂的限制。夹层植骨术的主要适应证是中度至重度垂直骨缺损，这种技术更常用于下颌骨后部、下颌骨前部和上颌骨前部的缺损，但也可用于上颌骨后部[10]。

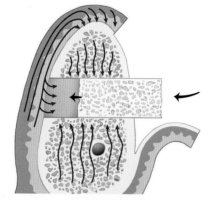
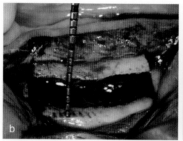
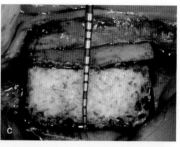

图15-1 （a）来自舌侧黏骨膜蒂以及基底部自体骨的血液供应。（b）术中视图显示周围骨壁为骨填充提供良好环境。（c）将骨块嵌入式植入在空间内，将自体骨向上提升。（手术由Pietro Felice教授完成）

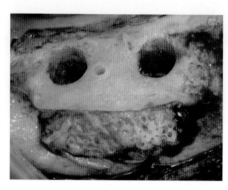

图15-2 愈合后种植体窝洞制备。自体骨将围绕种植体颈部区域，可能会提供更好的边缘骨稳定性。（手术由Pietro Felice教授完成）

下颌骨后部

下颌骨后部夹层植骨术的适应证是垂直骨萎缩，剩余骨高度在下颌管上方4～6mm[11]。随着新技术（如手术导航），可在剩余骨只有4mm情况下应用这种重建方法（图15-3）。当下颌管上方有6mm或更多的可用骨时，放置短种植体成为一种微创的选择[12]。

使用夹层植骨术治疗下颌骨后部必须解决3个重要因素：

（1）该区域的黏膜通常很薄，因此存在过度翻瓣和血液供应不足的风险。

（2）靠近下牙槽神经需要使用CBCT扫描计划截骨术，并仔细操作，以避免神经损伤。

（3）同样重要的是，移动的截骨骨段应具有足够的骨体积来防止吸收。

这3个细节的适当处理将决定手术的成功。在下颌骨后部，通常对截骨骨段垂直位移的阻力很小，舌侧位移很少见。

下颌骨后部手术技术

在距嵴顶1cm的黏膜处做水平颊部切口。切口的前缘必须注意颏神经分支的位置。然后向下翻开黏骨膜瓣显露下颌骨，但对嵴顶或舌侧不进行黏骨膜剥离，以保持血液供应（图15-4）。根据CBCT扫描的测量结果，可以描画切割线，以确保与下颌管有足够的距离（即至少2mm）。当有严重下颌骨萎缩时，可以使用动态导航进行截骨术以减少神经损伤的风险[13]。先使用超声骨刀通过下颌骨进行水平截骨，然后在两端进行两条

图15-3 （a）用于动态导航引导的超声骨刀校准。（b）超声骨刀用于准备下颌管上方约2mm的水平截骨。（手术由Pietro Felice教授完成）

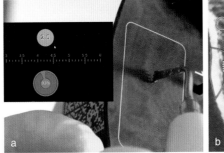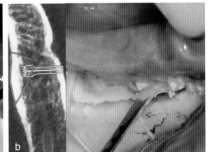

图15-4 （a）萎缩的右下颌骨后部的术前CT扫描图像。（b）保留颏神经的前庭切口和组织瓣牵拉。（手术由Pietro Felice教授完成）

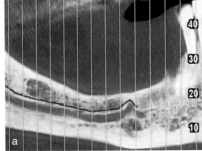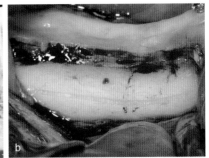

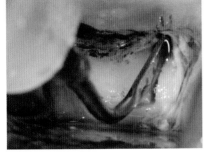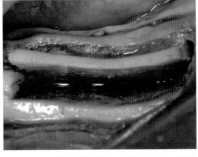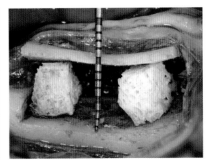

图15-5 超声骨刀用于准备水平和垂直截骨。（手术由Pietro Felice教授完成）

图15-6 使用骨膜分离器冠方上抬截骨段，保留舌侧骨膜。（手术由Pietro Felice教授完成）

图15-7 两个同种异体骨块用作空间维护支架。（手术由Pietro Felice教授完成）

图15-8 （a）骨块周围的间隙充填颗粒生物材料。（b）截骨段用微型钛板和螺钉固定。（手术由Pietro Felice教授完成）

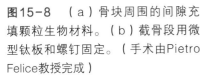

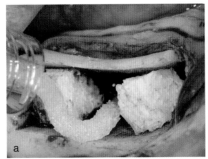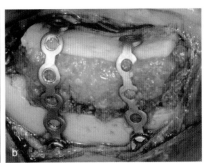

垂直截骨线（图15-5）。牙齿邻近的垂直截骨应在牙根表面留下2mm的骨。使用骨膜分离器向冠方抬起截骨段，保留舌侧骨膜（图15-6）。通常骨段垂直位移的阻力很小。在上方的截骨骨段和下方颌骨基骨之间填充一块或多块骨块，以提供内部支撑（图15-7）。截骨段也可用微型钛板和微型螺钉固定在基骨外部，使其处于垂直位置（图15-8）。任何残余的间隙随后用生物材料颗粒填充。在移植区域覆盖可吸收的胶原膜，然后黏膜缝合关创。在种植体植入前，夹层植骨术要

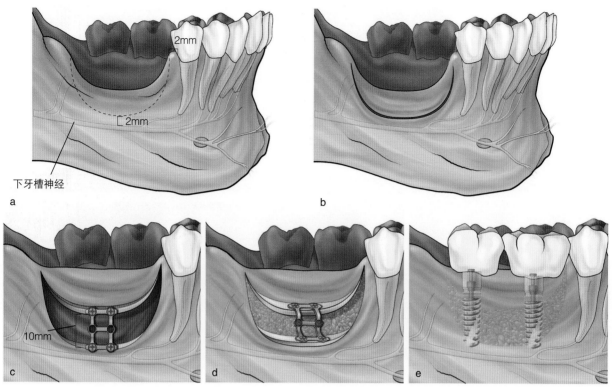

图15-9 （a）萎缩的下颌骨后部常常会垂直向下凹陷，靠近下牙槽神经。节段截骨术（虚线）设计成弯曲的形状，称为微笑截骨线，最大限度地减少骨切口与神经的接近。（b）使用超声骨刀（浅）和来复锯（深）在神经上方至少2mm处切割骨段。（c）用骨凿松解截骨段，垂直抬高5~10mm。放置一块接骨板，以建立牙槽平面的垂直高度。（d）扭转骨板，使牙槽骨轴向对齐，然后用自体骨或BMP-2进行夹层植骨术。（e）4个月的愈合后，植入种植体，随后进行修复。（经许可转载自Jensen OT [ed]。The Osteoperiosteal Flap. Chicago: Quintessence, 2010）

等3~4个月才能愈合。

替代垂直方盒形骨切开的另一种选择是使用微笑形截骨线[5]。截骨术应在下牙槽神经管上方留有2mm的距离（图15-9a）。弯曲的前庭瓣应保持在骨切口下方约5mm处（图15-9b）。骨段被抬高，并使用H型接骨板进行固定（图15-9c）。或者，可在骨间隙内使用块状骨移植物以更好地稳定移动的骨段。如果块状移植物提供了足够的稳定性，外科医生可以放弃使用接骨板。夹层移植物可以向外侧延伸用于GBR，再使用胶原屏障膜覆盖，来增加骨宽度（图15-9d）。牙槽突形态的恢复改善了患者咀嚼固体食物团块的能力，与牙槽突解剖学自洁形态一致（图15-9e）。

用于GBR的改良膜和定制钛网已经改善了下颌骨后部垂直骨增量的效果，因此，这些技术可以被视为夹层植骨术的替代方法[14]。此外，在增量的骨中，短种植体的使用已被证明与使用较长种植体治疗结果相同，并发症较少[15-16]。甚至在下颌骨后部的4mm（即超短）种植体也显示了良好的治疗结果。Slotte等[17]报告了92.7%的5年存活率，边缘骨水平稳定，种植体周围健康。因此，随着治疗趋向于微创和无植骨的方法，该部位对三明治移植的需求已经减少。

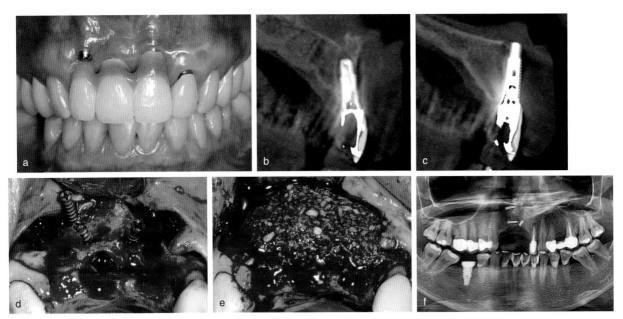

图15-10 （a）55岁女性，上颌（中切牙和右侧侧切牙）有3个失败的种植体。通过两个种植固定桥修复。由于其唇侧没有骨，可以透过黏膜看到种植体。（b和c）CT扫描横截面图像显示错位种植体的唇侧骨缺损。（d）所有种植体都被取出，并放置了3枚帐篷螺钉，为GBR增加牙槽嵴宽度做准备。（e）GBR手术应用胶原膜覆盖矿化同种异体骨移植物。（f）术后即刻全景X线片显示上颌骨前部垂直骨缺损和GBR手术的结果。➜

上颌骨前部

夹层植骨术是治疗美学区垂直牙槽嵴缺损的一种有效方法。使用夹层植骨术治疗上颌骨前部缺损必须考虑3个重要因素：

（1）牙槽嵴缺损应包括3个或3个以上的牙位，以减少截骨段的吸收。

（2）手术中应特别注意软组织夹入，应避免穿透腭部蒂。

（3）外科医生还应注意，腭部软组织蒂的连接会使截骨段在较大的垂直移动时，向舌侧偏转。这可能导致牙槽嵴的前后位置不理想。6mm的垂直移动通常可以提供满意的上颌前部牙槽突种植。垂直位移大于10mm通常会导致显著的腭侧偏转，需要二次增量以获得种植体的美学效果。

重要的是要评估高位笑线和最大唇部运动时相对的牙槽嵴顶位置。对于高唇线的患者，夹层植骨术可能会使修复体和牙槽嵴之间的过渡区更加明显。在美学区应用节段截骨术和夹层植骨术获得垂直高度将为二次轮廓增量奠定基础，以恢复成理想的矫正牙槽骨形态[9]。一旦垂直骨增量确立，宽度增量可以更容易地在二次手术中完成。虽然这种技术可以获得适度的垂直骨增量，但晚期骨吸收、角化组织不足和前庭沟深度不足，会使最终的美学效果变得复杂，故二次矫正手术通常是必要的。这些包括种植体植入时的轮廓骨增量、游离龈或结缔组织植入和/或前庭沟成形术[9,18]（图15-10和图15-11）。

节段截骨术也可用于矫正错位的种植体和排列不齐的片段牙弓[19]。移动的截骨段可能包括牙齿、种植体和邻近的牙槽嵴。当牙齿在节段内并垂直移动时，通常需要截冠和牙髓治疗。移动具有显著边缘骨缺损的牙齿可以矫正牙槽平面，否则无法做到。

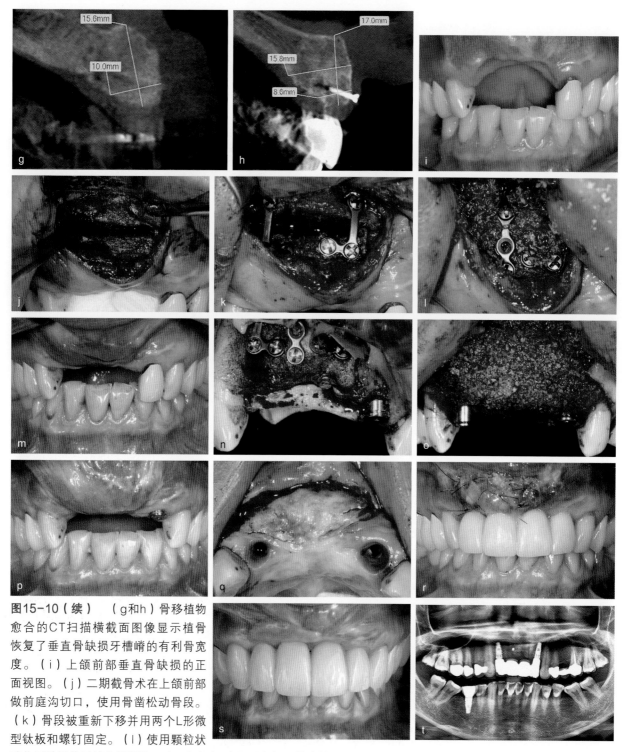

图15-10（续） （g和h）骨移植物愈合的CT扫描横截面图像显示植骨恢复了垂直骨缺损牙槽嵴的有利骨宽度。（i）上颌前部垂直骨缺损的正面视图。（j）二期截骨术在上颌前部做前庭沟切口，使用骨凿松动骨段。（k）骨段被重新下移并用两个L形微型钛板和螺钉固定。（l）使用颗粒状矿化同种异体骨填充骨间隙。（m）愈合4个月后上颌牙槽嵴的正面视图。（n）4个月后，将钛板移除并植入种植体。（o）插入帐篷钉使用矿化同种异体骨和胶原膜覆盖进行额外的美学轮廓增量。（p）愈合2个月后，重建的上颌骨前部的面部视图。（q）在上颌前庭沟处制备半厚瓣受植床，腭部取游离龈移植物行前庭沟成形术。（r）种植体支持的临时桥修复，可见软组织移植物在愈合2周后融合良好。（s）最终的种植体支持式固定桥。注意垂直缺损的增量使种植修复体外观更加自然。（t）11年随访时种植修复的全景X线片。（手术由Bach Le医生完成）

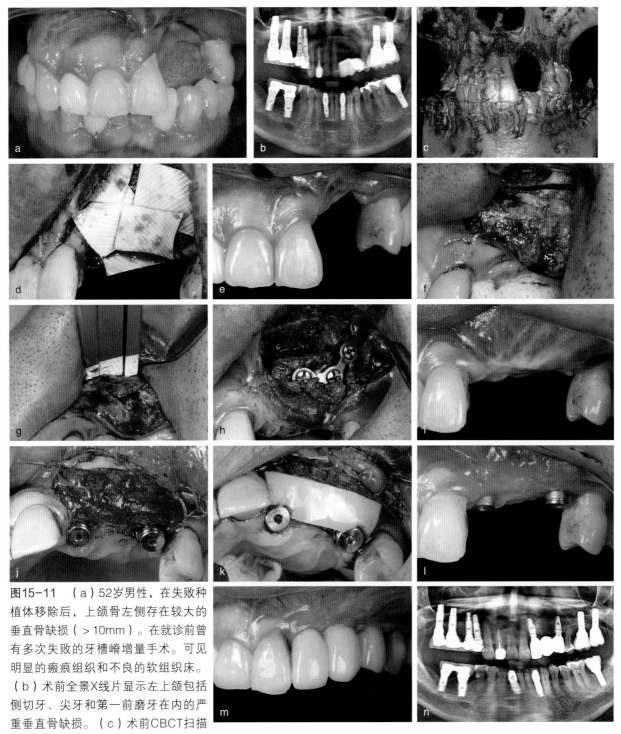

图15-11 （a）52岁男性，在失败种植体移除后，上颌骨左侧存在较大的垂直骨缺损（>10mm）。在就诊前曾有多次失败的牙槽嵴增量手术。可见明显的瘢痕组织和不良的软组织床。（b）术前全景X线片显示左上颌包括侧切牙、尖牙和第一前磨牙在内的严重垂直骨缺损。（c）术前CBCT扫描的萎缩上颌骨的三维重建。（d）使用帐篷钉、矿化同种异体骨移植物、自体骨片和核糖交联胶原膜进行GBR以增大牙槽嵴宽度。（e）水平骨移植4个月后上颌骨缺损的正面视图。（f）在上颌骨左侧做前庭切口，以便使用超声骨刀进行二期截骨术。（g）使用Smith骨扩张器将骨段移动并下移。（h）骨段下移并用L形钢板和螺钉固定。间隙用矿化同种异体骨移植物填充。（i）愈合4个月后上颌骨左侧的正面视图。注意牙槽嵴垂直骨缺陷完全矫正。（j）两个种植体植入在重建的上颌骨中。前庭沟浅和角化黏膜在种植体二期手术时通过前庭沟成形术与游离龈移植来矫正。（k）游离龈移植物放置在种植体的唇颊侧。（l）愈合软组织的侧面视图。（m）种植螺丝固位固定桥修复。注意垂直缺损的矫正创造了种植修复体更自然的外观。（n）6年随访时种植修复的全景X线片。（手术由Bach Le医生完成）

259

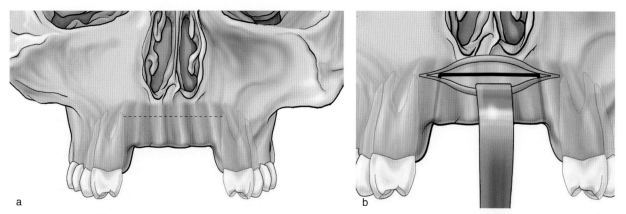

a
b

图15-12 （a）通过前庭沟处切口（虚线）获得上颌前部垂直骨缺损的截骨线。（b）三明治截骨的水平切口在鼻底以下几毫米处进行，垂直切口应保留邻近牙齿的骨。（经许可转载自Jensen OT [ed]。The Osteoperiosteal Flap. Chicago: Quintessence, 2010）

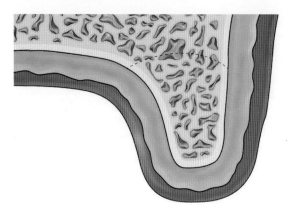

图15-13 水平截骨延伸穿透腭侧骨板。弯曲锯片，以便截骨线在腭穹隆处不形成过大的角度。（经许可转载自Jensen OT [ed]。The Osteoperiosteal Flap. Chicago: Quintessence, 2010）

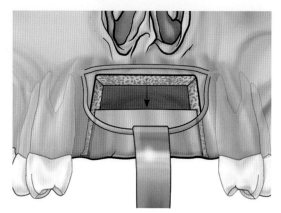

图15-14 如果截骨完成，将该骨段垂直移位几毫米。（经许可转载自Jensen OT [ed]。The Osteoperiosteal Flap. Chicago: Quintessence, 2010）

上颌骨前部手术技术

手术部位通过上颌前庭沟距离牙槽嵴约1cm处的黏膜水平切口予以暴露（图15-12）。少量翻开黏骨膜瓣暴露唇侧骨面，使黏骨膜附着于牙槽嵴顶，且腭侧骨膜保持完好。该瓣应向上翻开暴露鼻棘和鼻腔梨状孔边缘。然后使用矢状锯或超声骨刀进行全层截骨术（图15-13）。首选超声骨刀，因为它可以创建精细的切口，降低腭

侧软组织损伤的风险。水平截骨线确定骨段的长度，并至少在鼻底以下5mm处进行。然后在两端进行两个垂直截骨线以完成骨切割。邻近牙齿的垂直截骨应在牙根表面留下2mm的骨。垂直截骨可以平行或略微成角，以允许骨瓣的垂直运动畅通无阻。然后使用骨膜分离器将带血管蒂的骨段垂直移动到位置（图15-14）。建议对骨段进行垂直过度矫正，因为这可以补偿骨段吸收。垂直抬高的范围受腭部软组织蒂的限制（图15-

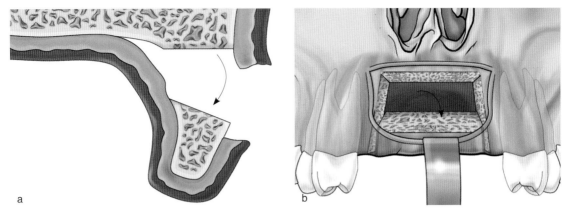

a

b

图15-15 （a）如果可能，将截骨段抬高至牙槽平面。这将导致该骨段向腭侧偏转。（b）该骨段略微弯曲，以便暴露内侧截骨面。（经许可转载自Jensen OT [ed]。The Osteoperiosteal Flap. Chicago: Quintessence, 2010）

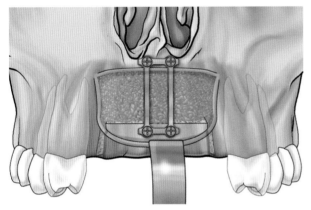

图15-16 放置夹层骨移植物以填充骨间隙。该移植物首先置于腭侧深处。（经许可转载自Jensen OT [ed]。The Osteoperiosteal Flap. Chicago: Quintessence, 2010）

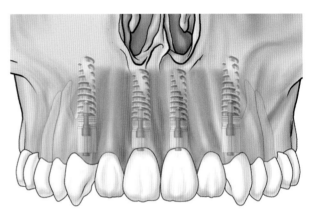

图15-17 种植体应延伸至鼻基底骨，以建立初始稳定性和最终的长期骨整合。（经许可转载自Jensen OT [ed]。The Osteoperiosteal Flap. Chicago: Quintessence, 2010）

15）。对于较大的移动（＞6mm），可以使用Smith升支分离器逐渐拉伸腭部软组织。虽然一些学者主张在腭中部使用减张切口，但带蒂的血管完整性存在实质性风险。使用单皮质螺钉将微钛板固定在骨段和上颌骨基底上（图15-16）。固定后，可以通用钛板小心地将骨段向前扭转，使其达到更好的轴向对齐。钛板的替代方法是使用异种移植或同种异体骨块来稳定骨段，间隙可以用颗粒骨替代物移植。然后分层关闭切口。使

用4-0铬肠线进行深层缝合以接近伤口边缘，切口主要使用4-0 PTFE或尼龙线水平褥式缝合。种植体可经过3~4个月的愈合后植入（图15-17）。

下颌骨前部

下颌骨前部垂直骨增量可通过夹层植骨术有效完成。与上颌前部腭侧组织限制不同，舌侧软组织蒂的张力不大，不会极大地阻碍抬高骨段

重新定位到理想的位置。截骨骨段可垂直移动10mm或更多。然而，大多数增量在4~8mm范围内，也可以进行垂直向过度抬升，在种植体植入时可去除菲薄的牙槽嵴。

外伤或晚期牙周炎导致的牙齿脱落会造成明显的垂直骨缺损，这种缺损很容易用三明治截骨术进行治疗。下颌前牙位于美学区域内，可以通过面部表情和说话观察到龈缘。虽然大多数患者在下颌前部没有显示出牙槽区，但当这个区域可见时，上颌骨前部三明治截骨术的相同手术和美学标准适用于下颌骨。常见的情况是切牙缺失但尖牙仍然存在。需要注意的是，骨段只能垂直提升到邻牙的骨水平。在某些情况下，显著牙槽骨缺失可能需要拔除邻牙。

下颌骨前部手术技术

在前庭沟深部做水平前庭切口，通常在黏膜龈交界处下5mm处。黏骨膜瓣的翻瓣应避免朝向嵴顶，向下翻瓣应避免颏肌完全脱离。在下颌前部，外科医生必须识别颏孔，通常位于前磨牙根尖之间。如果计划的截骨延伸到第一前磨牙或尖牙区域，颏神经必须得到很好的保护。超声骨刀提供了良好的切口控制，降低了神经损伤的风险，下颌前部在水平切口处必须有足够的宽度，通过这个前庭通道用超声骨刀进行水平截骨。CT扫描可用于测量下颌骨的厚度，仔细进行截骨，以避免损伤舌侧黏骨膜。然后在邻近牙齿（尖牙/前磨牙）附近做垂直切口。邻近牙齿的垂直截骨应在牙根表面附近留下2mm的骨。截骨完成后，骨段向上移动到计划的垂直位置或与邻近牙齿骨高度的水平。可以使用骨膜分离器来撬起骨段。然后用小接骨板和螺钉固定骨段。固定后，可以使用钛板小心地将骨段向前扭转，使其更好地轴向对齐。使用钛板的替代方法是使用异种移植物或同种异体骨块来稳定骨段[20]。间隙处可以用颗粒骨替代物移植。然后分层关闭创口。使用4-0铬肠线进行深层缝合以拉近伤口边缘。主要使用4-0 PTFE或尼龙水平褥式缝合关闭切口。

骨移植材料

骨移植材料通常放置在截骨术和骨段垂直移位后形成的间隙中，以促进愈合并最大限度地减少垂直增量的塌陷。使用Le Fort I型截骨术并夹层植入来自髂骨的皮质松质骨块移植是治疗严重萎缩无牙上颌骨的一项有充分文献记载的技术[21]。使用从髂骨和下颌骨获取的自体骨也可用于节段截骨术[3-4,7,22-24]（图15-18）。下颌升支块状骨移植可作为下颌后部夹层植骨术的局部骨来源（图15-19）。然而，来自这个供区部位的骨块相对较薄（3~4mm）。获取自体骨增加了额外的时间，并可能增加并发症发生的风险。对于节段截骨术，间隙在骨轮廓内，从生物学角度有利于骨生长。比较髂骨块与无机牛骨块夹层植骨术的临床研究发现了相似的结果[25-27]。因此，使用各种骨替代物，包括异体骨、异种骨和颗粒状或块状同种异体骨是在间隙内放置的首选[5-6,28-29]（图15-20）。修整合适的骨块可能是理想的，因为它具有优良的空间保持特性，以及为移动骨段提供支持和稳定的能力。去蛋白牛骨块的缺点是脆弱，技术上难以处理。同种异体或胶原马骨块具有更好的操作性[26]（图15-21）。颗粒移植物可以用来填充间隙或空间。应用可吸收胶原膜行GBR同时有助于增宽牙槽嵴。然而，膜不能延伸到牙槽嵴顶，因为这可能导致移动骨段坏死的风险。种植体通常在移植物愈合3~6个月后植入[27]。

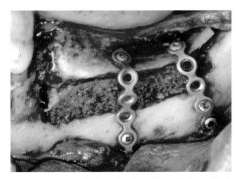
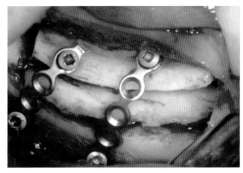

图15-18 髂嵴皮质松质骨块用作夹层骨移植物。（手术由Pietro Felice教授完成）

图15-19 来自下颌升支的皮质块状骨移植物用于适度的垂直骨增量。（手术由Pietro Felice教授完成）

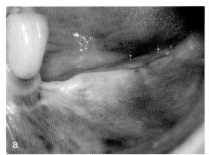
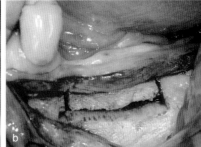
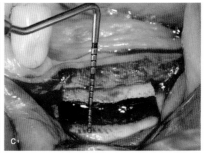

图15-20 （a）萎缩的左下颌后部术前视图。（b）使用超声骨刀制备截骨线。（c）截骨段向上抬高。（d）异体块状骨移植物置于间隙内，并用微型钛板和螺钉固定该骨段。（e）胶原膜覆盖。（f）夹层植骨愈合后，CT扫描显示良好的种植可用骨高度。（g）两个种植体植入到夹层植骨区域中。（h）种植修复8年的随访X线片。（手术由Pietro Felice教授完成）

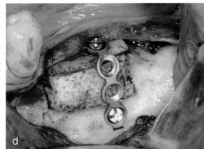
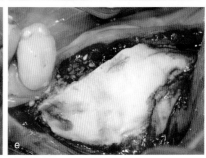
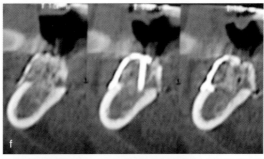
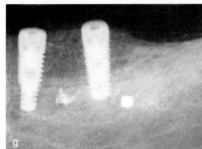
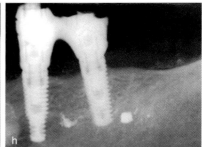

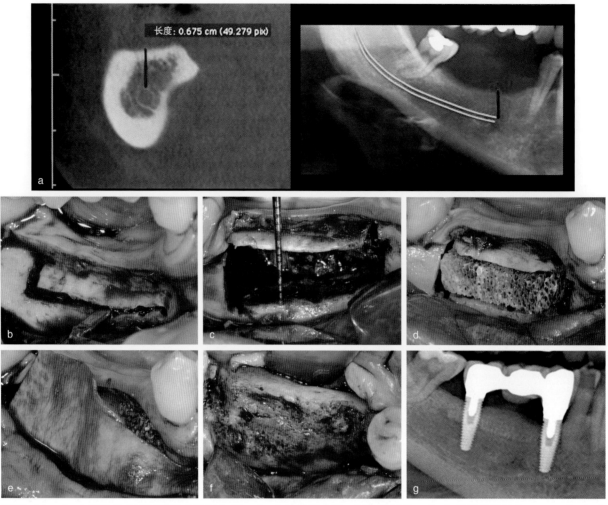

图15-21　（a）萎缩的右下后牙区术前CT扫描。（b）使用超声骨刀制备截骨线。（c）截骨骨段抬高8mm。（d）胶原马骨块操作性更好，方便夹层移植。（e）胶原膜用于覆盖植骨区。（f）愈合3个月后进行种植体植入。（g）种植修复5年后的随访X线片。（手术由Pietro Felice教授完成）

夹层植骨术获得的骨量

上颌骨前部节段性截骨夹层植骨术的平均垂直骨增量为5～7mm[4,6,29-30]。然而，报道的范围为4～11mm[4,6,29-30]。Chan等[29]报道，上颌骨前部和下颌骨前部节段性截骨夹层植骨术的垂直骨量增加与缺牙区的跨度成正比，较大的节段获得最大增量，并产生最小的吸收。

一项关于下颌骨后部节段截骨和夹层植骨术的系统综述发现，176例患者和206个部位的平均垂直骨增量为6.5mm[31]。Elnayef等[14]的另一项综述报道了95例患者的平均垂直骨增量为4.92mm。由于下颌骨后部垂直骨增量主要是为了植入种植体，而不是出于美学考虑，这些报道的骨增量是足够的。

种植体的成活与成功率

由于种植体是从骨的抬高段植入到自体骨中，对种植体的成活是有利的。大多数研究评估了下颌骨后部，一项系统综述包括10篇文献

> **框15-1 夹层植骨术的优缺点**
>
> **优点**
> - 骨内填充
> - 使用骨替代物进行植骨
> - 牙槽嵴顶处为自体骨
> - 愈合时间短
>
> **缺点**
> - 软组织蒂限制骨段的活动度
> - 主要用于垂直骨增量
> - 常常需要二次水平骨增量

的415例患者，随访1～7年（平均为3年），显示种植体成活率为94%（平均：93%；范围：91%～100%）[31]。种植体周围平均边缘骨丧失为1.6mm（平均：1.4mm；范围：0.6～4.7mm）。Elnayef等[14]对13项研究的系统综述和荟萃分析评估了614个种植体，发现种植体成活率为97.3%。4项研究包括150个种植体，种植体成功率为91.7%。Keestra等[32]对74例患者206个种植体的系统综述发现平均成活率为98.5%（范围：95.9%～100%），平均成功率为93.4%（90.9%～100%）。

并发症

与截骨术和夹层植骨术相关的并发症包括感觉障碍、截骨段吸收、截骨段骨折、伤口裂开、感染、短期或长期吸收，以及可能需要额外的骨增量。前庭沟切口可能会损伤上颌眶下神经的小分支和下颌颏神经。当在下颌后部进行截骨术时，外科医生应保持距下颌管2mm的安全距离。临床研究发现下牙槽神经功能的短暂神经感觉丧失在下颌后部相当常见，发生率为3.8%～50%[14,31]。虽然大多数患者仅经历暂时的感觉障碍，但也可能产生永久性神经损伤[31]。截骨段血管供应的紊乱可导致骨坏死和吸收[33]。血管损伤可能由黏骨膜瓣的过度翻瓣、截骨术中的软组织损伤、骨瓣的过度伸展、使用松弛切口或过多的骨膜剥离引起的。当治疗有颌骨萎缩和血管床活力下降的老年无牙患者时，这可能更为关键。如果截骨骨段太薄，在操作和骨瓣抬高过程中可能发生骨折[31]。临床研究表明，在创口关闭过程中黏膜拉伸可能导致伤口裂开，发生率为8%～30%。关于骨增量部位术后感染的报道相当少[14,31]。垂直增量的稳定性与截骨节段的跨度长度成正比。较大的截骨段（5颗牙跨度）获得的增量最大，也更稳定。小截骨段（两颗牙跨度）的垂直骨增量最小，表明有较高的吸收量[29,31]。在上颌骨和下颌骨前部，对于跨度大于3颗牙且最低骨高度为10mm的无牙患者，建议采用夹层植骨术。不建议移动薄的残留牙槽嵴，因为骨内血液供应不那么丰富。在进行节段截骨和夹层植骨术之前，有时需要进行前期骨增量以增加牙槽嵴的尺寸和改善骨质。还建议对截骨节段进行垂直向过度抬升[18]。如前所述，在种植牙之前或同期增加牙槽嵴宽度可能是必要的。

结论

夹层植骨术有几个优点和缺点，如框15-1所示。当需要垂直骨增量时，它是一种可行的治疗选择，但临床医生必须考虑每例患者的情况，以确定这种治疗方法是否是最佳的。

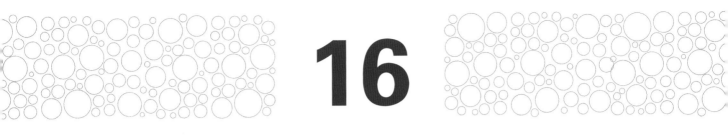

16

牵张成骨

DISTRACTION OSTEOGENESIS

Ole Jensen | Bach Le

牵张成骨（DO）是一种用于骨科、颅面外科和颌面外科，以移动骨段并生成新骨的外科技术。DO可用于肢体延长，骨畸形矫正和因感染、创伤、病理导致的骨缺损重建。其生物学概念基于骨折愈合，即通过渐进牵引分离的截骨骨段，逐渐形成新骨的过程。1903年，Codivilla首次将DO应用于骨科肢体延长，并于1971年由Ilizarov改进[1-2]。20世纪90年代中期，该技术被应用于上颌骨和下颌骨的骨缺损，为牙科种植做准备[3]。

DO的手术入路

DO的手术入路与夹层植骨非常相似（图16-1）。CBCT和手术模拟软件可用于计划截骨和牵引[4]。手术部位通过上颌或下颌前庭沟距离牙槽嵴约1cm处的水平黏膜切口暴露术区。切口应沿缺牙区的长度延伸，保护术区解剖结构。翻起黏骨膜瓣暴露骨面，使黏骨膜附着于牙槽嵴，舌腭侧骨膜保持完整。然后使用超声骨刀进行全层截骨，这种工具是首选的，因为它能产生精细的切口，降低软组织损伤的风险[5]。通过水平截骨确定骨段的长度，然后在两端进行两个垂直截骨以完成骨切割。邻近牙齿的垂直截骨应在牙根表面保留2mm的骨。垂直截骨可以略微扩展，以允许骨段在垂直向运动畅通无阻。如有需要，可用细凿或骨刀来细化地完成骨切口。使用撑开器械或凿子从颌骨基部仔细垂直撬动截骨段，测试骨段的运动。

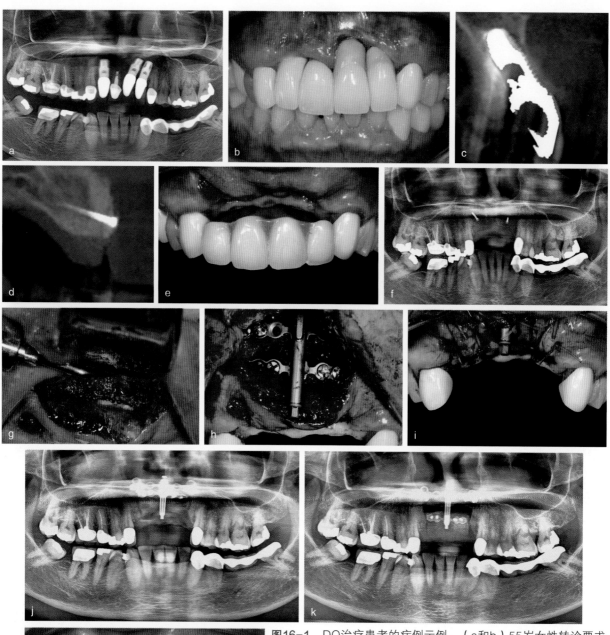

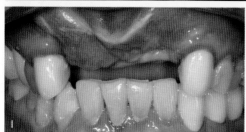

图16-1 DO治疗患者的病例示例。（a和b）55岁女性转诊要求去除上颌左侧中切牙和双侧侧切牙位点的失败种植体。（c和d）拔除3个种植体和上颌右侧中切牙，并使用矿化同种异体骨和重组人骨形态发生蛋白2（rhBMP-2）以及帐篷钉进行初始骨增量，以增加水平骨宽度。（e和f）愈合5个月后，缺损区残余骨宽度增加。上颌切牙位点仍存在超过10mm的明显垂直骨缺损，伴有瘢痕组织和缺少角化黏膜。（g）使用超声骨刀进行截骨术。（h和i）用螺钉将骨段和基底骨固定到骨外牵引装置，并关闭组织瓣。（j）放置牵引器后的术后全景X线片。（k）完成25%的过牵引后的全景X线片。（l）上颌前部牙槽嵴牵引后的临床视图。➡

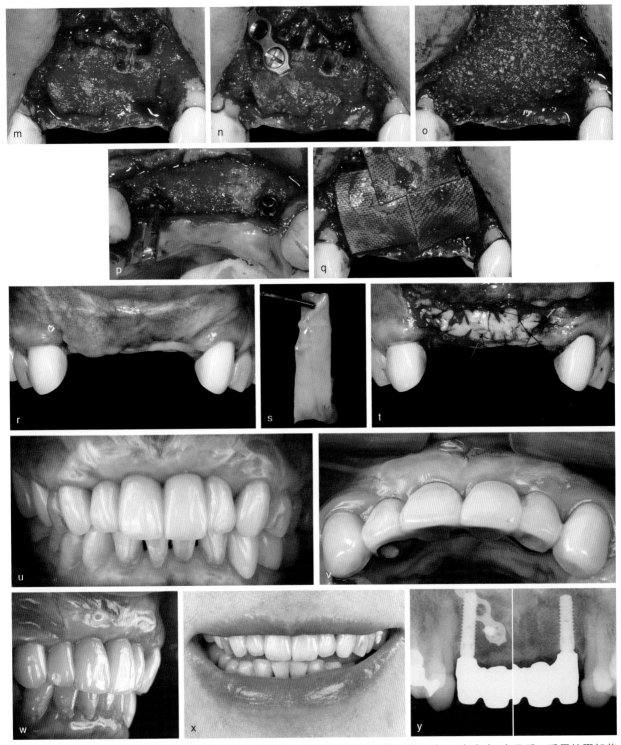

图16-1（续）　（m~q）于上颌切牙位点植入种植体，同时进行美学轮廓移植。（r~t）愈合2个月后，采用从腭部获取的游离龈移植物进行前庭沟成形术，以增加附着组织宽度。（u~x）3年随访时最终修复体的临床视图。（y）3年随访时根尖X线片显示稳定的边缘骨水平。（病例由Bach Le医生完成）

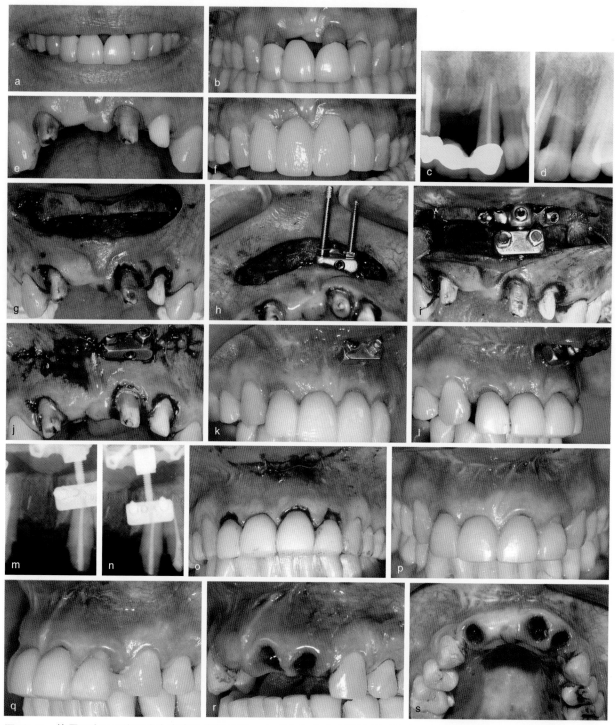

图16-2 使用双向DO装置治疗患者的病例示例。（a和b）患者出现严重牙周炎，累及上颌切牙。患者高笑线，露出固定义齿下的"黑三角"。（c和d）根尖X线片显示严重牙周炎，累及上颌切牙。（e和f）上颌切牙用临时固定义齿修复，为DO做准备。（g）准备骨切开术，将上颌切牙包括在移动骨段中。（h和i）双向牵引器固定在骨段和上颌骨前部。（j）双向牵引器周围的软组织关闭。（k和l）12mm垂直向和3mm前方牵引的临床视图。（m和n）牵引前上颌骨的根尖X线片。（o和p）愈合4个月后，取出牵引装置，并用同种异体矿化骨进行二次水平骨增量。（q）用复合材料将临时义齿粘接在尖牙上，以增加骨段的稳定性。（r和s）拔除3颗上颌切牙（左侧中切牙和两颗侧切牙），牙槽窝内植入rhBMP-2和同种异体矿化骨。➡

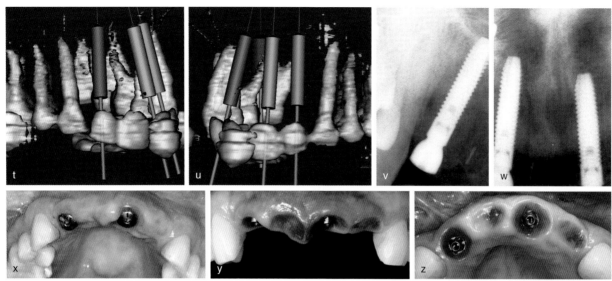

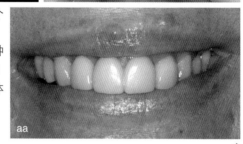

图16-2（续） （t和u）在种植体位点进行虚拟规划。（v和w）两个 OsseoSpeed TX（Astra Tech）3.5mm×17mm种植体的根尖X线片，放置在上颌右侧侧切牙和左侧中切牙位点，以避免桥体区相连。（x）种植体愈合基台的临床视图。（y~aa）在UniAbutments（Astra Tech）上制作螺丝固位的临时种植体支持义齿，以塑造牙龈穿龈轮廓和桥体位点。

牵引器

在手术过程中，当截骨段可以完全移动时，牵引器可提供大范围垂直增量。牵引器可分为骨外牵引器或骨内牵引器。

骨外牵引器

骨外牵引器具有更好的骨段控制能力，使其更适合大骨段的长距离牵引。它的设计也允许对骨段进行双向控制（图16-2）。骨外牵引器置于上颌或下颌唇颊侧皮质骨的骨膜下。装置的稳定板置于水平截骨线下方的基底骨上，并用螺钉固定。牵引板用螺钉固定在截骨骨段上。牵引棒内的内部螺钉连接到两个板，每旋转一次螺钉，牵引段就会从基底骨移动规定距离。当使用骨外牵引器时，骨切口是计划好的，并初步用牵引器进行标记。它可以置于唇颊侧皮质骨上，最初用几颗螺钉固定。板弯曲以适合骨面弧度，其长度可以调整以适应跨度。装置的位置将取决于几个因素，包括骨牵引段的大小、螺钉放置的位置、牵引矢量的方向，以及避免影响咬合运动，然后移除装置以完成骨切割。在截骨完成并确认骨段有活动性后，通过将稳定板和/或牵引板与先前钻孔对齐，将装置重新插入，再将最初的螺钉重新插入并旋紧固定。然后放置额外的螺钉以固定牵引器。为了足够的稳定性，每个板至少应放置两枚螺钉，若牵引器固定，则可用牵引棒螺钉的驱动器顺时针方向旋转以确认骨段的运动。在验证了牵引器放置正确后，用驱动器将牵引器返回到初始未牵引的位置。外科医生还应检查牵引棒是否有咬合干扰。

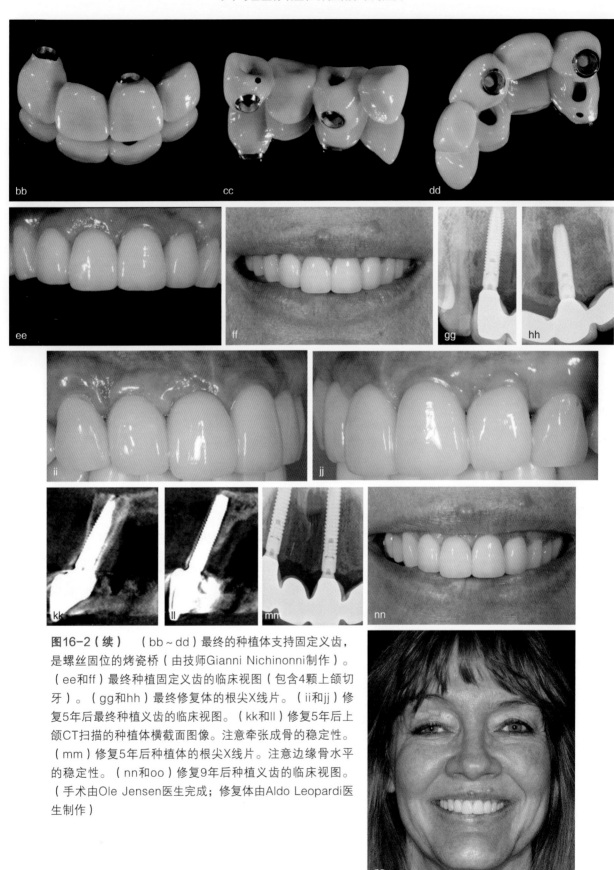

图16-2（续） （bb～dd）最终的种植体支持固定义齿，是螺丝固位的烤瓷桥（由技师Gianni Nichinonni制作）。（ee和ff）最终种植固定义齿的临床视图（包含4颗上颌切牙）。（gg和hh）最终修复体的根尖X线片。（ii和jj）修复5年后最终种植义齿的临床视图。（kk和ll）修复5年后上颌CT扫描的种植体横截面图像。注意牵张成骨的稳定性。（mm）修复5年后种植体的根尖X线片。注意边缘骨水平的稳定性。（nn和oo）修复9年后种植义齿的临床视图。（手术由Ole Jensen医生完成；修复体由Aldo Leopardi医生制作）

骨内牵引器

骨内牵引器由螺纹运输杆、稳定底板和牵引板组成。在放置该装置之前，先准备好截骨。螺纹牵引杆垂直放置要跨过移动的骨牵引段。牵引杆有不同的长度，以适应骨段的大小和所需的牵引距离。牵引杆的角度可以稍微倾斜，以改善运动矢量。底板弯曲，因此一部分延伸到水平截骨的内部，作为稳定的基座来锚定牵引杆的尖端。底板用螺钉固定在基底骨上。牵引板弯曲以适合骨段，因此板的内部螺纹孔可以与螺纹牵引杆的顶端对齐。然后用螺钉将牵引板固定在骨段上。螺纹杆螺钉每转1圈会将移动骨段与基底骨分开规定的距离。若牵引器就位并固定，牵引杆螺钉与驱动器顺时针方向旋转，以确认截骨骨段的平稳移动性。在验证牵引器放置正确后，旋转螺钉回到截骨初始位置。

作用方式

牵引器用于以可控和测量的方式逐渐牵引截骨骨段，使骨再生发生在分离的骨段之间。当牵引力作用于两个骨段之间形成的骨痂时，该过程开始。牵引产生张力，刺激新的骨痂形成，并以这种方式不断延长骨骼。牵引装置还指导骨段在规定的向量中移动。在这个过程中有3个不同的阶段：间歇期、牵引期和稳定期。手术后的间歇期为5～7天。在此期间，血凝块被肉芽组织取代。然后是牵引期，在这个阶段，设备被激活，以每天0.5～1mm的速度逐渐分离两个骨段。虽然关于牵引节奏（每天激活的次数）有争议，但大多数研究建议每天的移动不超过1mm。牵引期的长度由计划的垂直牵引量加上过度牵引量决定。

在稳定期（8～12周），牵引器保持移动骨段稳定，以允许分离骨段之间的再生区形成新的骨骼。2008年由Saulacic等进行的系统综述[6]发现，较长的（3个月）稳定期具有更高的种植成功率。虽然在移除牵引器时可以植入种植体，但前庭切口和组织瓣设计可能对植入手术不理想，需要额外的同期骨增量。Kanno等[7]发现，推迟种植体植入至进一步稳定可能是有益的，因为它可以为随后的种植体骨整合提供更稳定的骨骼。

DO的优缺点

DO的一个额外生物学特征是利用组织发生同时扩张周围的软组织[8]。软组织被直接牵引并与其下层移动骨段同期有效生长。因此，种植区域骨与软组织的边界通过手术扩增并加以控制[9]。

DO的一个优点是，由于骨骼是在原位生长，因此不会发生开辟第二术区并从供区部位获取骨产生的相关并发症。此外，外科医生不受软组织量的限制，如引导骨再生（GBR）和块状骨移植或钛网等外置法骨增量技术。与嵌入式植骨类似，由于组织瓣不需要减张推进覆盖移植物，因此创面裂开的风险也比外置式骨移植更小。

DO可以在局部麻醉和静脉镇静下在诊室进行，即使需要额外的二期水平骨增量，DO也有可能避免更复杂的口外骨移植的需要。与其他外置法骨增量相比，垂直骨增量的3个月愈合时间也相对较短。这种技术相对于外置法骨增量的另一个潜在优势是，种植体是被植入到自体骨中，边缘骨重塑与移植骨相比更接近于原始骨[10]。

虽然DO相比其他骨增量方法提供了最大的

框16-1　　DO的优缺点

优点	缺点
• 软组织扩张	• 矢量控制
• 垂直骨增量	• 患者依从性
• 原位骨再生	• 器械并发症
• 愈合时间短	• 主要为垂直骨增量
• 骨嵴处为天然骨	• 经常需要二次水平骨增量

垂直骨增量潜力，但它也与最高的并发症发生率相关[11-12]。DO的一个局限性是控制骨段的矢量运动。许多商业牵引器只允许线性垂直运动，这意味着骨段的最终位置可能过于偏向腭侧或舌侧。另一个问题是，患者必须依从性高，才能正确使用牵引器，并且需要遵循每天旋转螺钉来牵引骨段。DO需要小范围的骨移动，否则，骨小梁可能会发生过度吸收。DO的另一个潜在缺点是，萎缩吸收的残余牙槽嵴通常会丧失唇侧骨轮廓，而这种技术只解决垂直骨增量，特别是在美学区，若需要三维方向的骨重建通常需要二次水平骨增量[13]。

尽管存在这些挑战，DO仍然是挑战垂直骨缺损的可行选择，并且可能比其他增量方法表现得更好（框16-1）。DO技术的创新和技术应用将提高疗效，包括为特定患者定制的个性化装置，结合生物仿生学和仅对骨膜进行机械牵引[14-17]。然而，许多美学区垂直骨缺损的病例可以通过较少侵入性的方法来处理，例如使用义龈来替代缺失的软硬组织，而不是手术重建[18]。

DO的适应证

当用于种植牙颌骨缺损的治疗时，DO主要用于垂直骨增量。必须有足够的剩余骨量来准备骨段牵引。重要结构之上至少有6～7mm的骨高度，缺牙区应包括至少3颗或更多牙齿[19]。由于垂直缺损邻近牙齿的附着水平不能通过牵引改善，可能有必要拔除邻近的受损牙齿。上颌骨和下颌骨前部夹层植骨的平均垂直增量约为6mm[20-24]。因此，DO适用于需要超过6mm垂直增量的缺损。虽然有关于DO在萎缩下颌后部应用的报告，但由于舌组织对运动没有太大的阻力，因此简单地抬高骨段进行夹层植骨可能更容易[21]。此外，下颌后部的DO与下颌骨骨折、牵引段移位和牵引杆咬合干扰等并发症相关[25-26]。DO也可用于上颌骨后部垂直骨缺损，如果窦底骨量不足，外科医生可先进行上颌窦提升，然后在移植物融合后进行DO手术。Jensen报道了将Le Fort Ⅰ型截骨术和上颌窦提升与DO相结合，用于矫正上颌缺牙区前后骨高度不调[27]。随着需要取出种植体的种植体周围炎病例的增加，DO可为患者提供一种处理具有挑战性的垂直骨缺损的解决方案。

牵张成骨结果

骨增量

比较垂直骨增量各种方法的系统综述发现，DO有可能提供最大的骨增量[11-12]。Elnayef等[11]在2017年对下颌骨垂直骨增量的系统综述中报告，DO的平均增量为（6.84±0.61）mm［95%可信区间（CI）：5.64～8.05mm］。Urban

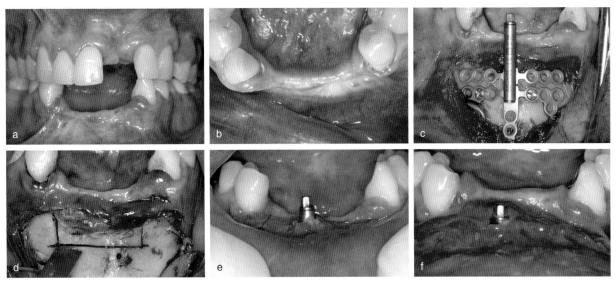

图16-3 （a）34岁女性的术前口内视图,她在一场机动车事故中下颌骨骨折,数颗牙齿缺失。（b）三维牙槽嵴缺损的骀面观。（c）将骨外牵引器置于下颌骨上以规划截骨术。（d）用矢状锯准备全层截骨术。（e）用螺钉将牵引器固定在下颌骨和骨段上,软组织瓣围绕牵引杆缝合关创。（f）12mm骨段牵引后的临床视图。➡

等[12]在2019年对垂直骨增量的另一项系统综述发现,DO的加权平均增量为8.04mm（95% CI：5.68～10.41mm）。Zhao等[26]在2018年对DO的系统综述和荟萃分析包括12项研究,平均骨增量为7.92mm（95% CI：6.27～9.57mm）,范围为4～20mm。

在DO完成和种植体植入之间,骨段的吸收范围为7%～25%[7,28-30]。Zhao等[26]的系统综述报告了从DO结束到种植体植入的骨吸收为0.97mm（95% CI：0.68～1.26mm）。因此,建议将垂直移动过度矫正20%～25%,并包括牵引后至少3个月的稳定期,以允许巩固和重塑[6-7,29]。Yun等[31]在2016年对DO的系统综述发现,骨吸收率随着牵引量的增加而增加。当骨段被牵引到6.5mm、8.4mm和10.4mm时,吸收率分别为5.7%、9.5%和19.2%[31]。Ettl等推荐过度牵引联合额外的骨移植,以提供围绕着在DO部位植入种植体更好的边缘骨稳定性[29]。Jensen和Horiuchi强调了通过最小化骨膜剥离,避免对软组织蒂的创伤以及在截

骨准备过程中小心不要使骨过热来维持牵引骨段有效血液供应的重要性[32]。此外,在接受放射线的颌骨、枪伤后的骨和多次手术的部位,其血液供应和愈合能力可能受损。

分期骨牵引

在某些情况下,可能没有足够的骨量来进行DO。Rachmiel等[33]治疗了13例严重垂直缺损患者（7例下颌骨,6例上颌骨）,在DO之前采用髂骨Onlay植骨,平均垂直骨总增量为13.7mm。也有病例报告在带血管的腓骨移植物上使用DO来重建连续性骨缺损[34]。改善DO结果的一个概念是当初始骨量有限时应避免牵引[35]。在牵引前对狭窄萎缩的嵴顶进行骨增量可减少骨吸收。

在大多数病例中,单独的DO可能无法完全重建牙槽嵴骨缺损[13,25,36,37]。Jensen和Block提出,在实践中,DO基本上是第一阶段的手术,是最终三维方向骨增量的基础[38]（图16-3）。若通过DO获得更复杂的垂直高度,则在第二阶段手术

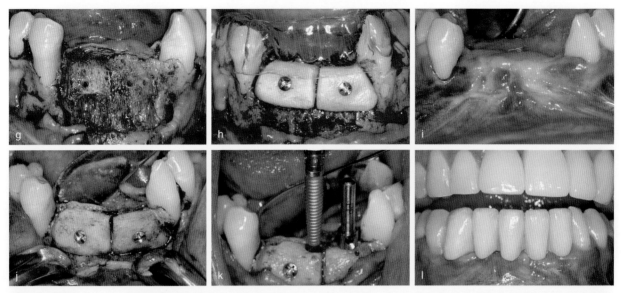

图16-3（续） （g）翻瓣暴露牵引骨段。注意牵引区平行的胶原纤维。（h）从下颌升支获取皮质骨块用于水平增加缺损的牙槽嵴。（i）牙槽嵴骨块移植物愈合4个月后的图像。（j）翻瓣见骨移植物结合良好，吸收极少。（k）种植体植入重建的牙槽嵴中。（l）戴入最终修复体。注意垂直缺损得以完全解决。（手术由Craig M. Misch医生完成）

中进行最终的水平骨增量，在美学区应用时尤其如此。虽然DO有可能获得显著的垂直骨增量，但骨段向腭侧移位、后期骨吸收、角化组织不足和前庭沟深度不足可能会使最终的美学结果复杂化[39]。总之，当DO用于矫正严重的垂直骨缺损时，通常需要在种植时进行骨的轮廓增量、游离龈移植和前庭沟成形术[40-41]。美学区严重垂直骨缺损的完全骨增量具有挑战性，可能还需要使用假牙龈[18]。

种植体成功/留存

Keestra等[42]在2016年对垂直骨增量进行了系统综述，包括18项DO研究，共评估了1011个种植体，随访时间为1～7年，平均为3年，种植体存活率为97.1%（范围：88%～100%）。9项研究报告了平均存活率为95.5%（范围：92.7%～100%）。Zhao等[26]在2018年对DO进行了系统综述和荟萃分析，包括12项研究，共计983个种植体，平均随访时间为3.5年，累积存活率（CSR）为98%

（95% CI：96%～99.4%）。具有较长间歇期和较长稳定期的种植体的CSR略高，但在统计学上更高。Elnayef等[11]在2017年对下颌骨DO进行了系统综述和荟萃分析，评估了8项研究，共计224个种植体。他们发现加权平均种植体存活率为98.1%（95% CI：96.5%～99.8%）。5项关于140个种植体的研究报告了加权平均种植体成功率为93.8%（95% CI：92.4%～95.3%）。

并发症

尽管与其他骨增量方法相比，DO的并发症发生率最高，但严重并发症很少见，大多数并发症不会显著危及最终结果[43]。然而，与其他技术相比，这一问题可能对这种方法的普及产生了负面影响。Mofid等[44]指出，随着外科医生经验的增加，DO的学习曲线明显，并发症发生率较低。正确的病例选择、计划、方案和处理将大大减少并发症。

Zhao等[26]在2018年对DO进行了系统综述，

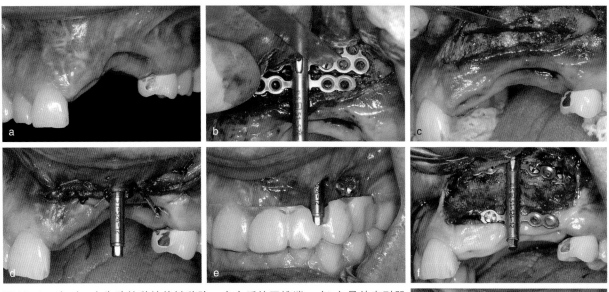

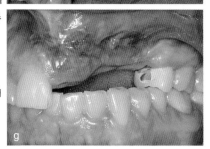

图16-4 （a）3个失败的种植体被移除，愈合后的牙槽嵴。（b）骨外牵引器置于上颌骨骨缺损处，以规划截骨术。（c）用矢状锯准备全层截骨。（d）牵引装置用螺钉固定在上颌骨和移动骨段上，软组织瓣围绕牵引杆缝合关创。（e）临时义齿制作中空槽以便旋转牵引杆。注意牵引板处的黏膜裂开。（f）移除牵引装置显示骨段有12mm的垂直向移动。（g）移除牵引器后左上颌骨的愈合情况。（手术由Craig M. Misch医生完成）

将并发症分为主要并发症和次要并发症。最常见的主要并发症是基底骨骨折（2.3%）。其次最常见的主要并发症是牵引段骨折（1.4%）和器械折断（1.1%）。最常见的次要并发症是牵引骨段的腭侧或舌侧倾斜（16.7%）。一过性感觉异常是另一种常见的次要并发症（9.6%）。其他较少见（<10%）的次要并发症包括软组织缺损、咬合干扰、黏膜裂开、感染、肿胀和疼痛[26,39,43,45]（图16-4）。涉及牵引段的少见并发症包括黏膜下暴露、骨段愈合不成熟、骨不连接和骨过度吸收。对于老年患者和具有极少血管的致密皮质骨病例，建议采用较慢的牵引速率。

通过适当的病例选择和手术操作，可以避免基底骨或牵引骨段的骨折。必须有足够的剩余骨量，以便用剩余的骨头为一个稳定的基底来推送牵引骨段，当下颌骨高度小于10mm时，基底骨

骨折的风险可能会更大[45]。必须进行完整的全层截骨，以便骨段不需要额外的力量来获得移动。当在上颌窦底和鼻腔下方的水平截骨中使用凿子时，外科医生也应该小心。骨段的骨折可能发生在操作或插入牵引器时。当牙槽嵴狭窄、骨质密度大和/或骨段尺寸小（少于3颗牙）时，这可能是一个更大的问题。

在许多关于DO的研究中，已经报道了牵引器不稳定或故障[11,26,45]。垂直截骨应是扩展成角的，以防止截骨块倒凹对骨块移动的限制和对牵引器的过度应力。在移动段较大的情况下，可能需要两个牵开器。外科医生应在质量较差的骨中使用较长的固定螺钉，如果需要，在基底骨或牵引板中放置额外的螺钉。牵引器插入后，应测试并确认其稳定和自由运动。当骨段的运动完成后，牵引杆可在黏膜水平切断，以便在稳定期进

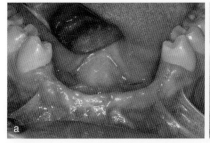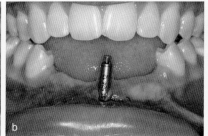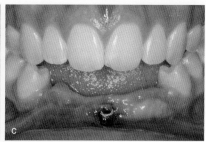

图16-5　（a）下颌前牙外伤脱落后的口内视图，显示垂直骨缺损。（b）牵引后的临床视图。（c）在稳定期，牵引杆被切割至黏膜水平。

行愈合（图16-5）。

DO最常报道的并发症之一是向腭侧或舌侧倾斜[11,26,39,45]。垂直截骨的角度可以向腭侧或舌侧内收以限制骨段向内侧的运动。为了防止骨段的移位，外科医生可以使用可变方向的牵引器。定制的牵引器也可以克服这个问题，但会增加费用。在某些情况下，可以制作正畸器械、外科夹板或临时义齿来引导牵引方向[46]。

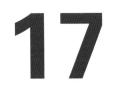

骨增量受区准备

PREPARATION OF THE RECIPIENT SITE FOR BONE AUGMENTATION

Craig M. Misch | *Bach Le* | *Rodrigo Neiva* | *Matthew Fien*

对于Onlay骨增量的受区准备（如骨轮廓外）是相似的，无论使用引导骨再生、钛网或块状骨移植。虽然许多骨增量技术可以产生良好的结果，但也可能出现不良反应和失败。与骨增量相关的并发症可能对牙种植治疗产生毁灭性的影响，可能需要修改原来的修复治疗计划。并发症可以分为早期或晚期。早期并发症发生在最初2~3周的愈合中，包括创口裂开伴有膜、钛网和/或移植物暴露与感染。最常见的早期并发症是创口裂开。晚期并发症包括延迟的膜、钛网或移植物暴露；感染；移植物吸收；骨形成不良和种植失败。本章重点描述受区准备、风险管理和避免潜在的并发症。还包括骨增量程序可能发生的常见并发症的管理。骨增量病例的风险评估已在第7章进行了讨论。

瓣的设计

组织瓣设计与所有的Onlay骨增量方法相似，如引导骨再生、钛网骨移植和块状骨移植。除了隧道骨移植外，大多数情况下，组织瓣设计应为将牙槽嵴角化龈一分为二的嵴顶正中切口。对口腔黏膜血管的解剖研究发现，主要血管平行于牙槽嵴[1-2]。缺牙区牙槽嵴被无血管区的组织覆盖，没有血管吻合跨过牙槽嵴。因此，在颊侧或腭侧的水平切口可能会由于血管供应不足而导致组织瓣边缘缺血。垂直松弛切口可以增加术区范围和可视性，以及在增高的骨上增加软组织瓣的可动性[3]。在大多数水平骨增量（HBA）病例中，至少需要一个垂直切口，位置最好在远中。两个垂直松弛切口将为较大的水平与垂直骨增量提供更大的软组织瓣动度[3]。垂直松弛切口应是发散的，以保持软组织瓣宽基底，保证血液供应。它也应该远离移植部位，至少跨过一到两颗牙。释放切口应该延伸超过膜龈联合进入牙槽黏膜。Le和Nielsen提出了Open-book组织瓣设计，以改善美学区植骨部位的可视性和可达性[4]。Open-book组织瓣是制备一个略微偏腭侧的牙槽嵴顶切口，以保持软组织瓣中足够的角化组织（图17-1）。然后是沿着远中牙齿龈缘的远中、龈缘曲线、垂直切口。一个宽的骨膜下翻瓣

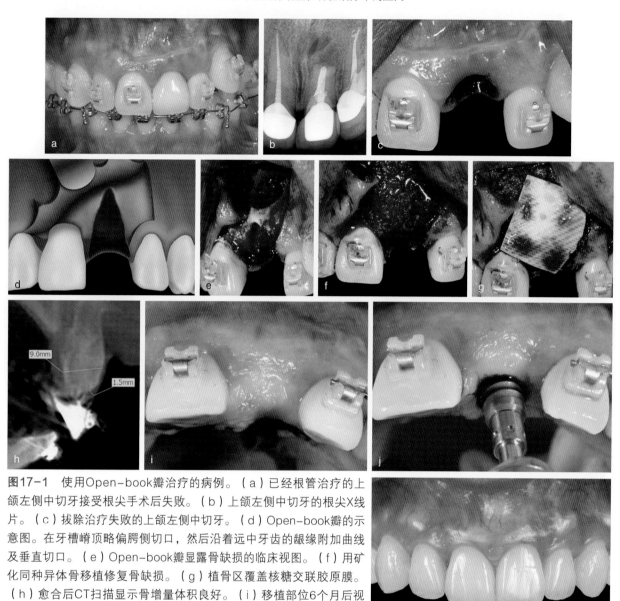

图17-1 使用Open-book瓣治疗的病例。（a）已经根管治疗的上颌左侧中切牙接受根尖手术后失败。（b）上颌左侧中切牙的根尖X线片。（c）拔除治疗失败的上颌左侧中切牙。（d）Open-book瓣的示意图。在牙槽嵴顶略偏腭侧切口，然后沿着远中牙齿的龈缘附加曲线及垂直切口。（e）Open-book瓣显露骨缺损的临床视图。（f）用矿化同种异体骨移植修复骨缺损。（g）植骨区覆盖核糖交联胶原膜。（h）愈合后CT扫描显示骨增量体积良好。（i）移植部位6个月后视图。（j）不翻瓣植入种植体。（k）上颌左侧中切牙最终的种植修复。注意没有软组织瘢痕，轮廓良好。（病例由Bach Le医生完成）

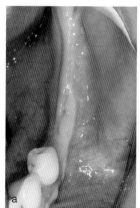
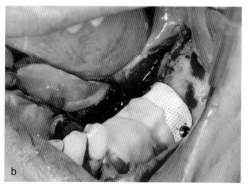

图17-2（a）下颌后牙区萎缩牙槽嵴殆面观。（b）萎缩牙槽嵴植入颗粒状的自体骨移植物混合牛骨矿化物，并覆盖了钛加强dPTFE膜。注意磨牙后垫侧面的松弛切口。磨牙后垫同舌侧瓣一起被抬高。

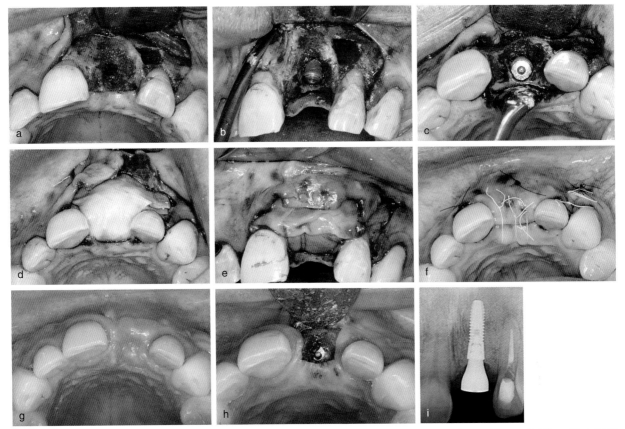

图17-3 使用远中松弛切口治疗的病例。（a）上颌左侧中切牙部位有三维骨缺损并伴有骨内缺损。在侧切牙远中斜行向上做垂直松弛切口。（b和c）上颌左侧中切牙部位植入直径4.2mm的种植体。（d）缺损处植入矿化同种异体骨并覆盖胶原膜。（e）用骨膜锚定缝线固定膜，然后覆盖富血小板纤维蛋白（PRF）膜。（f）软组织瓣松解推进覆盖植骨部位进行缝合关创。（g）术后4个月愈合后的种植术前殆面观。（h）二期手术显露种植体采取保留龈乳头切口，植骨材料成骨良好，唇侧骨量良好。（i）根尖X线片显示种植体骨整合良好。

显露2～3倍的治疗区域，然后翻开缺牙区近中的龈乳头。

在上颌骨后部，远中垂直松弛切口可以在上颌结节处进行。在上颌无牙颌，如果移植物不延伸到前部，则可以进行中线处垂直切口。在下颌骨后部，远中垂直松弛切口应始终以45°角进行，斜向磨牙后垫并保持在骨面上，以避免舌神经损伤（图17-2）。在下颌前磨牙区进行近中垂直切口时，外科医生应谨慎，以避免损伤颏神经分支[5]。将切口延伸到尖牙近中会降低神经损伤的风险。在美学区，特别是在微笑线较高的患者中，外科医生可以考虑将翻瓣延伸到尖牙远中，并使切口呈斜角，以隐藏垂直松弛切口可能导致的牙龈不规则愈合（图17-3）。

骨增量手术采用翻开黏骨膜瓣时，应该范围大并尽量超过膜龈联合，以显露牙槽嵴和术区解剖结构。较长的翻瓣可以提高软组织瓣的可动性和在移植物上减张牵拉的操作，也可暴露局部自体骨取骨的区域（图17-4）。在上颌骨，组织瓣应显露前鼻棘、梨状孔边缘、颧支柱和上颌结节（图17-5）。如本章后面讨论的，除非进行附加切口，否则腭侧软组织瓣不能牵拉。因此，腭侧的翻瓣通常由骨增量手术所需的入路决定。在下颌骨，翻瓣可以显露外斜嵴、下颌体、颏孔和下

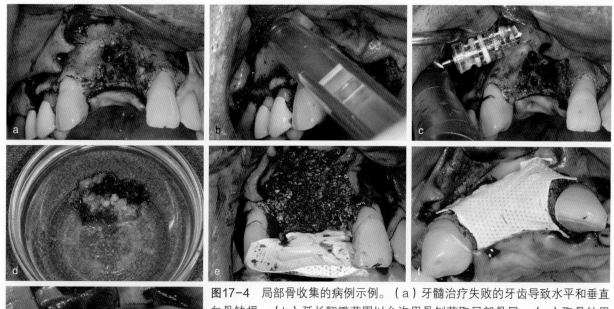

图17-4 局部骨收集的病例示例。（a）牙髓治疗失败的牙齿导致水平和垂直向骨缺损。（b）延长翻瓣范围以允许用骨刨获取局部骨屑。（c）取骨钻用于收获增量部位上方的骨屑。（d）从受区部位获取的颗粒状自体骨。（e）颗粒状自体骨与牛骨矿化物以70∶30的比例混合，用钛加强dPTFE膜行GBR。（f）用钛螺钉将膜固定在植骨部位。（g）经过6个月的愈合后，植入两个种植体。（病例由Craig M. Misch医生完成）

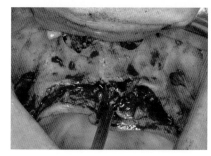

图17-5 翻开黏骨膜瓣暴露前鼻棘、梨状孔下缘、颧支柱和上颌结节。

颌正中联合。由于舌侧软组织瓣也可以牵拉，翻瓣可暴露包括磨牙后垫、内斜嵴、下颌舌骨嵴与肌肉、下颌骨舌侧、颏结节和颏舌肌。

切口到达骨面翻全厚瓣更容易和干净，最大限度地减少过度拉伸软组织瓣对组织的损伤。翻瓣后，应从牙槽嵴上清除残留的软组织。虽然有人提出在牙槽嵴上制备皮质骨孔以增强血运重建并诱发区域加速成骨现象，但证明这能改善骨形成的证据有限[6]，然而，没有报道其负面影响，许多研究表明皮质骨打孔可以改善早期血管生成[6-7]。Wessing等2018年对GBR的系统综述[8]报告说，皮质骨打孔对水平骨增量有积极影响。然而，皮质骨打孔对移植物的融合效果，在致密的下颌骨皮质中比多孔的上颌骨更重要[9]（图17-6）。

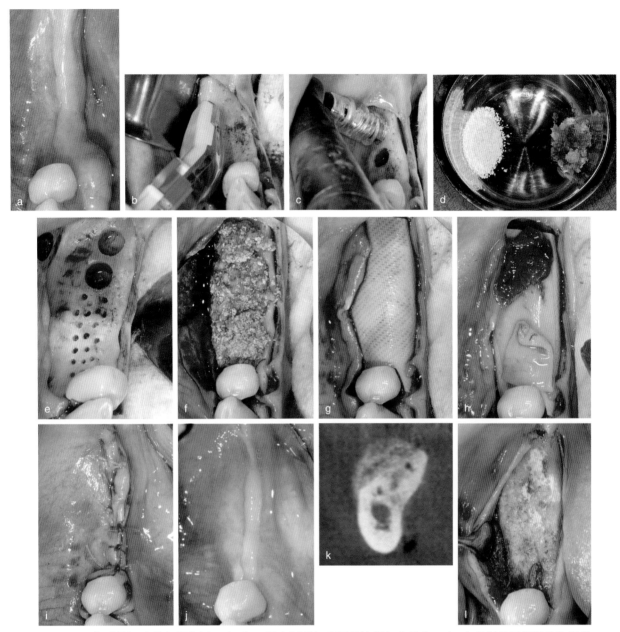

图17-6 皮质骨打孔的应用病例。（a）下颌右侧后部水平骨缺损向内吸收。（b）骨刨从下颌骨获取颗粒状自体骨。（c）取骨钻从受区收获颗粒状自体骨。（d）颗粒状自体骨与牛骨矿化物以50∶50的比例混合。（e）用钻头在颊皮质中制备皮质骨打孔。（f）颊侧面用浸润PRF的颗粒状移植物混合物进行增量。（g）颗粒状移植物覆盖核糖交联胶原膜。（h）关闭创口前将PRF膜置于组织瓣下。（i）使用水平褥式和间断缝合关闭创口。（j）术前视图：愈合6个月后增量的牙槽嵴。（k）愈合的骨移植物的CBCT横截面图像。（l）骨移植物很好地结合，牙槽骨体积得以恢复。注意核糖交联膜已吸收。（病例由Craig M. Misch医生完成）

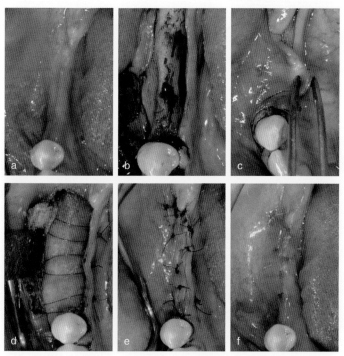

图17-7 （a）下颌骨后部萎缩牙槽嵴的术前视图。（b）翻起黏骨膜瓣显露狭窄牙槽嵴。（c）在骨膜减张松弛切口之后，颊侧组织瓣很容易牵拉推进。（d）矿化同种异体骨移植物增量并覆盖胶原膜，缝合并稳定。（e）通过水平褥式和间断应用Monocryl缝线（聚卡普隆25，Ethicon）实现组织瓣初期关闭。（f）两周时，移植部位软组织愈合良好。（手术由Maggie Misch-Haring医生完成）

软组织瓣减张

颊侧瓣

在所有骨增量手术中，软组织瓣覆盖并且无张力初期关闭是必需的，可以通过软组织瓣松解和推进来实现。理想的软组织瓣减张应使瓣在缝合前被动地停留在增量部位（图17-7）。如果瓣边缘仅靠缝合产生的张力才能对位，则必须通过额外的软组织瓣松解，否则术后会出现创口裂开。获得组织瓣松解推进的方法应在翻瓣后立即进行，即在植入块状物、GBR或钛网移植物之前。这使临床医生能够评估计划增量体积时组织瓣活动度，并在植骨之前为局部止血提供时间。在上颌或下颌推进唇颊侧组织瓣最常用的技术是骨膜减张切口。口腔骨膜是一层致密的结缔组织，厚度约为0.5mm，缺乏弹性并限制组织瓣活动度[10]。用组织钳夹持组织瓣边缘，轻轻向冠方和颊部拉动，在轻柔的组织瓣张力下，新的

#15、#15C或#12手术刀垂直于表面，在组织瓣基部附近切开骨膜做0.5～1mm深的切口[10]（图17-8和图17-9）。切口应沿整个组织瓣基部相连续，并连接到垂直松弛切口。重要的是要限制切口的深度，以避免损伤组织瓣、眶下神经或颏神经分支及血管。此外，颏孔周围的骨膜切口应弯曲，至少远离颏孔6mm。建议使用新的手术刀，以减少在浅表骨膜松解时的阻力。在薄骨膜切口处，通常可见颏神经分支（图17-10），颏神经在降口角肌下分成3个分支。对于低至中等量的水平骨增量，均需要骨膜切口来获得冠方推进。一项临床研究测量了从骨膜切口松解的组织瓣，平均推进了10.7mm[11]。在更严重萎缩的下颌后牙区病例中，需要垂直骨增量（VBA），可能需要更靠近颏孔（最多3mm），这样与颊侧瓣边缘（3mm）有足够的距离[12]。为了获得更多唇颊部软组织瓣的活动性和推进，手术刀片可能旋转90°，轻轻划开弹性纤维，当组织瓣在轻微张力下拉动时，可以使用钝的骨膜分离器进行冠方

图17-8 骨膜减张切口示例。（a）使用组织钳轻轻夹持组织瓣进行操作。（b）使用新的#15手术刀片做骨膜减张切口。（c）在唇侧组织瓣底部做骨膜减张松解切口。（d）骨膜减张切口应沿组织瓣的整个长度延伸。（病例由Bach Le医生完成）

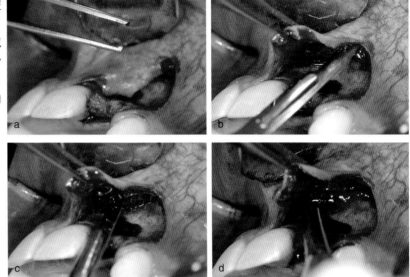

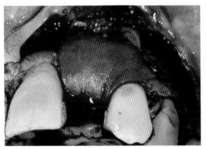

图17-9 在此病例中，牙槽嵴缺损用混合牛骨矿化物的自体骨颗粒移植物进行骨增量，并用天然胶原膜覆盖，沿唇侧组织瓣底部制作骨膜松解切口。（病例由Matthew Fien医生完成）

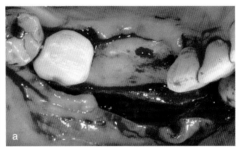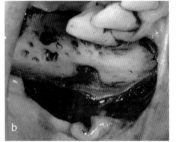

图17-10 （a）沿颏神经上方的颊侧组织瓣制作骨膜切口。（b）注意在骨膜切口后可以看到颏神经的分支。（病例由Matthew Fien医生完成）

剥离动作，以获得更进一步的松解释放（图17-11）。下颌后部颊侧组织瓣减张释放的骨膜弹性技术在第11章中进一步讨论。

在VBA的情况下，或者当瘢痕组织或肌肉附着限制组织瓣活动性时，可能需要额外的松解。如果骨膜释放切口必须加深几毫米，手术刀片应平行于表层片开组织瓣。或者，通过骨膜切口向黏膜下层打开，用一副Metzenbaum剪或蚊氏止血器钝性分离，解剖分离组织瓣。钝性解剖可减少血管或神经意外损伤的风险。一些外科医生主张

在组织瓣不易松解推进时增加骨膜释放切口。在组织瓣底部距初始骨膜切口约5mm处，可在组织瓣内侧做平行骨膜切口[10,12]。如果黏膜薄，必须小心不要穿透组织瓣。在遇到解剖结构风险较低的区域，如中线区域、上颌后部或颏孔远中的下颌后牙区，可以使用手术刀片采用刷状搔刮方法。刀片从内侧向外侧刷状移动[13]。Ronda和Stacchi[13]在2015年的一项临床研究中发现，这种刷状搔刮技术在下颌后部获得平均13.2mm的额外组织松解释放。在松解释放时，颊侧组织瓣边

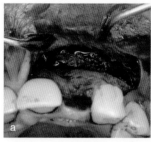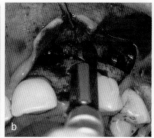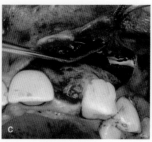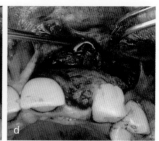

图17-11 （a）翻开移植部位上方的黏骨膜瓣。（b）在颊侧组织瓣基部用新的#15C刀片制作骨膜松弛切口。（c）将钝性骨膜提升器置入骨膜释放切口的视图。（d）在轻微张力下，使用钝性骨膜提升器进行冠方搔刮以获得进一步的组织瓣释放。（病例由Israel Puterman医生完成）

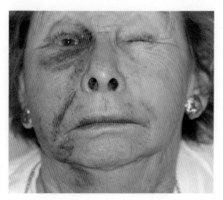

图17-12 患者在上颌钛网骨增量手术前不能停止抗血小板药物治疗。

- 类型1：深前庭，骨膜健康
- 类型2：浅前庭，骨膜健康
- 类型3：深前庭，骨膜瘢痕化
- 类型4：浅前庭，骨膜瘢痕化

类型1病例的处理已经在前面描述过。类型2病例，前庭深度较浅，手术变得更加困难，因为用于组织瓣推进的软组织较少（图17-13和图17-14）。Urban推荐使用"安全瓣"，组织瓣更向远中延伸。远中垂直松解切口距缺损区2~4颗牙齿。唇颊侧组织瓣翻起后，进行骨膜释放切口。骨膜下组织瓣的内部准备可以在上唇下和口轮匝肌浅层进行。组织瓣覆盖移植物的缝合关闭从缺损区的中间开始，用水平褥式缝合。使用龈乳头移位技术，从组织瓣后段的每个牙间乳头向内依次移位，以提供更多向前的软组织，然后缝合关闭组织瓣覆盖远中的缺损部分。后方垂直切口的闭合将导致组织瓣最远中牙齿的局部膜龈组织变形。这种缺陷可以在以后的种植体植入或种植二期暴露过程中予以处理。

缘应允许至少3mm的推进超过腭侧或舌侧的牙槽嵴。如果无法实现，则可能需要骨膜分离进入肌层或多层骨膜减张。骨膜释放切口通常与更多的术后疼痛、出血和水肿相关。患者可能需要接受类固醇治疗以减少肿胀。服用抗凝或抗血小板药物的患者可能会出现明显的瘀斑（图17-12）。建议与患者的内科医生协商，看看是否可以停药以避免这种并发症。

浅前庭沟和/或瘢痕骨膜

在创伤、感染、骨移植失败和/或种植体失败的情况下，骨膜会瘢痕化。Urban等[14]提出了一种前上颌骨VBA组织瓣设计分类，考虑到前庭沟深度和骨膜瘢痕（表17-1）：

在骨膜增厚和瘢痕化（类型3和类型4）的情况下，组织瓣的活动性显著降低。Triaca等[15]介绍了一种骨膜瓣或骨膜成形术，用于覆盖骨增量部位（图17-15）。骨膜释放切口沿唇颊侧组织瓣底部做切口。也可在口轮匝肌下切开，以进行额外的组织瓣松解。然后，在冠方做内部半厚切

表17-1　上颌骨前部组织瓣关闭的Urban分类

类型	临床情况	组织瓣的处理
类型1	深前庭，骨膜健康	骨膜减张切口
类型2	浅前庭，骨膜健康	安全瓣，骨膜减张切口，龈乳头移位
类型3	深前庭，骨膜瘢痕化	安全瓣，骨膜减张切口，骨膜成形术，龈乳头移位
类型4	浅前庭，骨膜瘢痕化	安全瓣，骨膜减张切口，骨膜成形术，龈乳头移位

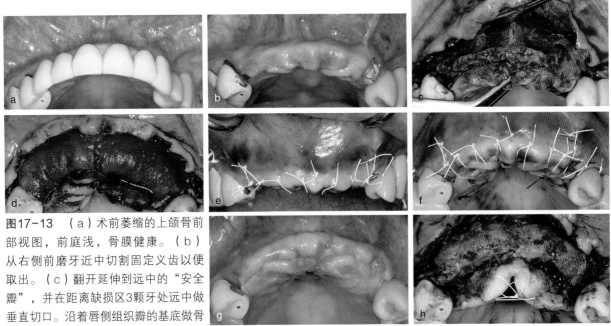

图17-13　（a）术前萎缩的上颌骨前部视图，前庭浅，骨膜健康。（b）从右侧前磨牙近中切割固定义齿以便取出。（c）翻开延伸到远中的"安全瓣"，并在距离缺损区3颗牙处远中做垂直切口。沿着唇侧组织瓣的基底做骨膜松解切口。（d）用矿化同种异体骨移植物行增量，并用胶原膜覆盖。（e和f）唇侧组织瓣减张推进到移植物上，使用PTFE缝线进行无张力初期关闭。（g）移植物愈合6个月后的上颌骨前部视图。（h）愈合的骨移植物与颌骨整合良好，足够的骨量可用于种植。（病例由Matthew Fien医生完成）

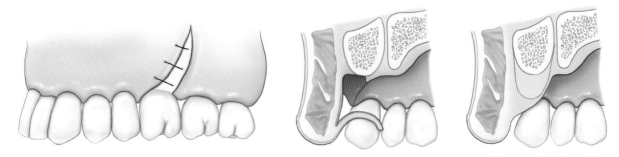

图17-14　在距离缺损区远中两颗、3颗或4颗牙处做垂直附加切口，翻开组织瓣，并做骨膜释放切口。在上唇下方和口轮匝肌浅层对骨膜下的组织瓣进行进一步的内部松解。组织瓣的缝合关闭从缺损区的中间开始。龈乳头移位技术，其中每个来自组织瓣后方的牙间乳头依次向近中移位，为前部提供更多的软组织。（改编自Urban等[14]）

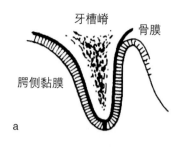
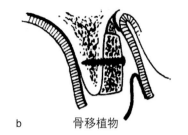
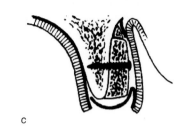
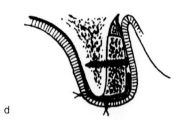

图17-15 （a）沿嵴顶开一个切口，并翻开黏骨膜瓣。（b）沿唇侧瓣的基底做骨膜减张切口。在上唇下方和口轮匝肌浅层进行骨膜下组织瓣的进一步内部松解。骨膜瓣准备在膜龈联合处结束。（c）将骨膜瓣置于移植物上，进入腭侧龈袋内，并用缝线固定。（d）使用水平褥式和间断缝合实现组织瓣边缘的初期创口关闭。（经Triaca等[15]许可转载）

口，将瘢痕化的骨膜从结缔组织层分离出来，形成带蒂骨膜瓣。在操作过程中，不要穿透组织，这一点很重要。因此，刀片只能平行于组织瓣的颊侧面使用。然后，带蒂骨膜瓣牵拉至移植物上方，并用缝线松松地固定到腭侧瓣上。唇颊部和腭部组织瓣边缘按先前所述分层缝合。一项对230例使用骨膜成形术的HBA病例进行的临床前瞻性研究发现，膜暴露的发生率仅为4.3%[16]。

舌侧软组织瓣

在下颌后部，也可以进行舌侧组织瓣的松解，以获得被动组织瓣关闭。一项临床研究发现，冠方推进舌侧瓣明显多于在颊侧的骨膜松解切口（19.9mm与10.2mm）[11]。2018年，Urban等[17]描述了使用改良舌侧组织瓣推进技术处理舌侧瓣的松解，分为3个解剖区域（图17-16）。区域Ⅰ包括轻轻翻开磨牙后垫，并使用钝性骨膜提升器将其向冠方提升，磨牙后垫成为舌侧瓣的一部分，这有助于最大限度地释放

组织瓣[17]。外科医生应注意舌侧神经与该区域的邻近关系[18]。平均而言，舌侧神经位于牙槽嵴根方3mm处，第三磨牙区舌侧皮质骨板水平2mm处[19]。然而，在大约20%的病例中，神经可能位于牙槽嵴或其上方，并可能与舌侧皮质骨接触[19 20]。应在直视下使用钝性器械轻轻地对该区域进行仔细的分离。在磨牙区或Ⅱ区，舌侧翻瓣以识别下颌舌骨肌附着点。使用钝性骨膜分离器或纱布海绵轻轻向内侧推组织瓣，分离肌肉上方的软组织。Ⅲ区为前磨牙区。虽然该区域的下颌舌骨肌附着点较深，但组织翻瓣应与Ⅱ区水平。可在舌侧牙龈上，最后一颗牙齿的近中，做短的垂直附加切口，用组织钳轻轻夹持Ⅲ区的舌侧瓣并向上拉伸，使用#15C刀片的刀背，从Ⅲ区到Ⅱ区划动运动，做半钝性骨膜松弛切口。Urban等[21]的尸体研究发现，解剖标志物如舌神经和舌下动脉、腺体及导管都嵌入致密的结缔组织层中，可在仔细的舌侧组织瓣释放过程中保护这些结构。Urban等[17]的另一尸体研究发现，在Ⅰ区、

图17-16 下颌骨后部的分区。Ⅰ区是磨牙后垫区域；Ⅱ区是磨牙区域；Ⅲ区是前磨牙区域。（改编自Urban等[17]）

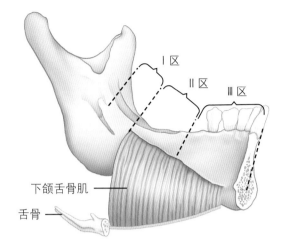

下颌舌骨肌

舌骨

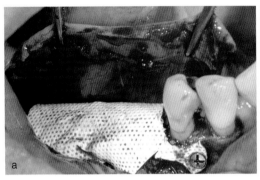
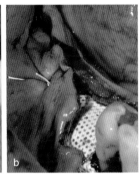
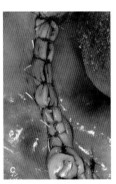

图17-17　（a）应用Urban改良舌侧瓣松解推进技术后，舌侧瓣获得显著松解。（b）颊侧瓣和舌侧瓣被动对位，PTFE缝线通过水平褥式缝合以外翻组织边缘。（c）初期创口关闭采用水平褥式和间断缝合。（病例由Israel Puterman医生完成）

Ⅱ区和Ⅲ区使用改良舌侧瓣松解推进技术进行组织瓣释放，测量结果分别为9.3mm、16.5mm和12.6mm（图17-17）。改良舌侧瓣松解推进技术的进一步讨论见第11章。

下颌骨前部舌侧瓣的松解类似于下颌骨后部的Ⅲ区，Urban对此已有很好的描述[22]。如果需要，可以通过邻牙舌侧远中两颗牙的牙龈进行短的垂直松解切口。在组织瓣翻开后，评估舌侧皮质骨以确定舌侧孔的位置，舌侧孔是舌下动脉和颏下动脉穿过舌侧皮层的终末分支。它们通常位于颏棘水平或以上。术前可以使用CBCT评估舌侧孔的尺寸和位置，因为它们的位置和直径是可变的[23]。使用新的#15C刀片，刀尖轻轻地扫过骨膜。这个骨膜的水平切口应该与两个垂直切口的基部相连。舌下动脉的终末分支位于骨膜层下方的中线两侧。然后使用骨膜分离器向冠方拉伸组织瓣以获得松解和可动性，并保持动脉的完整性（图17-18）。

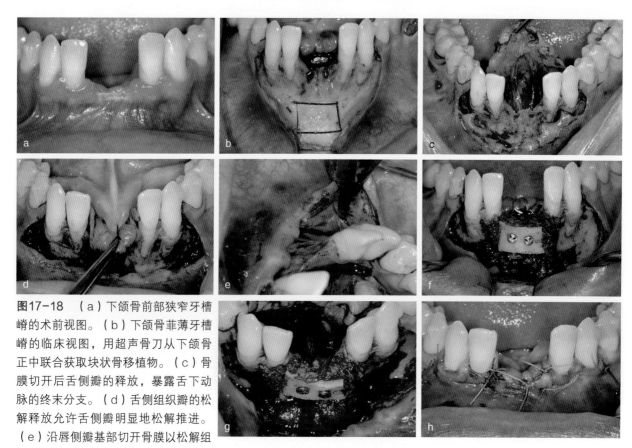

图17-18 （a）下颌骨前部狭窄牙槽嵴的术前视图。（b）下颌骨菲薄牙槽嵴的临床视图，用超声骨刀从下颌骨正中联合获取块状骨移植物。（c）骨膜切开后舌侧瓣的释放，暴露舌下动脉的终末分支。（d）舌侧组织瓣的松解释放允许舌侧瓣明显地松解推进。（e）沿唇侧瓣基部切开骨膜以松解组织瓣。（f和g）劈开皮质骨块并用骨钉固定在下颌骨前部，颗粒状自体骨填充到牙槽嵴和骨片之间的空间。（h）组织瓣推进到移植物上进行无张力初期关闭。（病例由Craig M. Misch医生完成）

腭侧软组织瓣

在上颌骨，腭侧瓣骨膜松弛释放切口在获得角化黏膜推进方面是无效的。已经提出了各种技术来克服这一限制。腭大动脉为硬腭提供血液供应。由于动脉走行贯穿硬腭，黏骨膜瓣或带蒂瓣可以在保持组织灌注的同时被延长。一种方法是做一个水平切口，距离组织瓣边缘至少5mm，与牙槽嵴平行。全层黏骨膜瓣被抬高至内侧切口，创建一条可以侧向移动的腭部软组织（图17-19）。另一种选择是制备一个全层的腭后部作为基底的带蒂组织瓣，可以侧向旋转。腭穹隆裸露的骨面可通过继发性愈合。向颊侧滑动带腭蒂的组织瓣已被提出作为另一种实现创面闭合的

方法[24]（图17-20），它利用腭侧结缔组织而其蒂部在颊部组织瓣带有骨膜蒂的腭结缔组织。这种组织瓣需要腭部组织厚度最小为3mm。最初的嵴顶切口偏腭部约2mm、深度为1.5mm，以保持足够的组织厚度和防止脱落。切口继续进入邻牙的腭侧龈沟。上皮下分离进入腭部，沿着组织瓣的整个长度延伸约4mm至骨面。根据腭部解剖结构（平、中、高）和腭动脉的位置，结缔组织蒂的长度可以延长[25]。然后在组织瓣两端进入腭部做垂直切口，连接到水平切口。使用骨膜分离器分离半厚腭部结缔组织尾部，并允许翻开全厚的颊部组织瓣。颊部组织瓣的设计和减张如前所述进行。在组织瓣关闭时，结缔组织蒂的一部分可能暴露在外。

图17-19 萎缩的上颌无牙颌殆面观中示意腭侧条带技术。内侧虚线是一个水平切口，远离组织瓣边缘至少5mm，与牙槽嵴平行，外侧虚线是颊侧瓣设计。全层黏骨膜组织瓣从牙槽嵴提升至第二内侧切口，形成可侧向移动的腭部组织带。

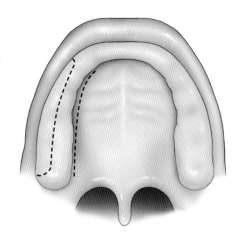

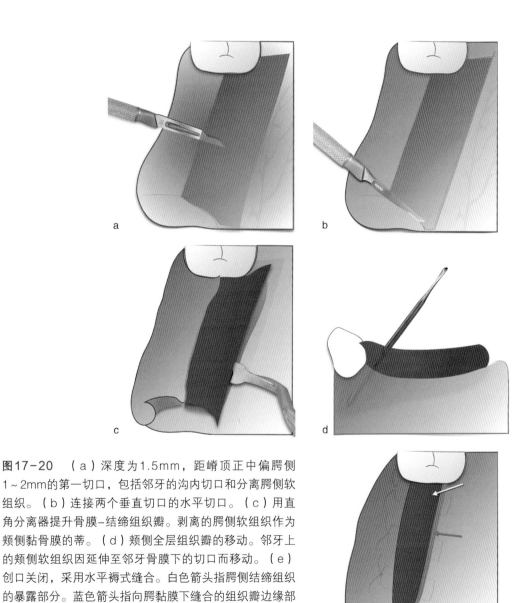

图17-20 （a）深度为1.5mm，距嵴顶正中偏腭侧1~2mm的第一切口，包括邻牙的沟内切口和分离腭侧软组织。（b）连接两个垂直切口的水平切口。（c）用直角分离器提升骨膜-结缔组织瓣。剥离的腭侧软组织作为颊侧黏骨膜的蒂。（d）颊侧全层组织瓣的移动。邻牙上的颊侧软组织因延伸至邻牙骨膜下的切口而移动。（e）创口关闭，采用水平褥式缝合。白色箭头指腭侧结缔组织的暴露部分。蓝色箭头指向腭黏膜下缝合的组织瓣边缘部分。（经许可改编自Pohl等[24]）

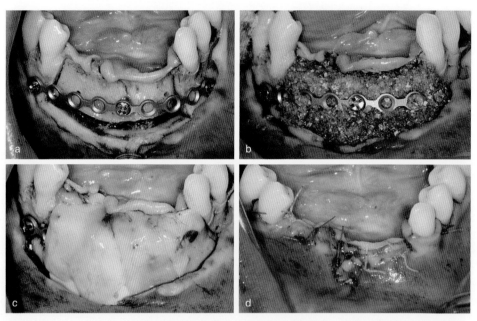

图17-21 （a）该骨性Ⅲ类关系患者需要骨增量以植入种植体。进行了截骨术舌侧重新定位骨段。（b）用混合牛骨矿化物和PRF的自体骨颗粒填充空间。（c）胶原膜覆盖植骨区，在缝合关闭前将PRF膜放置在该部位。（d）组织瓣松解释放并推进覆盖移植物进行初期创口关闭。（病例由Craig M. Misch医生完成）

1995年，Tinti和Parma-Benfenati[26]描述了一种冠向移位的腭部滑动组织瓣，该组织瓣使用一系列切口来分开腭组织厚度，使各层能够相互滑动和旋转。第一个全厚度切口沿着牙槽嵴顶进行。然后在腭部进行两个平行的全厚度垂直切口。这些切口之间的距离由骨增量的手术区域决定。这些垂直切口比预期的冠方滑动长2~3mm。接下来，使用#15刀片在冠根向形成一个半厚的腭瓣。腭瓣厚度应保持2mm，分离至垂直切口最尖端的冠方2mm处结束。然后使用#12刀片制作一个斜面的水平切口，连接两条垂直切口。这个外部斜面切口延伸4mm深，在另一个平面上分开腭组织，在初始分层水平切口下方2mm。然后可以将这个切口向冠方延长一小段距离，以促进瓣运动。这两个切口所形成的中间层允许瓣进行旋转，以实现腭瓣的冠方滑动。

在大多数上颌骨增量手术中，不需要通过操作腭部组织来获得被动闭合。然而，如果通过颊瓣的松解和冠方推进来获得被动创口关闭效果不佳时，那么这些腭部技术可以作为辅助措施。这种情况可能与浅前庭深度和/或骨膜瘢痕有关。

获得足够的组织瓣松解后，外科医生可以开始进行骨增量手术。然后，对于块状骨移植，此时将获取的块状骨制备并固定到受植区，对于GBR和钛网骨移植，可以根据需要获得自体骨颗粒来进行增量。一旦植骨完成并固定在膜或钛网下，这时组织瓣可以获得被动对位。

促进创口愈合

由于创口裂开是Onlay骨增量术最常见和最有害的并发症，因此有人提出使用自体或外源性生长因子来促进软组织创口愈合。

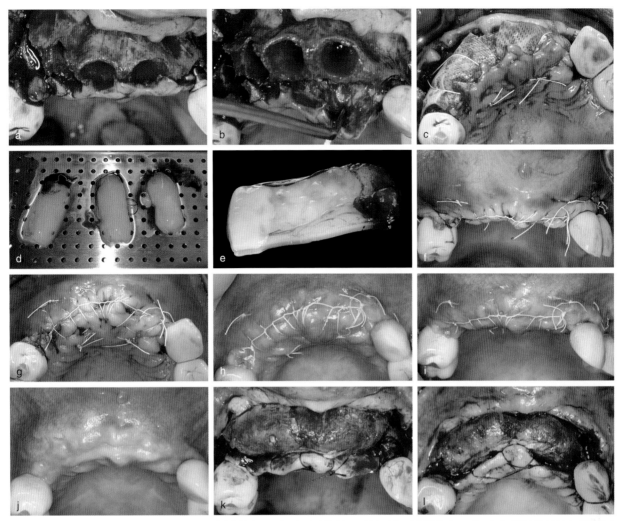

图17-22 （a）上颌前牙拔除，可见唇侧骨缺损。（b）左侧侧切牙处可见牙槽嵴变窄。（c）上颌骨前部植入同种异体矿化骨，并覆盖核糖交联胶原膜，并用骨膜锚定缝线固定。（d）将PRF放入托盘中压成膜。（e）置于组织瓣下的PRF膜。（f）颊侧组织瓣推进到移植部位，并获得初期创口关闭。（g）使用PTFE缝线在移植部位初期创口关闭的殆面观。（h和i）两周随访显示伤口愈合良好，无膜或移植物暴露。（j）愈合6个月后的上颌骨前部视图。（k和l）翻开黏骨膜瓣显示良好的骨再生和适合种植体植入的骨体积。（病例由Matthew Fien医生完成）

富血小板纤维蛋白（PRF）分泌多种生长因子，包括转化生长因子β1（TGF-β1）、血小板衍生生长因子（PDGF）、血管内皮生长因子（VEGF）和胰岛素样生长因子-1（IGF-1），能够进一步促进血管生成、细胞迁移和细胞增殖[29]。Miron等[28]在2017年对PRF进行了系统综述，发现31项临床研究中有27项（87%）支持使用PRF进行软组织再生和创面愈合。腭侧供区愈合的临床研究发现PRF膜诱导了更早的上皮化[30-32]。PRF膜可以在关创前覆盖在移植物上和组织瓣下（图17-21～图17-23）。

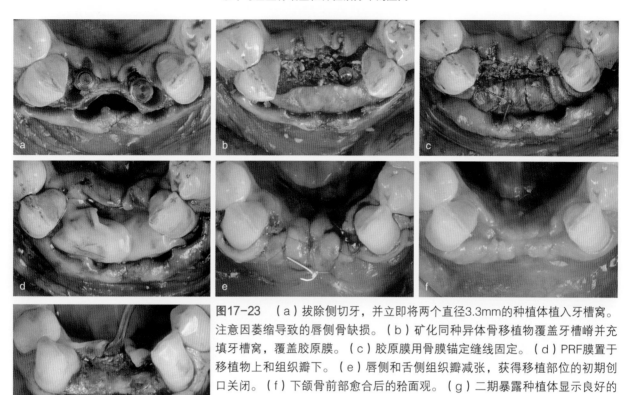

图17-23 （a）拔除侧切牙，并立即将两个直径3.3mm的种植体植入牙槽窝。注意因萎缩导致的唇侧骨缺损。（b）矿化同种异体骨移植物覆盖牙槽嵴并充填牙槽窝，覆盖胶原膜。（c）胶原膜用骨膜锚定缝线固定。（d）PRF膜置于移植物上和组织瓣下。（e）唇侧和舌侧组织瓣减张，获得移植部位的初期创口关闭。（f）下颌骨前部愈合后的殆面观。（g）二期暴露种植体显示良好的骨再生。（病例由Israel Puterman医生完成）

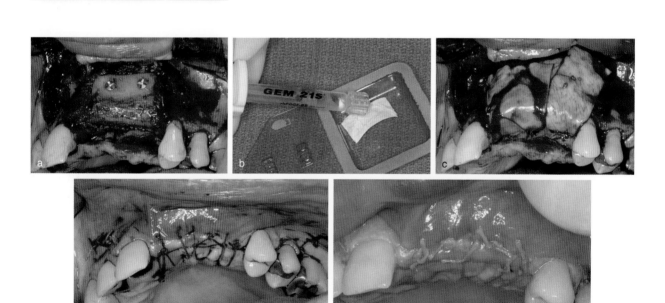

图17-24 （a）从髂嵴获取的皮质松质骨块移植物用于重建上颌骨缺损。（b）胶原膜浸入生长因子rhPDGF-BB（GEM 21S）中饱和。（c）将浸泡在rhPDGF-BB中的胶原膜覆盖在骨移植物上。（d）唇侧组织瓣减张并推进在移植物上获得初期创口关闭。（e）术后1周的观察显示软组织愈合良好。（病例由Craig M. Misch医生完成）

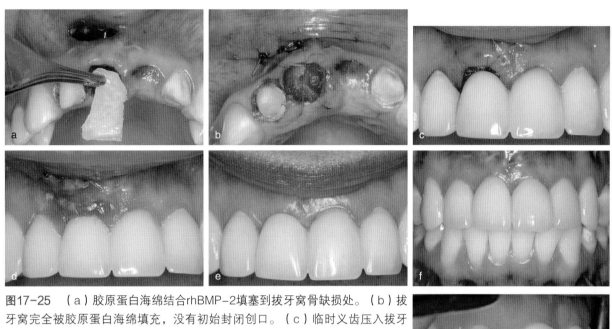

图17-25　（a）胶原蛋白海绵结合rhBMP-2填塞到拔牙窝骨缺损处。（b）拔牙窝完全被胶原蛋白海绵填充，没有初始封闭创口。（c）临时义齿压入拔牙窝。（d）注意在愈合1周时rhBMP-2所见的典型软组织水肿，还要注意该部位血管生成明显的红斑。（e）在两周时，软组织已经在拔牙窝的移植物上愈合。（f和g）最终的种植修复体。（病例由Craig M. Misch医生完成）

另一种促进创面愈合的选择是使用重组生长因子，如重组人（rh）PDGF-BB（GEM 21S，Lynch Biologics）。rhPDGF-BB已证明对慢性糖尿病足部溃疡的治疗有效[33]。一项关于下颌缺损的猪研究发现，rhPDGF-BB可加速钛网移植物的软组织愈合[34]。胶原创面敷料材料，CollaTape（ZimVie）、Bio-Gide（Geistlich），或Mucograft（Geistlich），可与rhPDGF-BB浸泡，并在关闭组织瓣之前放置在骨移植物上（图17-24）。

骨修复过程中，成骨和血管生成过程紧密相连。虽然骨形态发生蛋白（BMPs）参与骨骼发育，但它是多效性生长因子，在各种组织的生长和分化中发挥作用。一项关于胫骨开放性骨折的临床研究发现，与对照组相比，rhBMP-2组6周的软组织伤口愈合率高22%[35]。BMPs被发现对内皮细胞具有趋化作用，并可通过成骨细胞产生VEGF-A刺激血管生成[36-37]。这解释了使用rhBMP-2进行颌骨增量时发现的改善软组织愈合的临床印象[38]（图17-25）。

来自人类胎盘组织的羊膜-绒毛膜也可考虑用于移植材料覆盖，因为它具有抗炎特性，并含有可以增强细胞增殖和伤口愈合的生长因子[39-40]（图17-26）。该膜已被用于促进GBR部位的愈合[41-42]。Li等[43]的一项研究探讨了维生素C补充剂在伤口愈合中的作用，在128例患者中同期行或不行GBR手术的种植体植入后，患者被随机分

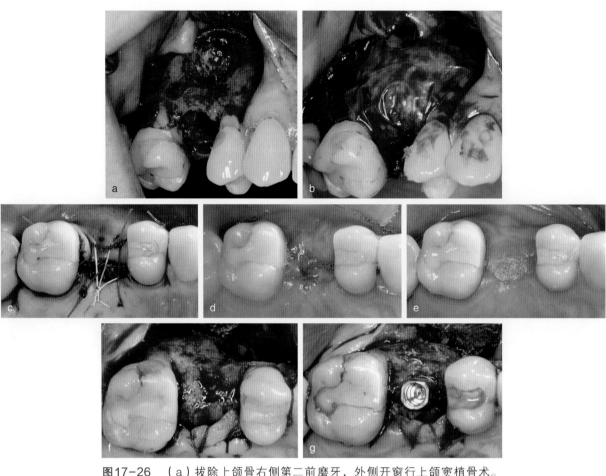

图17-26 （a）拔除上颌骨右侧第二前磨牙，外侧开窗行上颌窦植骨术。（b）将异体骨移植入上颌窦，并覆盖羊膜-绒毛膜。（c）瓣用缝线缝合，使羊膜-绒毛膜部分暴露。（d）愈合1周后，软组织已在膜上生长。（e）术前4个月愈合后的移植部位视图。（f）翻开黏骨膜瓣，暴露愈合的骨。（g）将种植体植入愈合的骨移植物中。（病例由Matthew Fien医生完成）

为对照组或维生素C治疗组，实验组患者每天口服300mg维生素C。术后3天、7天和14天进行随访，在此期间，使用Landry指数和视觉模拟量表评估软组织愈合，维生素C组在术后7天和14天时明显高于对照组的愈合指数。因此，对于软组织闭合较困难的病例，如高HBA和中至高VBA，或伤口愈合可能受到全身条件或局部因素的影响，建议口服维生素C补充剂。

组织瓣关闭

唇颊侧和腭侧或舌侧组织瓣的边缘必须被动对位，不能有任何张力。如果发现存在张力，外科医生应采取额外的措施以获得更大的组织瓣减张。在上颌骨较大的垂直或3D骨增量的情况下，可以考虑使用深层缝合来辅助组织瓣对位和关闭。2014年，De Stavola和Tunke[144]描述了一种悬

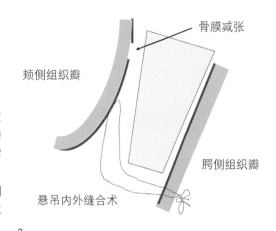

图17-27 （a）SIE缝合的示意图。（b）使用香肠技术在上颌骨前部进行大量HBA。4-0聚乳酸910缝线穿过组织瓣的腭侧，行SIE缝合。（c和d）缝合针沿着唇侧瓣的内侧穿过骨膜。（e）缝线在距初始缝线约5mm的腭瓣边缘出针。（f）使用组织钳拉近组织瓣边缘。（g）打紧线结，将唇侧组织瓣冠方推进，同时锚定在致密的腭侧组织中。然后用水平褥式缝线关闭创口。（手术由Craig M. Misch医生完成）

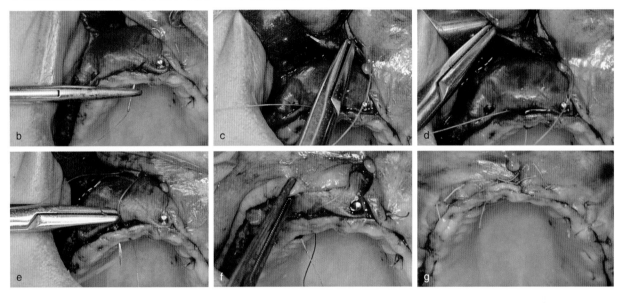

吊内外（SIE）缝合来减少组织瓣边缘的张力。使用可吸收缝线，如4-0聚乳酸910或聚乙醇酸，从牙槽嵴顶水平的腭侧进针，然后从骨膜内侧高于骨膜减张切口进入颊侧瓣。缝线走行在唇颊侧组织瓣的浅层，以避免对血液供应的损害，然后将SIE缝线穿过腭瓣的内侧并从腭侧出针。收紧水平褥式缝合使唇颊侧瓣向冠方滑动，而腭侧的厚组织作为锚固（图17-27）。一项关于骨增量的临床研究发现，SIE缝合可使组织瓣边缘张力降低88%[44]。

移植部位组织瓣边缘的初期创口关闭需采用不可吸收或缓慢可吸收缝线，在愈合的前两周内保持其拉力强度。外科医生可以考虑缝合材料，如4-0或5-0 PTFE、聚乳酸910或聚乙醇酸。PTFE是一种理想的材料，因为它是一种不可吸收的单丝缝线，表面光滑，可以防止毛细作用和降低细菌斑的积累，从而促进软组织的愈合。组织瓣分两层进行关闭。首先，水平褥式缝线缝在距离边缘约5mm处，以外翻组织瓣边缘并使结缔组织层相适应（图17-28）。然后行间断缝合，

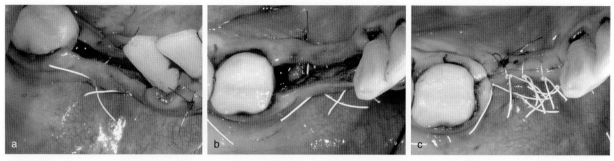

图17-28 （a~c）使用PTFE缝线采用水平褥式缝合和间断缝合技术实现软组织瓣的初期关闭。（病例由Matthew Fien医生完成）

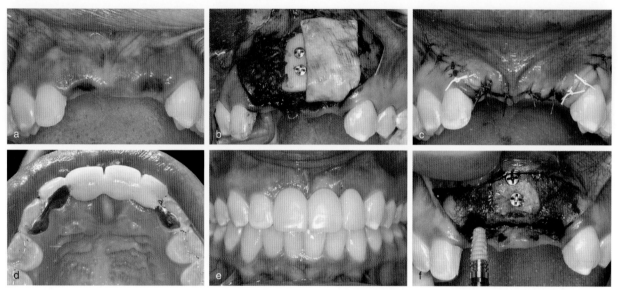

图17-29 （a）上颌骨前部术前视图。（b）用下颌升支骨块和自体骨颗粒移植物并覆盖胶原膜行牙槽嵴骨增量。（c）唇侧组织瓣减张并推进到骨移植物上获得初期创口关闭。（d）拆线后，将临时义齿粘接到基牙上。（e）粘接临时义齿的唇侧观。（f）4个月后愈合，将种植体植入愈合的骨移植物中。➡

完成组织瓣边缘闭合。远中垂直释放切口可以用可吸收间断缝合（如4-0或5-0铬肠）。缝线应保持完整至少两周，或直到切口完全愈合。第10章详细介绍了术前和术后用药，包括抗生素、类固醇、止痛药、补充剂、戒烟辅助剂和抗菌漱口水。

临时修复体

骨增量术后缺牙区的临时修复体，应采用固定的临时局部义齿或主要由牙齿而非牙槽嵴支撑的可摘义齿。临时局部义齿可用水门汀固定或粘接在支撑牙上（图17-29）。即使是无望或预后不良的牙齿，在愈合期间也可用作临时基牙（图17-30）。

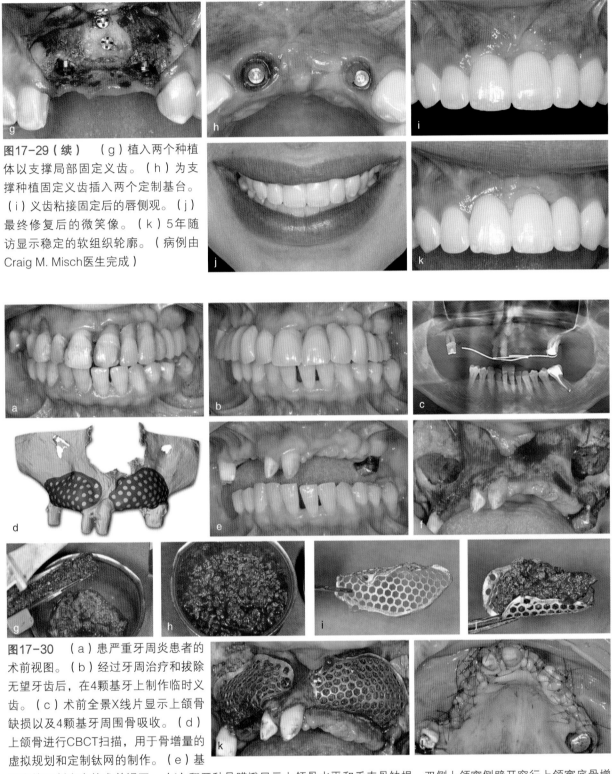

图17-29（续）　（g）植入两个种植体以支撑局部固定义齿。（h）为支撑种植固定义齿插入两个定制基台。（i）义齿粘接固定后的唇侧观。（j）最终修复后的微笑像。（k）5年随访显示稳定的软组织轮廓。（病例由Craig M. Misch医生完成）

图17-30　（a）患严重牙周炎患者的术前视图。（b）经过牙周治疗和拔除无望牙齿后，在4颗基牙上制作临时义齿。（c）术前全景X线片显示上颌骨缺损以及4颗基牙周围骨吸收。（d）上颌骨进行CBCT扫描，用于骨增量的虚拟规划和定制钛网的制作。（e）基牙和拔牙创愈合的术前视图。（f）翻开黏骨膜瓣显示上颌骨水平和垂直骨缺损。双侧上颌窦侧壁开窗行上颌窦底骨增量。（g和h）使用骨刨从下颌骨后部获取自体骨颗粒。（i~k）定制钛网填充颗粒骨并使用钛钉固定到上颌骨。（l）唇颊侧瓣减张并覆盖到钛网移植物上。➡

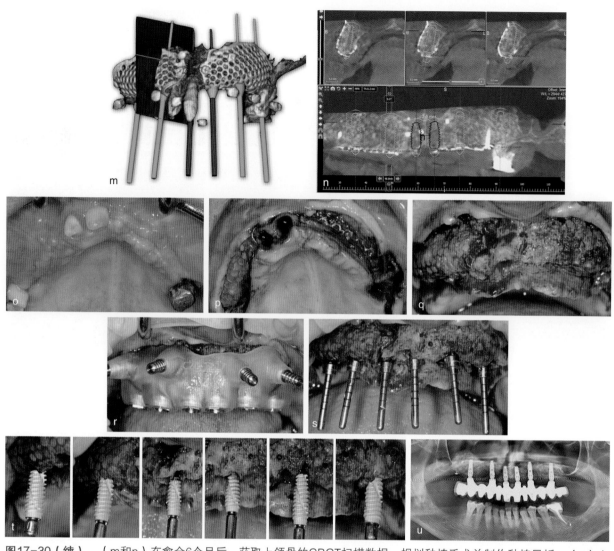

图17-30（续） （m和n）在愈合6个月后，获取上颌骨的CBCT扫描数据，规划种植手术并制作种植导板。（o）上颌骨愈合6个月后的𬌗面观，没有发现钛网外露。（p）拔除剩余的4颗牙齿，并显露钛网以便移除。（q）移除钛网显示骨移植物结合良好，且骨量足以植入种植体。（r）将手术导板用固位针固定在上颌骨上。（s）插入方向指示器显示种植体的位置和角度。（t）6个种植体植入愈合的骨移植物中。（u）上颌种植体支持固定义齿的全景X线片。（手术由Alessandro Cucchi医生完成；修复治疗由Paolo Andriolo医生完成）

如有需要，可在植骨时植入临时种植体，以提供临时牙额外的固定和支撑（图17-31）。临时种植体应放置在天然骨内，必须具有足够的初始稳定性，以便即刻负载。另一种选择是制作一个薄的、透明的塑料真空成型（Essix）片，就位于天然牙列，并包含了临时义齿。尽管使用这种类型的临时牙进食困难，但它是美学区临时修复的一个好选择，因为它制作成本低、不接触牙槽嵴或不负重（图17-32）。类似的设计是Snap-On Smile（DenMat；图17-33）。虽然可以摘下，但这种定制义齿更像固定义齿，因为它适合未经牙体预备的牙齿，包含一层薄的耐用树脂，其中包括了桥体。这种设计的优点是患者可以戴着临时义齿进食，而软组织无需负载。

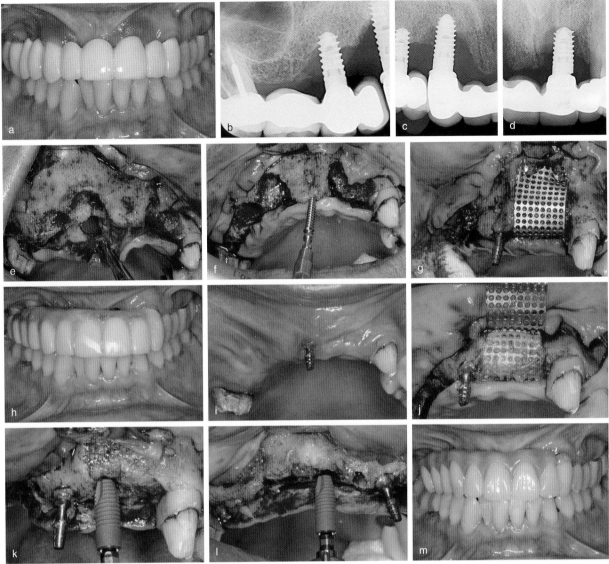

图17-31 （a）失败的上颌种植固定义齿。（b~d）失败种植体的根尖X线片。（e）经过两个月的愈合期，进行骨增量。翻起黏骨膜瓣暴露大面积骨缺损。（f）微型种植体植入在上颌骨前部作为临时桥的附加基台。（g）骨缺损区植入浸有rhBMP-2的胶原海绵与矿化同种异体骨混合物，并覆盖钛网。（h）固定的临时义齿由两颗基牙和微型种植体共同支撑。（i）移植物愈合6个月后，上颌骨准备进行种植手术，可见微型种植体保持完整和稳定。（j）移除钛网，显示上颌骨缺损成骨良好。（k和l）5个种植体植入到愈合的骨移植物中。（m）患者完成螺钉固定种植体支持式固定义齿的佩戴。（病例由Craig M. Misch医生完成）

然而，技工室成本远高于Essix片。

软组织支持的可摘局部义齿或总义齿会使骨移植物面临更高的并发症风险。义齿可能会使缝线松动并破坏早期伤口愈合。理想情况下，患者在切口完全愈合之前（通常为2~3周），不应佩戴任何与软组织接触的可摘义齿。如果重建的上

颌骨对颌为下颌牙列，患者的下颌牙存在夜间副功能活动时，可能会对愈合中的伤口造成创伤。在最初的2~3周愈合期间，可以制作下颌夜磨牙垫。此后，移植物承受负载并引起微动的可能性会干扰移植物骨整合和骨形成。对于后牙可摘局部义齿，应建议患者在整个移植物愈合期间放弃

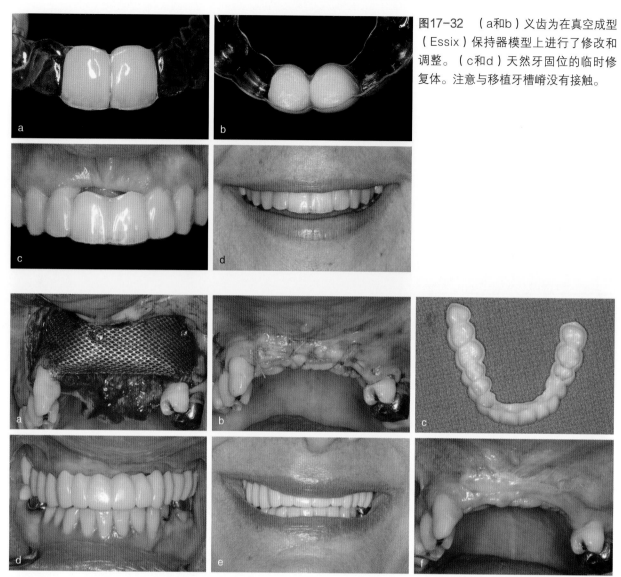

图17-32 （a和b）义齿为在真空成型（Essix）保持器模型上进行了修改和调整。（c和d）天然牙固位的临时修复体。注意与移植牙槽嵴没有接触。

图17-33 （a）用rhBMP-2和同种异体矿化骨的钛网重建萎缩的上颌前牙。（b）将唇侧瓣松解并推进到钛网上进行一期缝合。（c）制作亚克力Snap-On Smile，在治疗期间由技工室临时更换。（d）Snap-On Smile在上颌牙就位的口内视图。（e）临时修复体就位时患者的微笑像。（f）愈合6个月后的移植部位视图。（病例由Craig M. Misch医生完成）

佩戴义齿。对于前牙，首选设计为带有金属框架和基牙上有殆支托的可摘局部义齿。殆支托可防止义齿对牙槽嵴施加压力。然而，大连接体应该设计成在移植部位没有金属支架，只有丙烯酸树脂，这样丙烯酸树脂部分更容易调整，以确保植骨部位的间隙（图17-34）。完全的丙烯酸树脂可摘局部义齿是最不理想的设计，因为它完全由软组织支撑，植骨部位的组织会承担力量。如果

组织承载表面不贴合，义齿也更容易断裂。

对于无牙颌患者，其总义齿必须非常合适和稳定。如果有必要，可以制作一个新的临时义齿，或者在手术前对现有的义齿进行硬衬。骨增量手术后，应将骨移植区域的义齿基托部分移除，因为前庭深度由于唇颊侧组织瓣的推进和关闭而减小（图17-35）。义齿的组织面也应在移植部位上大幅度缓冲，避免与之接触。缝

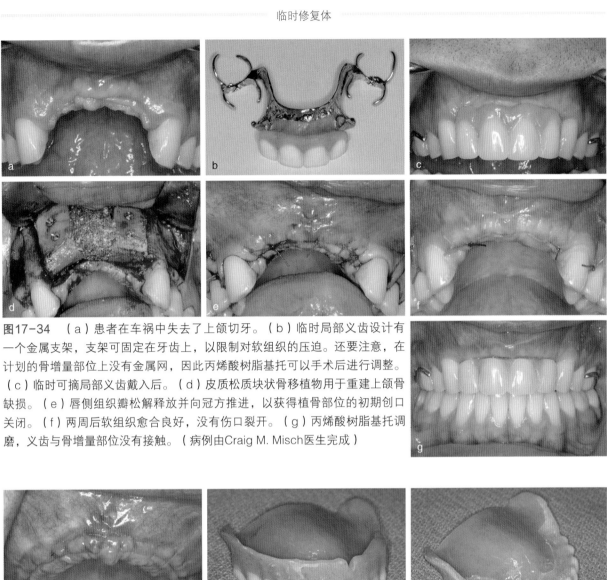

图17-34 （a）患者在车祸中失去了上颌切牙。（b）临时局部义齿设计有一个金属支架，支架可固定在牙齿上，以限制对软组织的压迫。还要注意，在计划的骨增量部位上没有金属网，因此丙烯酸树脂基托可以手术后进行调整。（c）临时可摘局部义齿戴入后。（d）皮质松质块状骨移植物用于重建上颌骨缺损。（e）唇侧组织瓣松解释放并向冠方推进，以获得植骨部位的初期创口关闭。（f）两周后软组织愈合良好，没有伤口裂开。（g）丙烯酸树脂基托调磨，义齿与骨增量部位没有接触。（病例由Craig M. Misch医生完成）

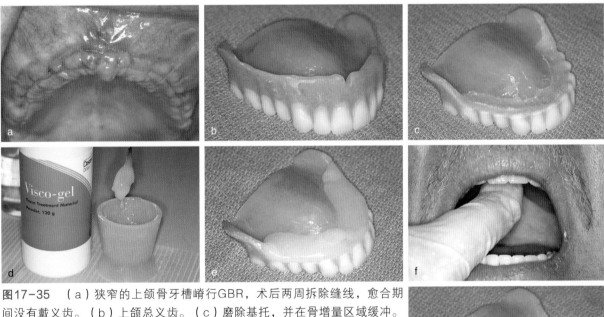

图17-35 （a）狭窄的上颌骨牙槽嵴行GBR，术后两周拆除缝线，愈合期间没有戴义齿。（b）上颌总义齿。（c）磨除基托，并在骨增量区域缓冲。（d）组织调节剂混合至浓稠一致。（e）调节剂仅沿嵴顶放置，就位后多余调节剂在边缘溢出，而不是在硬腭或上颌结节区域。（f）临床医生应在组织调节剂凝固时，将手指牢牢按在义齿的腭中部，以防止义齿倾斜。（g）检查义齿，以确保骨增量区域有足够厚的组织调节剂。

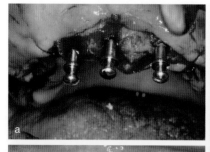
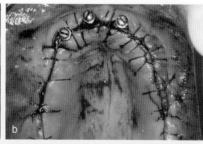
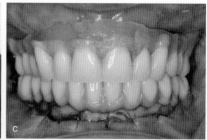
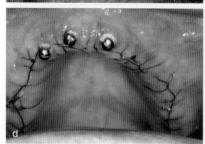
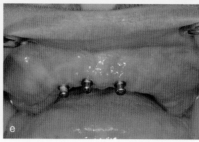

图17-36 （a和b）在上颌骨后部植骨后，将3个带球形附着体的微型种植体植入上颌骨前牙区。（c）球型附着体周围用组织调节剂重衬义齿，以获得义齿的固位。（d）骨增量部位的切口在两周时愈合良好。（e）愈合6个月后，微型种植体保持稳定。（病例由Rodrigo Neiva医生完成）

线拆除后，可以将组织调节剂（如Visco-Gel）（Dentsply Sirona）置于义齿内。还有一些组织调节剂，如Coe-Comfort（GC America），随着时间的推移会变硬，应避免用于骨增量病例。组织调节剂应仅沿着牙槽嵴顶放置，而不是在硬腭或上颌结节区域。当义齿戴入时，临床医生应在组织调节剂凝固时，用手指牢牢按住义齿的腭中份。这将防止由于咬合压力而导致义齿倾斜，并确保牙槽嵴上有足够厚的组织调节剂。然后在硬腭部和上颌结节处使用义齿黏合剂以提高固位力。

告知患者在前8周尽量少戴重衬后的义齿，并保持软的非咀嚼饮食。营养补充剂和蛋白质饮料也可以推荐。患者应该在8周后返回进行修复体评估和指导强化。8周后，患者可以进软食，但仍然鼓励他们尽量避免佩戴义齿，直到移植物完全愈合。

外科医生也可以考虑使用临时种植体来增加义齿的固位力，并减少种植体受力。在上颌骨增量手术之前，可以将一个短种植体（4～5mm）放置在第一前磨牙对应的上颌腭中线前部[45]。对上颌骨进行CBCT扫描有助于确定一个具有足够

骨量的部位。这个种植体需要2～3个月的时间来愈合。之后，可以插入一个低矮的Locator基台（Zest），并将附着体安装到义齿中。一家公司提供一段式5mm长种植体，设计中包括了固位基台（腭部义齿稳定器，MegaGen）。另一种选择是使用小直径（迷你）种植体（直径＜3mm）[46]。迷你种植体植入自体骨中，必须获得足够的初始稳定性，以便即刻负载。一个优点是这些种植体可以在增量手术时植入。2～6个种植体分布在牙槽嵴上。大多数迷你种植体的设计是一段式的，包含了固位基台，其中可能包括一个O形环或Locator附着体（图17-36）。

颌骨前部组织瓣推进获得一期闭合通常会导致前庭沟变浅，以及膜龈联合更向嵴顶区移动。虽然患者可能感觉他们的唇部活动受到了限制，但通常随着时间的推移而适应。由于骨增量是为了种植体植入，通常不需要为义齿进行前庭沟成形术。然而，由于组织瓣推进使膜龈联合更向冠方，通常需要进行软组织增量，以增加角化龈的区域。这通常是在埋入愈合的种植体二期手术时候完成的。从膜龈联合处开始，在唇侧制备

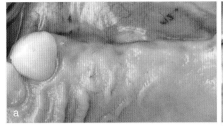
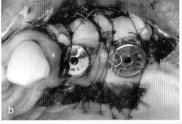
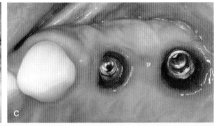
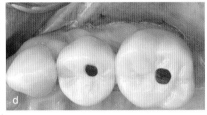
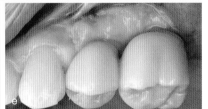

图17-37 （a）两个种植体在增量的上颌骨中埋入式愈合。注意牙槽嵴颊侧缺少角化龈。（b）在种植二期暴露时，从腭部获取一块游离龈移植物，并用缝线固定到受植床上。（c）经过8周的愈合，龈移植物已经完全愈合，种植体可以进行冠修复。（d和e）种植冠螺丝固位。注意种植体颊侧角化龈的体积增加。（病例由Matthew Fien医生完成）

一个半厚瓣受植区，用于放置游离龈移植物、结缔组织移植物或胶原蛋白软组织替代物（图17-37）。这些步骤会在第18章中详细介绍。

创口裂开

临床研究表明，钛网和块状骨移植可能比GBR更容易发生创口裂开和移植物暴露[47-52]。有几个因素可以解释这一发现，GBR常用于治疗较小的种植体骨裂开和轻度至中度的颌骨萎缩。钛网和块状骨移植更常用于治疗中度至重度颌骨萎缩。由于这些病例更复杂，需要更大的组织瓣松解释放，创面裂开的风险可能更高。此外，体外研究发现，在创口关闭过程中，覆盖胶原膜的颗粒状移植物因组织瓣的压力而体积减小，而块状骨和钛网移植物更稳定，更能够抵抗组织瓣的压力[53-54]。Mir-Mar等[53]在2016年的一项体外研究发现，膜的固定对减小颗粒状移植物的塌陷和移位有积极影响。由于块状骨移植物和钛网更坚硬，不像盖膜的颗粒状骨移植物那么顺应，在关闭创口时，切口线上可能有更大的张力。一项测量关

闭创口过程中组织瓣张力的临床研究发现，组织瓣边缘的小张力（＜5g）不会干扰创口一期闭合。张力大于5g时，创口裂开的风险很小，但大于25g的力会导致创口裂开并发症的高风险[55]。他们还得出结论，对于创口的完全稳定，组织瓣张力比厚度更关键。使用块状骨移植物和钛网的临床医生应该接受良好的培训并且需要有丰富的经验获得被动组织瓣的适应和无张力初期关闭。

切口裂开的另一个可能原因是组织瓣缺血。如果在组织瓣的减张松解和推进过程中，组织瓣的血液供应受到损害，组织坏死也会导致创口裂开。创口边缘缝合张力过大也可能导致缺血。坏死组织边缘外观呈白色，质地脆弱。外科医生必须正确设计组织瓣以保持血流灌注，并应小心不要在骨膜减张时切口过深。缝线应被动地外翻并适应组织瓣边缘，但不要将它们牵拉靠近。尽管下颌骨的颊部和舌侧组织瓣均可获得减张松解，但上颌骨仅允许颊部组织瓣较大范围的松解释放。因此，上颌前牙骨增量引起创口裂开的风险更高[49,56-57]。

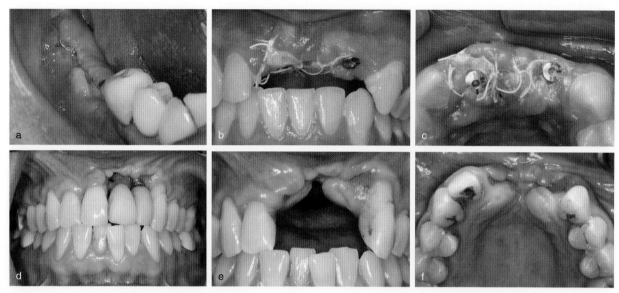

图17-38　（a）术后吸烟导致的块状骨移植物创口开裂。（b）术后吸烟导致的结缔组织移植物坏死。（c）图b失败的结缔组织移植物的𬌗面观。（d~f）患者因术后吸烟导致的骨移植失败而被转诊。需要移除中切牙和种植体。患者不接受戒烟，因此她不是骨和软组织增量的候选者。注意𬌗面观上颌骨前部的显著骨缺陷和牙齿的烟渍染色。

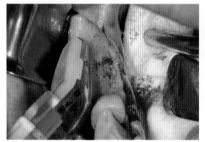

图17-39　使用干燥的纱布隔离，避免唾液污染取骨区域。

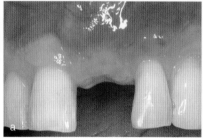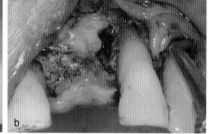

图17-40　（a）术后两个月的随访检查发现移植部位附近有瘘管。（b）沿邻近侧切牙的近中面发现牙周–牙髓联合病变。感染导致移植物有轻微损失。

　　牙槽嵴骨增量程序对技术非常敏感，其结果受术者技能和经验的影响[58-59]。在临床医生学习Onlay植骨手术的早期，最常见的并发症是由于无张力组织瓣关闭不足而导致的创口裂开。随着在处理软组织瓣方面获得更多的经验，这种并发症的发生率应该会降低。因此，初级临床医生不应尝试治疗更复杂的病例，如中度至高度HBA或任何VBA。关于骨增量手术风险评估的进一步讨论可以在第7章中找到。

　　口腔手术后吸烟、吸电子烟和使用其他含尼古丁的产品会损害伤口愈合（图17-38）。一些研究分析尼古丁是影响吸烟者创口修复的重要因素[60-61]。然而，烟草烟雾还含有其他一些可能不利于牙龈伤口愈合的成分。吸烟与较高的伤口裂开和Onlay骨移植失败率相关[60,62-64]。牙种植失败的风险也随着每天吸烟数量的增加而增加[65]。吸烟患者不适合Onlay骨移植，除非患者严格遵守戒烟方案，否则不应进行手术。第10章讨论了戒烟方案。

　　术后移植物感染可能源于术中污染或创口裂开使移植物暴露于口腔菌群而发生感染。患者应接受预防性抗生素治疗（阿莫西林或头孢呋辛），并在手术前用消毒液如葡萄糖酸氯己定（Peridex，3M）或分子碘（ioRinse，IoTech）含漱1分钟。

患者的皮肤也是病原体的潜在来源，可以通过外科医生的手套引起手术部位感染。术前皮肤应该在面部的下1/3处使用氯己定进行消毒（Hibiclens 4%葡萄糖酸氯己定，Mölnlycke）。手术团队应该在骨增量手术中采用无菌操作。当使用取骨钻或骨刨获取颗粒状自体骨时，外科医生应该尽量用纱布隔离该区域，避免唾液污染移植物[66]（图17-39）。术前可以使用止涎药（如吡咯糖），以减少唾液分泌。第10章将进一步讨论这种药物。在操作和植入过程中，屏障膜和骨替代材料不应接触唾液。与唾液的相互作用已被证明会损害生物材料中与细胞黏附和增殖有关的一些积极特征[67]。此外，与某些细菌污染的唾液相互作用的生物材料已经证明了增加细菌代谢的有利条件[67]。使用前可使用无菌生理盐水、贫血小板血浆或PRF对移植物和/或膜进行水化。移植物感染也可由邻近牙的牙周或根尖周感染引起（图17-40）。在骨增量手术前诊断和治疗任何牙齿疾病都是重要的。

并发症处理

创口裂开导致移植物暴露，随后导致植骨材料和/或膜污染[68]。这通常会引起骨再生受损，导致植骨材料丢失。它还可能导致骨移植部位感染。2022年，Tay等[52]对垂直GBR的膜暴露进行了系统综述，发现膜暴露和/或脓肿形成导致骨增长显著下降约40%。然而，他们发现膜暴露和感染的发生率较低，分别为8.7%和<1%[52]。可吸收膜比不可吸收膜的感染率更低。前两周内的早期移植物暴露对预后的影响比后期暴露更严重[52]，特别是如果暴露还与感染相关。使用dPTFE膜和髂骨块移植物的GBR临床研究发现，

上颌前部的伤口裂开发生率最高[49,57]。这可能是因为组织瓣推进是在上颌唇侧，而不是下颌，因为下颌植骨部位的唇颊侧和舌侧组织瓣都可推进。

如果术后检查发现早期创口裂开，临床医生应评估暴露的大小（长度和宽度）[68]。应在暴露边缘周围施加指压检查脓性渗出。暴露的宽度可能比长度更能决定预后。2022年，Sanz-Sánchez等[68]提出了一种基于暴露大小［小（<5mm）或大（>5mm）］和有无感染（即化脓）的与Onlay骨移植相关的并发症分类。较小的暴露（<5mm）可能比较大的暴露有更好的恢复机会。在长跨度（>1cm）大暴露（>5mm）的情况下，骨增量的预后需要谨慎（图17-41），特别是如果创口裂开在计划植入种植体的部位。在移植物大范围暴露的情况下，如果不可能发生继发性愈合，临床医生必须权衡是否需要移除移植物，特别是如果大暴露合并感染（图17-42）。感染也可以发生在没有移植物暴露的情况下。然而，通常在该部位有脓性引流的瘘管。如果瘘管有脓性渗出，则可能需要进行手术。如果感染不能通过抗生素治疗得到缓解，则应去除移植物。

当创口出现裂开时，不应尝试重新缝合组织瓣。临床医生应让创口自行愈合并密切监测愈合情况。软组织的炎症使组织瓣更脆弱，任何操作都可能使暴露情况恶化。此外，组织瓣边缘会上皮化，因此重新缝合组织瓣将无法完全关闭创面。此外，暴露的骨移植物、膜或钛网会被生物膜污染，这将阻碍该部位的创口愈合。由于骨移植物在早期没有血运重建，因此其细菌污染的风险较高。应为患者开具阿莫西林或头孢呋辛的持续预防性抗生素治疗1周。如果发现任何感染迹象（如化脓），可开具阿莫西林或头孢呋辛与甲硝唑的联合用药。患者还应继续每天两次氯己定

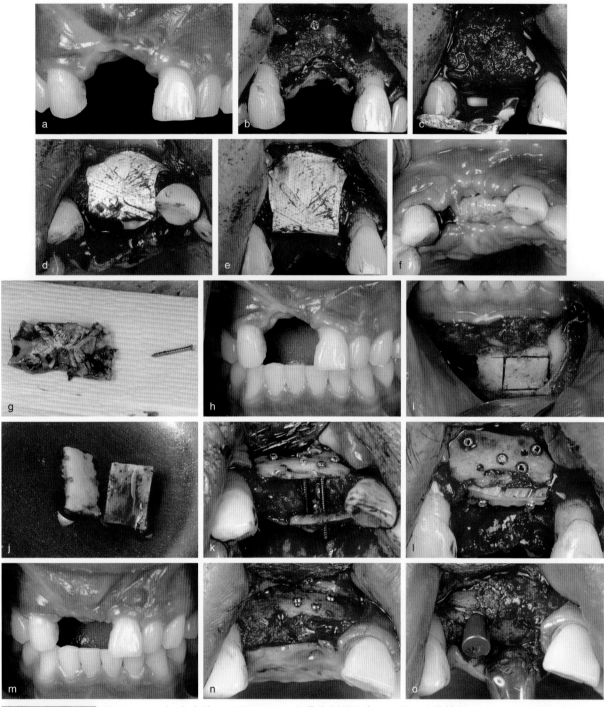

图17-41 （a）术前正面视图显示上颌骨右侧前部有明显的垂直骨缺损。（b）翻开黏骨膜瓣显露三维骨缺损，放置钛钉支撑dPTFE膜。（c）上颌骨缺损植入颗粒状自体骨和矿化同种异体骨移植物的混合物。（d和e）复合骨移植物覆盖钛加强dPTFE膜，膜用螺钉固定。（f）患者出现创口裂开，早期膜暴露。暴露太严重，无法维持保留，需要移除。（g）移除膜和帐篷钉。（h）在尝试再一次骨增量前，让该部位愈合3个月。（i）从下颌正中联合获取皮质骨板和颗粒状自体骨。（j）获取两块皮质骨板。（k）皮质骨板定位于唇侧和腭侧，并用直径1mm的不锈钢螺钉固定。（l）颗粒状自体骨和矿化同种异体骨混合移植物填充在两块皮质骨板之间，第三个皮质骨板用直径1mm的不锈钢螺钉沿着牙槽嵴固定。（m）移植物愈合4个月后，上颌骨前部的唇侧观。（n）骨移植物很好地结合，吸收很小。（o）在右侧尖牙位置植入一个4.1mm×10mm的种植体，以支撑1组两单元的悬臂桥。（p）种植体植入后的术后根尖X线片。（手术由Bach Le医生完成）

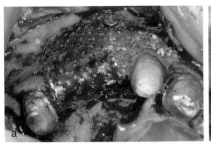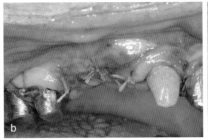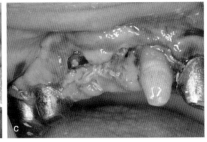

图17-42 （a）上颌骨缺损用混合牛骨矿化物的自体骨颗粒重建，并用钛网覆盖。（b）唇侧组织瓣被松解并推进到钛网上进行初期创口关闭。（c）患者对青霉素过敏，遂给予克林霉素。后期患者发生移植部位感染，导致植骨失败并需要移除。

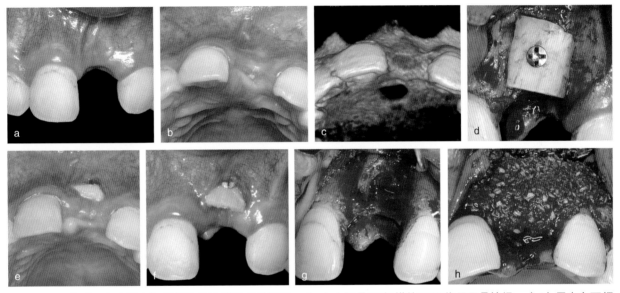

图17-43 （a和b）左侧中切牙部位骨缺损的术前视图。（c）上颌骨CT扫描的3D图像显示骨缺损。（d）用来自下颌升支的皮质骨块移植物行牙槽嵴增量。（e）骨块出现迟发性暴露，透出黏膜。（f）移植物暴露面增大直到1/2骨块暴露，骨移植物被移除。（g）经过8周的愈合期，为再一次骨增量做准备。（h）上颌骨缺损用矿化同种异体骨移植物进行增量。➡️

冲洗。如果患者佩戴软组织可摘义齿，应鼓励患者在1周随访前不要佩戴义齿。患者还应避免食用含有小颗粒的食物，如坚果、果酱和果粒，因为它们可能嵌入伤口并阻碍自然愈合。在随访评估中，临床医生可以评估愈合进展情况。如果伤口裂开继发性愈合且无感染，那么预后可能良好。然而，可能需要额外的手术来调整骨增量手术的不良结果。患者的愈合进展应密切监测，至少每周1次。如果伤口裂开加深和/或感染持续，

预后不良，应考虑移除移植物。失败移植物的后续再治疗可能预后较差，因为可能有血管减少和纤维组织减少，组织瓣的活动性受限和伤口愈合障碍。这是新手外科医生不应尝试更复杂的骨增量手术的另一个原因[69]。第一次骨增量手术是获得成功结果的最好机会。

皮质骨块状骨移植物暴露后愈合表现不佳，因为其血运重建较慢，且细菌可渗透到哈弗氏系统（图17-43）。异体块状骨移植物对暴露的耐

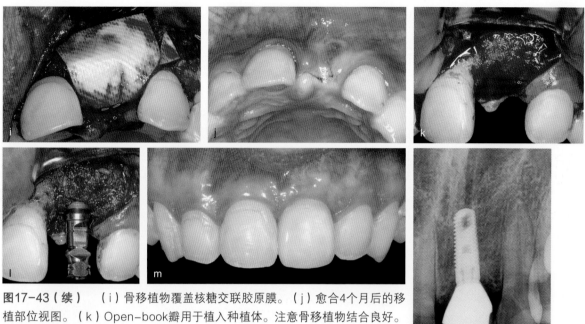

图17-43（续） （i）骨移植物覆盖核糖交联胶原膜。（j）愈合4个月后的移植部位视图。（k）Open-book瓣用于植入种植体。注意骨移植物结合良好。（l）种植体植入愈合的骨移植物中。（m和n）最终修复后的临床和X线视图。（病例由Bach Le医生完成）

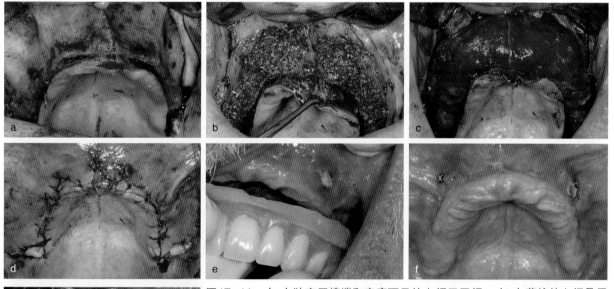

图17-44 （a）狭窄牙槽嵴和宽度不足的上颌无牙颌。（b）萎缩的上颌骨用同种异体骨块和骨刨获取颗粒状自体骨进行骨增量。（c）胶原膜覆盖骨移植物。（d）唇侧组织瓣减张获得初期创口关闭。（e）修复牙医使用软衬而不是组织调节剂。义齿没有充分缓冲，导致块状移植物的后期暴露。（f）暴露的同种异体骨块慢慢被黏膜覆盖。（g）愈合6个月后，块状骨移植物有明显的骨吸收。（病例由Craig M. Misch医生完成）

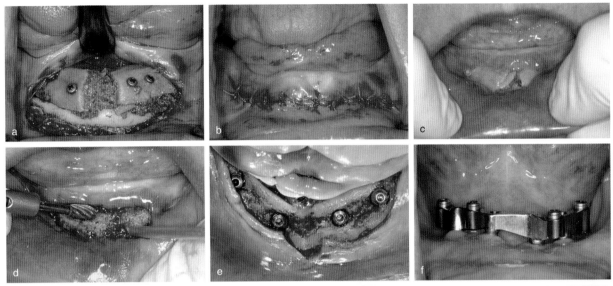

图17-45 （a）皮质松质骨块移植物用于重建严重萎缩的下颌骨。（b）组织瓣减张覆盖骨移植物获得初期创口关闭。（c）组织瓣坏死导致骨块外露。（d）暴露稳定后，使用钻头去除皮质骨层。注意下层松质骨出血。（e）块状移植物暴露导致一些骨丧失，但有足够的骨可用于植入4个种植体。（f）在骨整合后，用杆卡进行修复。（g）带附着体的下颌覆盖义齿。（病例由Craig M. Misch医生完成）

图17-46 （a）取自髂嵴的皮质松质骨块移植物的晚期暴露。注意前庭区可见先前正颌手术留下的瘢痕组织。（b）暴露的皮质骨被去除。皮质松质骨移植物的剩余部分与上颌骨发生结合。（病例由Craig M. Misch医生完成）

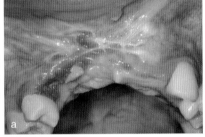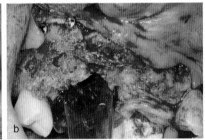

受性也较差（图17-44）。

皮质松质骨块在轻微暴露下仍可存活，因为皮质层下的松质骨血运重建较快。块状骨移植物暴露的皮质骨部分可用钻头进行修整（图17-45）。如果不加处理，随着时间的推移，它通常会随着吸收而脱落（图17-46）。

对GBR的系统性综述发现，包括膜暴露、软组织裂开和急性感染/脓肿在内的软组织并发症的加权并发症发生率为16.8%[70]。膜类型对并发症发生率没有显著影响；可吸收膜的加权并发症发生率为18.3%，不可吸收膜的加权并发症发生率为17.6%[70]。用于GBR的胶原膜的缺点是，如果暴露在口内，由于口腔酶的活性，胶原膜会迅速降解[71]。在这种情况下，有可能发生继发性上皮化和顺利愈合。然而，这将损害暴露区域膜的屏障作用，导致骨形成减少[72]。对GBR的系统综述报告，无膜暴露的位点比有膜暴露的位点获得了74%以上的水平骨增量[72]。核糖交联胶原膜在

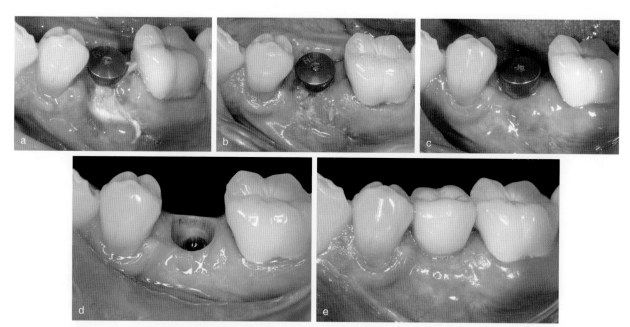

图17-47 （a）创口早期愈合期间核糖交联胶原膜的暴露。（b）暴露膜上形成肉芽组织。（c）两周后，膜暴露部位的软组织愈合。（d）移除愈合基台，可见健康的种植体周围软组织。（e）粘接固位种植修复体修复结束。（病例由Bach Le医生完成）

暴露时被发现能更好地抵抗降解，并且仍然有效地支持GBR[73-75]（图17-47）。

膨胀聚四氟乙烯膜是一种不可吸收膜，具有选择渗透性，暴露后更易发生细菌定植和感染。较新的dPTFE膜耐受暴露的能力更好，因为孔径较小，对细菌渗透的抵抗力较大。应指导患者每天用0.12%氯己定冲洗两次，并用软牙刷、纱布、棉签或棉球蘸取1%氯己定凝胶清洁暴露的膜。应安排患者每周随访1次，以专业清除菌斑和残渣并评估进展情况[76]。在6～12周时，可取出dPTFE膜[57,76]，应尽可能延迟取膜，以便有时间形成骨。如果取膜时可见骨移植物颗粒，可用刮匙刮除。然后可用天然胶原膜覆盖骨移植物，如果裂开创口小（<3mm），则可关闭软组织缺损，如果裂开创口较大，则可从腭部移植结缔组织进行修复[76]。如果看不到骨移植物，则可通过

继发性愈合。如果没有感染的迹象，dPTFE膜的晚期暴露可以予以保留[57-76]。如果发现化脓性渗出物，则需要移除膜。移除后，应用无菌生理盐水充分冲洗创面，轻轻刮除暴露的移植物，因为它们已被细菌污染。如果可能，可用天然胶原膜覆盖创面，并初期创口关闭。如果感染发生而膜未暴露，通常会通过黏膜形成瘘管。外科医生应计划移除膜以及任何松散的、受污染的移植物颗粒。应用无菌生理盐水充分冲洗创面，并可在创口放置天然胶原膜。然后，应尝试初期创口关闭。密切监测患者，检查感染是否消退。

对膜和钛网暴露的系统回顾发现，钛网可保持原位并比PTFE膜保持更长时间[76]。虽然钛网可以耐受暴露并再生出足够的骨来植入种植体，但研究发现裂隙下的骨形成较少，而假骨膜形成较厚[77-78]（图17-48）。早期钛网暴露并感染通

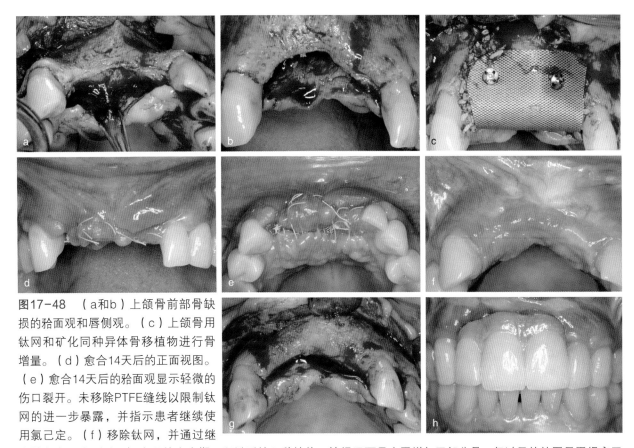

图17-48 （a和b）上颌骨前部骨缺损的殆面观和唇侧观。（c）上颌骨用钛网和矿化同种异体骨移植物进行骨增量。（d）愈合14天后的正面视图。（e）愈合14天后的殆面观显示轻微的伤口裂开。未移除PTFE缝线以限制钛网的进一步暴露，并指示患者继续使用氯己定。（f）移除钛网，并通过继发性愈合。（g）经过6个月的愈合期，翻瓣后植入种植体。缺损区可见水平增加了部分骨，但过早的钛网暴露损害了垂直向骨生长。（h）患者用带假牙龈的种植义齿进行修复，以弥补VBA的不足。（病例由Rodrigo Neiva医生完成）

常需要取出钛网和移植物。在没有感染的情况下，暴露钛网的下方软组织通常会愈合。患者可以用软毛牙刷、纱布或浸泡氯己定溶液的棉球清洁暴露的钛网[76]（图17-49）。在某些情况下，切除暴露的部分钛网可能是有益的[76,79]。如果没有感染，钛网可以完整保留，直到植骨材料完全愈合。

最后，降低并发症发生率的最佳方法是从一开始就预防它们的发生。

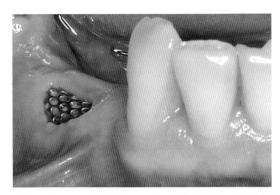

图17-49 下颌后牙区，钛网透过薄的黏膜发生暴露。患者能够充分清洁钛网，周围黏膜看起来健康。

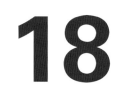

骨增量的软组织重建

SOFT TISSUE RECONSTRUCTION FOR BONE AUGMENTATION

Istvan A. Urban | *Alberto Monje* | *Howard Gluckman*

在这个牙科种植时代，种植体存活不再是唯一理想的终点，定义种植牙的成功还包括在其他方面治疗结果。除了可预测性与协调性外，还要追求健康和美观。在实现这些成功的标准方面，种植体周围软组织结构发挥着至关重要的作用。事实上，种植体周围软组织表型包括角化黏膜（KM）和黏膜厚度（MT）。一般而言，颊侧KM与种植体周围健康相关，而MT在评估美观方面具有更高的相关性。从这个意义上说，MT进一步与早期骨水平变化相关，这些变化是对嵴上结缔组织高度建立的反应。

种植体周围黏膜由上皮组成，上皮向根端延伸至黏膜交界处，与牙槽黏膜相连。种植体周围上皮可以是角化或非角化黏膜衬里，前者表现为角质层。在冠方，它在黏膜边缘与面对种植体基台薄龈的沟内上皮相连，形成屏障上皮，向根方延伸并通过半桥粒黏附于基台–种植体表面。KM的组织结构，特别是当它附着于牙槽骨时，为种植体周围龈沟提供了坚固性和黏附性[1]。根据牙周病学领域的现有文献，附着的角化龈对忽视口腔卫生的患者有益，而口腔卫生措施充足的患者可能不会从附着的角化龈中受益[2]。

软组织特征对种植体周围健康的意义

活动的黏膜促进生物膜进入龈沟缝隙，导致持续的炎症状态和稀疏的软组织愈合[2-3]。已有研究表明，种植体周围存在KM对免疫因子有积极影响。因此，缺乏KM的场景下显示了促炎介质（如前列腺素E2）的上调[4]。纵向数据进一步表明，与存在KM的部位相比，缺乏KM的部位白细胞介素–1β和肿瘤坏死因子水平上调[5]。这些数据可能解释了为什么缺乏KM的病例中黏膜炎的严重程度增加[6]，以及为什么在人类实验性黏膜炎模型中，与存在KM的部位相比，没有KM的部位疾病消退的趋势较低[7]。此外，必须注意的是，缺乏KM与前庭沟浅有关[8]。这种情况可能阻碍实现充分的菌斑控制，并可能进一步加深种植体周围的龈袋深度，从而增加厌氧病原菌的定植。

然而，最近的数据表明，至少2mm的KM与降低的菌斑和出血评分、黏膜退缩、患者不适和骨丧失相关[3,9-10]。事实上，对当代种植牙学的研究有助于澄清这些矛盾。例如，KM在支持性维护措施不足的个体中的重要性已经得到阐明[11-12]。Monje和Blasi依从性不高患者（每年少于两次维护随访）中证明了这一点，作者比较了KM小于2mm与至少2mm的差别[12]。当颊侧KM小于2mm时，所有临床和影像学参数都显著增加。进一步的研究表明，当颊侧KM小于2mm时，依从性不高患者发生种植体周围炎的可能性是同期至少2mm KM患者的10倍。

也有研究表明，没有KM的种植体有明显更高的种植体周围黏膜炎发生率，这可能使它们在未来更容易发生种植体周围炎。在对依从性高患者进行的一项5年回顾性分析中，Lim等表明，KM对种植体周围组织状况的影响可以忽略不计[13]。其他人证明，KM影响黏膜退缩，但对任何其他临床或影像学参数都没有影响[14]。因此，根据现有证据，似乎KM小于2mm应该被视为局部易感因素，特别是在那些没有参加适当的维护计划和/或在执行个人口腔卫生措施方面效率低下的患者中。

牙槽嵴增量术后，软组织表型改型的原因

拔牙后，会发生一系列生物学改建，导致颊侧骨明显塌陷[15]。这导致膜龈联合冠方位移。在萎缩的牙槽嵴中，当尝试再生时，情况会进一步恶化。这是由于需要松弛和推进颊侧瓣以实现无张力的初期创口关闭。总的来说，再生区域通常缺乏前庭沟深度和KM带。因此，为了美观、舒适和长期成功，这些区域可能需要进一步干预，

以改变生物表型和加深前庭沟。相反，颊侧软组织增厚仅限于改善美观，而不是种植体周围的健康。

扩大角化黏膜带的策略

鉴于KM对长期成功的重要性，已经提出了改变软组织表型和加深前庭沟的策略。传统上，游离上皮化移植物（FEGs）的使用被提倡为扩大KM带的金标准。颜色不匹配和与供区相关的不适感是与此技术相关的缺点。最近，其他手术策略，如结缔组织移植物（CTGs）或异体移植物的使用已被建议，用来克服这些缺点。

前庭沟成形术

从腭黏膜获取大的FEGs通常与患者不适感和不良美学结果相关，可预测的收缩率约为40%[16]。临床经验是游离CTGs在美学上有优势，但收缩量是不可预测的。为了限制这种广泛移植的需求，推荐了条带牙龈移植技术[17-19]。该技术利用相互平行的条带状游离龈移植物，固定在准备好的骨膜床的最根尖延伸处，使条带移植物之间暴露的骨膜通过继发性愈合。报告的结果在角化组织增加方面是有利的，同时减少了患者的不适，尽管这种手术方法在技术上要求高，且耗时。此外，由于骨膜床的很大一部分通过继发性愈合，结果可能是不可预测的，愈合期间可能会给患者带来更多的不适。

为了克服这些缺点，学者研究了单条自体牙龈移植物与胶原基质相结合[17,20-21]。临床研究表明，使用这种技术可以成功地产生平均6.33mm的角化组织。在上颌前部，增量达到7.81mm。这种技术可以获得稳定的软组织增量，在最初3

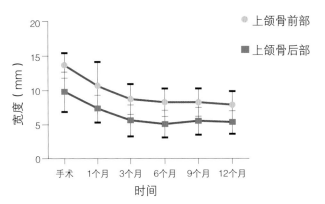

图18-1 应用条带移植物进行软组织增厚和前庭沟加深后不同时间点的软组织变化。

框18-1 软硬组织重建的阶段

1. 牙槽嵴增量术
2. 种植体植入和微型香肠骨移植技术，带或不带封闭的软组织移植
3. 改良根方复位瓣及开放式软组织移植
4. 基台连接及种植体修复

个月内收缩43%。图18-1显示了使用复合移植后的软组织动态变化。在随后的研究中，Urban等证明，使用唇侧切取的牙龈条可以获得与使用腭侧移植物相似的角化组织增量，并且具有更高的自我美学评价[20]。软组织的概念来源于牙周整形外科的原则，并应用于种植体周围整形外科，这些种植体被放置在美学区重建的牙槽嵴之中（框18-1）。

第一个也是最重要的因素是牙槽嵴骨增量必须成功。在种植体植入时，应采用二次微型香肠骨移植技术，特别是在上颌骨前部，骨保存必须支持美学。微型香肠骨移植技术是一种小型重建手术，使用20%的自体骨混合80%的牛骨矿化物覆盖在牙槽嵴上，然后覆盖可吸收的胶原膜。二次骨移植已被证明可以保存牙槽嵴顶的骨量。

另外，在种植体植入时，也可以进行软组织移植来加厚软组织，因为厚组织也为嵴顶骨的稳定和美观提供了额外的支撑。作者的偏好是在种植体上方至少有4mm厚的软组织。在种植体植入和微型香肠骨移植时添加CTGs有额外的风险。因

此，作者更喜欢在严重的牙槽嵴萎缩时做所谓的"安全路径"。这个路径有4个阶段。图18-2的病例展示了这种全面的牙槽嵴增量方法。重要的是要了解，在骨再生后，骨必须由软组织厚度和种植体的卫生通道保护；此外，种植体周围自然角化组织的形成提供了软组织美学。

游离角化移植物

根向复位组织瓣联合FEGs一直被提倡用于可预测地改变牙周/种植体周围软组织表型，以达到增强KM、加深前庭沟深度和促进长期健康的目的[22-23]。值得注意的是，这些策略在颜色匹配方面显示了较差的结果[24]。此外，与该技术相关的一个显著限制是移植物尺寸的变化，这会影响最终结果[25]。该技术最初由几位作者在20世纪60年代描述[26-28]。该技术基于从腭部或上颌结节将上皮和固有层移植到需要增量的区域。为了实现可预期的移植物整合，必须在骨膜上稳定。因此，必须在受区准备一个半厚瓣。

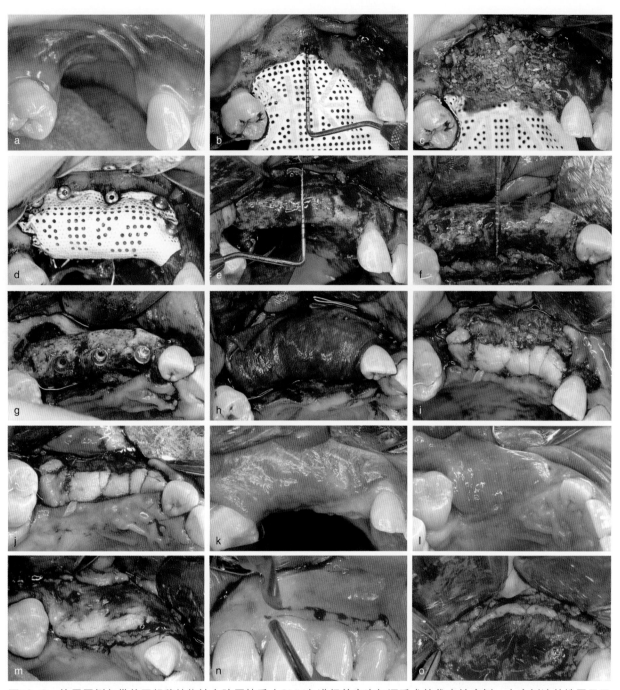

图18-2 使用唇侧条带状牙龈移植物结合胶原基质（CMX）进行前庭沟加深手术的代表性病例。本病例清楚地展示了软硬组织重建"安全路径"的4个阶段。（a）上颌骨后部垂直骨缺损的唇侧观。（b）骨缺损超过10mm的唇侧观。注意，由于骨质流失影响了远中和腭侧骨，尖牙被拔除。注意，近中骨嵴现在是完好的。（c）颗粒状骨移植物的唇侧观，其中包含60%的自体骨混合无机牛骨矿化物。（d）用含钛支架（Meisinger）打孔PTFE膜固定的唇侧观。（e和f）再生骨的唇侧观和殆面观。（g）植入的3个种植体的殆面观。（注意在拍摄这张照片后，近中种植体更改为另一种类型，以改善修复位置）（h）覆盖迷你香肠植骨胶原膜的殆面观。（i和j）软组织愈合2个月后，仔细制备半厚瓣，确保它不会破坏正在愈合的迷你香肠骨移植物。这个阶段被称为闭合软组织移植。获取自体CTGs并使用可吸收6-0单丝缝线进行固定。然后关闭组织瓣以达到初期创口关闭。这个阶段的目标是改善软组织厚度。（k和l）再生手术引起膜龈移位的唇侧观和殆面观。注意前庭沟缺失，整个牙槽嵴没有角化组织。闭合CTGs移植后的愈合时间为2个月。（m）下一个阶段的目标是前庭沟加深和角化附着组织的创建。制备改良的根向复位瓣。该组织瓣的目的是保留先前在嵴顶区移植的结缔组织，并且在根方更接近骨膜，以实现移植物的固定。注意可见先前移植的CTGs。（n和o）从前部唇侧牙龈处取出两块条带状牙龈移植物，并用7-0可吸收缝线缝合。➡

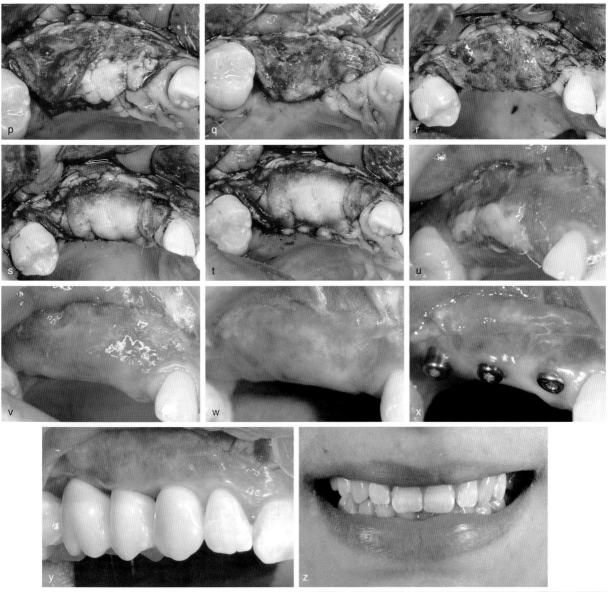

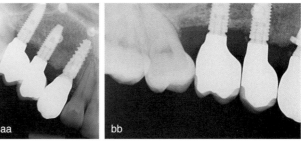

图18-2（续）　（p和q）此阶段再次切取CTGs。这不是最初的计划，但两个前部种植体需要更多的厚度，在治疗的这一阶段很容易进行。在之前的CTGs内制备半厚瓣。随后在CTGs上关闭半厚瓣。（r）覆盖CTGs的殆面观。（s）在组织瓣根方缝合的两个唇侧切取的角化龈移植物的唇侧观。唇侧条带的目标是提供外观自然的角化组织细胞，这些细胞可以迁移到CMX中。它还提供防止黏膜迁移的保护作用；因此，它可以连接近中和远中牙齿的角化组织。（t）组合移植物的殆面观。注意CMX覆盖了唇侧条带和腭部之间的整个区域。（u）愈合两周后的唇侧观。（v）愈合两个月后的唇侧观。（w）愈合3个月后的唇侧观。注意唇侧条带状移植物所提供区域的组织颜色非常好。有超过10mm的角化组织生长。（x）种植二期后软组织的唇侧观。（y）最终修复体的唇侧观。注意种植修复体周围的自然角化组织。还要注意，由于之前的正畸治疗，患者只有1颗前磨牙。（z）中等微笑的正面视图显示再生手术后良好的唇部支撑。（aa和bb）根尖X线片显示种植体周围骨稳定性良好。注意这些种植体几乎完全种植在垂直增量的骨中。（病例由Istvan A. Urban医生完成）

319

表18-1　FEGs采集后供区的处理方法

方法/器械	优点	缺点	推荐
继发性愈合	• 无技术要求	• 术后疼痛更重 • 术后出血风险增加	仅适用于小块浅表移植物
胶原基质	• 有效 • 简单	• 成本高 • 耗时	适用于绝大多数病例,只要事先控制好出血
氰基丙烯酸酯	• 有效 • 止血剂 • 简单	• 成本高	由于促进血凝块形成,因此应用广泛
丙烯酸固定器	• 有效 • 立即施加压力以防止出血	• 成本高 • 需要事先计划制作	在减少术后出血和术后疼痛方面最有效

这种技术可能是最可预测和最有效的增宽颊侧KM带和加深前庭沟的方法。如前所述,与这种技术相关的3个主要缺点是供区的发病率,移植物收缩和不理想的美学效果。关于供区的管理,·些方法已被建议以减少疼痛和术后出血。无论如何,建议用纱布(浸泡过氧化氢)施加压力3~4分钟来控制出血。表18-1列出了文献中建议的不同术后管理方法的优缺点。

正如Sullivan和Atkins报道的,自体移植物收缩的主要问题是,它发生在两个主要时间点,即取出后立即收缩和愈合过程中收缩[28]。特别是,较厚的移植物由于其弹性纤维含量较大,在与供区脱离后表现出较大的即刻收缩,但在愈合过程中的继发收缩较少;它还表现出对功能应力的更大抵抗力。另外,较薄的移植物更容易维持,更容易实现新生血管化;然而,它表现出较大的继发收缩[29]。此外,受体床的性质[30]、移植物稳定方法[31]、邻近牙龈表型[32]和吸烟习惯[33]等变量[30]

已被证明会影响愈合过程中的移植物稳定性。然而,术中变量在牙齿和种植体位点尺寸变化中的影响尚不清楚。

人们提倡使用FEGs来获得附着组织[34]和加深前庭沟[35-36](图18-3)。自20世纪60年代最初对其描述以来,临床研究一直努力确定影响移植物整合/成功[30,37-38]和尺寸稳定性的因素[25,30,32-33]。Sullivan和Atkins报告,毛细血管外生长是FEGs肉芽组织和血管化发生的关键[28]。因此,与裸露牙根/种植体表面或皮质骨相邻的移植区域可能会发生坏死。此外,文献中已经证明以下方法是减少移植物尺寸变化的关键:①用于在种植体部位获得KM的FEGs不同于用于牙齿增加KM的移植物[16,25];②中等厚度移植物与非常薄的移植物相比[30];③非吸烟者与吸烟者相比的移植物[33];④与薄表型相比,在邻近部位存在厚龈表型和KM[32];⑤与缝线相比,使用氰基丙烯酸酯进行稳定[31]。

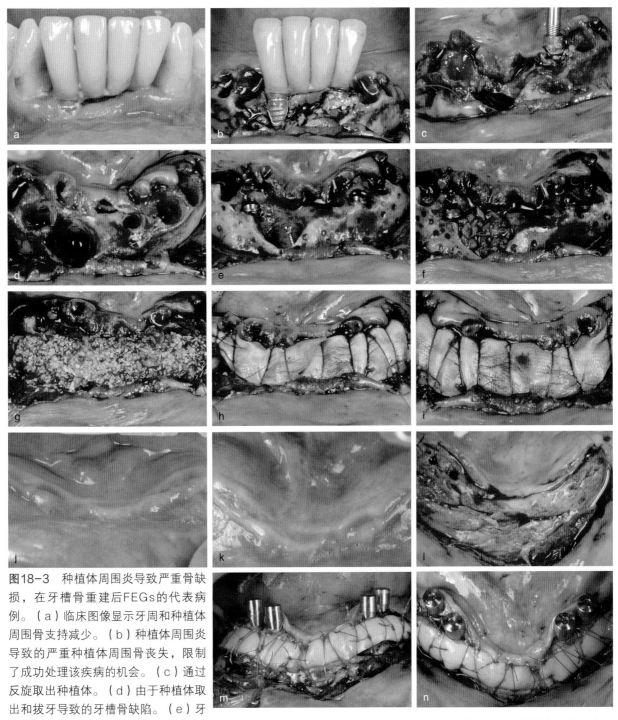

图18-3 种植体周围炎导致严重骨缺损，在牙槽骨重建后FEGs的代表病例。（a）临床图像显示牙周和种植体周围骨支持减少。（b）种植体周围炎导致的严重种植体周围骨丧失，限制了成功处理该疾病的机会。（c）通过反旋取出种植体。（d）由于种植体取出和拔牙导致的牙槽骨缺陷。（e）牙槽骨截骨术后植入的种植体正面视图，并在最大骨缺陷处植入帐篷钉。（f）从下颌后部获取的自体骨填充空隙。注意打滋养孔以促进血管生成。（g）通过自体骨（在种植体附近）和无机牛骨进行轮廓增量。（h和i）核糖交联可吸收屏障膜的正面视图和殆面观。（j和k）4个月随访时的正面视图和殆面观。注意缺失的前庭沟深度和狭窄的KM带。（l）半厚瓣和根向复位瓣的殆面观。（m和n）在颊侧稳定FEGs的正面视图和殆面观。➔

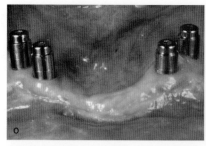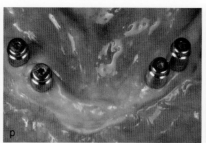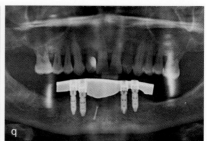

图18-3（续） （o和p）6个月随访的正面视图和船面观。注意KM和前庭沟深度的增加。（q）下颌种植体的全景X线片，用杆卡修复的覆盖义齿。（病例由Alberto Monje医生完成）

软组织增厚策略

增厚颊侧软组织以增加轮廓通常是为了改善美观而不是健康。以下技术涉及软组织移植和组织瓣设计，可与再生治疗同时进行或分阶段进行。

上皮下结缔组织移植

使用CTGs的目的是根面覆盖和增厚软组织。这项技术最初由Langer和Calagna[39]描述，用于矫正牙槽嵴凹陷。与上皮化移植物相比，其主要优势是实现了移植物与邻近组织更紧密的颜色融合，避免瘢痕形成。但是，它用于增加角化组织带的作用是有限的。此外，当这种类型的移植物用于体积增量的目的时，它必须被黏膜覆盖（即组织瓣）。因此，这种技术不能加深前庭沟。因此，其使用仅限于需要增加颊侧体积的阶段性或与骨移植手术同时进行的情况（图18-4）。

已有几种不同的获取CTGs的技术[39-44]。无论使用哪种方法，临床医生必须认识到以下几点解剖学上的注意事项：

- 腭部的形状/拱形可能决定软组织的厚度和腭动脉与牙槽嵴的接近程度。
- 上皮厚度约为0.4mm，固有层厚度为2~4mm[45]。

- 固有层下方有腺体和脂肪组织。
- 最厚的组织位于第一磨牙近中线角至尖牙远中的区域。
- 腭大动脉在腭骨沟内向前走行，并穿过腭前部。
- 从腭大动脉到上颌牙的距离逐渐减小，与上颌牙的釉牙骨质界距离为10~14mm[46]。

旨在促进愈合的腭部处理策略与FEGs推荐的操作和方法类似（表18-1）。

旋转结缔组织瓣

旋转腭侧瓣（RPF）最初由Wang等[47]在1993年描述，然后由Nemcovsky等[48]与Khoury和Happe[49]用于关闭拔牙窝，增加软组织体积，保护种植体和骨移植物。该技术的其他应用包括关闭上颌窦瘘以及牙槽嵴软组织增量。

RPF与游离龈移植物的不同在于移植物的血液供应是保留在近中还是远中，这取决于移植的区域。与之前描述的获得KM的技术相反，它主要用于软组织增厚。它在收缩率方面也有很大不同，Orsini等报道[50]，在52周后CTGs的收缩率为43.25%。相比之下，RPF显示扩增。RPF的获取区域通常在上颌尖牙和前磨牙之间。这个区域为上颌前部和后部的移植提供了最大量的组织[51]。

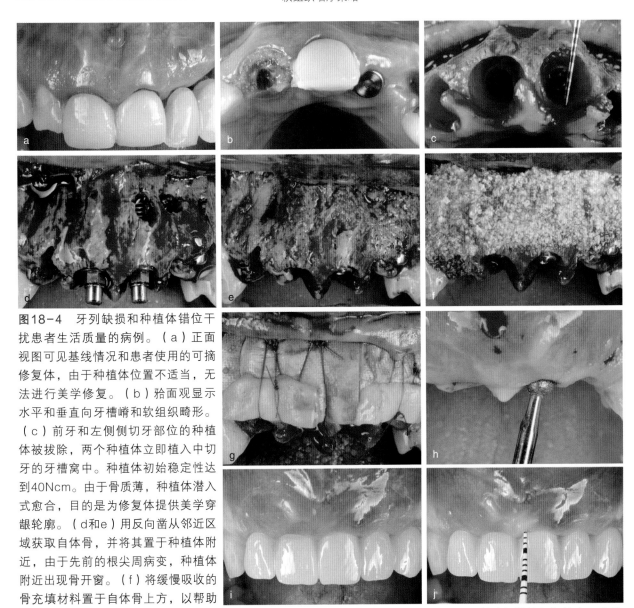

图18-4 牙列缺损和种植体错位干扰患者生活质量的病例。（a）正面视图可见基线情况和患者使用的可摘修复体，由于种植体位置不适当，无法进行美学修复。（b）殆面观显示水平和垂直向牙槽嵴和软组织畸形。（c）前牙和左侧侧切牙部位的种植体被拔除，两个种植体立即植入中切牙的牙槽窝中。种植体初始稳定性达到40Ncm。由于骨质薄，种植体潜入式愈合，目的是为修复体提供美学穿龈轮廓。（d和e）用反向凿从邻近区域获取自体骨，并将其置于种植体附近，由于先前的根尖周病变，种植体附近出现骨开窗。（f）将缓慢吸收的骨充填材料置于自体骨上方，以帮助重建牙槽嵴轮廓。（g）同时，去上皮CTGs被稳定在核糖交联膜的上方。（h）使用圆形钻头勾勒软组织轮廓。（i和j）最终结果显示，美学和健康得以实现与保持。注意轮廓增量和足够的软组织体积，患者非常满意。（病例由Alberto Monje医生完成）

组织瓣可以向近中抬起覆盖尖牙和切牙区域，也可以远中抬起覆盖前磨牙和磨牙区域。

　　获取RPF有一定的解剖学限制。首先是腭部组织厚度。应至少厚3~4mm，因为移植物的理想厚度至少为2mm。然而，极厚的腭组织也往往富含脂肪；因此，移植物的质量可能很差，导致移植物的吸收和潜在的组织生长不良甚至组织瓣坏死。第二个重要的解剖学考虑是腭大动脉。腭部的深度在决定RPF的可行性方面起着重要作用。这些血管位置距离腭部龈缘7~17mm。动脉的直径更大，当它接近腭大孔时，出血的可能性更大。正是由于这个原因，最佳的移植物收获位置是前磨牙和尖牙区域。因此，与浅腭部相比，高拱腭弓使该技术更有可能实现，而浅拱腭弓增加了损伤动脉的风险。

RPF在GBR技术中广泛应用有3个主要原因。第一是在GBR程序或即刻种植后实现牙槽窝闭合。第二是在GBR程序的同时增加软组织体积。第三是在垂直GBR中增加第二层软组织，以防止下层骨移植物暴露。该技术通常仅限于单颗牙齿，因为腭深度和到动脉的距离通常会限制移植物的宽度。然而，如果从两侧各取一条移植物，则可以覆盖两颗牙齿。

GBR的牙位将决定获取部位是后牙区还是前牙区。为了覆盖中切牙，切口应该在龈沟或骨嵴下至少2mm处进行。骨嵴下切口是首选的，因为它可以减少牙齿腭侧部分牙龈退缩的风险。切口的长度由牙槽窝的颊腭侧宽度决定，加上额外的4～5mm的长度，以允许移植物跨过植骨区延伸到颊侧。移植物的宽度由移植部位的近远中宽度决定。额外2mm可以添加到这个上面，以确保有足够的组织覆盖骨移植物。然而，应该注意它可能会侵犯腭大动脉。

在骨上做一个远中切口，从牙槽窝远中开始延伸测量的长度。可以抬起全层或部分厚度的组织瓣，以帮助观察获取部位。当分离腭部组织时，重要的是将蒂部延伸到牙槽窝的近中，而不是切口开始的位置。通过将组织瓣延伸跨过拔牙窝后，可以使组织紧密贴合缺牙区。关于组织瓣的内侧面，有一点很重要，即蒂部的基底应尽可能宽，以确保良好的血液供应。狭窄的基底可能会导致组织瓣中间部分的坏死，因为它不位于血管良好的基底上。另一个重要因素是移植物应至少延伸4mm超过骨移植部位。当旋转带蒂移植物

时，外科医生应确保它没有扭曲，并尽可能被动地覆盖该部位。

一旦带蒂移植物从上腭取出，并能够被动地位于正确的位置，可通过拉伸并缝合到位。移植物的蒂部被缝合到骨移植部位基底处的骨膜上。骨膜释放切口上方的骨膜用于锚定缝线。组织应缝合在受区每个角。应注意不要将移植物缝合到组织瓣的活动部分。RPF的颊侧瓣过度活动可能导致移植物的坏死或萎缩。

当牵拉带蒂移植物并将其缝合到颊侧深层骨膜时，组织会变窄，不能覆盖整个植骨区的宽度。在这种情况下，使用相同类型的缝合材料，可以使用悬吊缝合，将邻牙周围的组织瓣拉到正确的位置。一旦移植物安全固定，颊侧组织瓣可以被动缝合到原位，进行初期创口关闭。

在RPF术后适当的临时修复是一个关键因素。如果临时修复体（如义齿）由软组织支撑，手术后组织面可能不合适，需要重新软衬。义齿不给移植部位施加任何压力也是至关重要的。丙烯酸应大幅度减薄，使移植区域留有空间。患者应避免佩戴修复体，直到愈合两周后拆除缝线。对于牙列缺损患者，可以使用Essix固定器，因为它不会对牙槽嵴施加压力。理想情况下，首选固定临时修复体，如粘接或固定局部义齿。

这种类型组织瓣的愈合可能比其他类型的移植物需要更长的时间。应该告知患者，组织颜色恢复正常可能需要3～4周的愈合时间。由于早期愈合可能出现更多的炎症，患者经常误认为这是感染。一旦完全愈合，它将恢复到原来的颜色，并提供额外的软组织体积。增大的量将取决于胶原蛋白密度和组织质量。随着时间的推移，较高的脂肪含量可能会导致更多的体积损失（图18-5）。

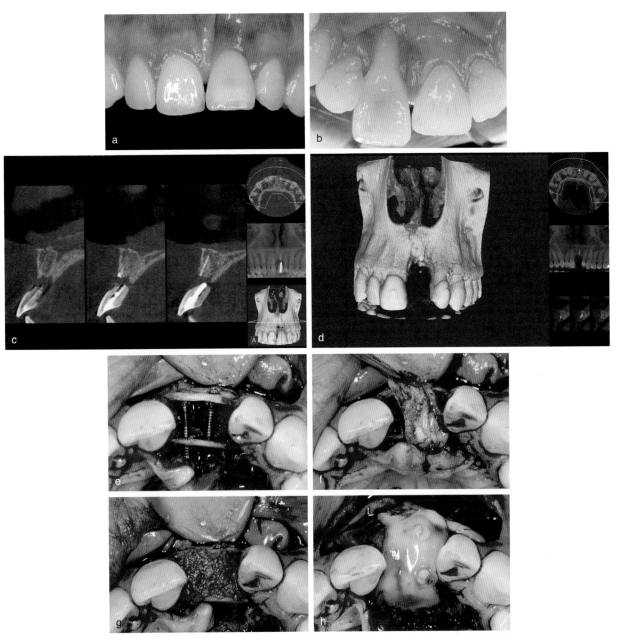

图18-5 RPF用于软组织增厚同期骨增量的代表病例。（a和b）失败的上颌左侧中切牙的唇侧观和腭侧观。（c）失败的上颌左侧中切牙截面CBCT扫描图像。（d）上颌前部显著垂直骨缺损的3D CBCT扫描图像。（e）用微螺钉固定的劈开骨块的殆面观。（f）从上腭获取带蒂CTGs并在移植部位上旋转。（g）劈开骨块移植物之间的空间，填充颗粒状自体骨。（h）骨移植物被富血小板纤维蛋白膜覆盖。➡

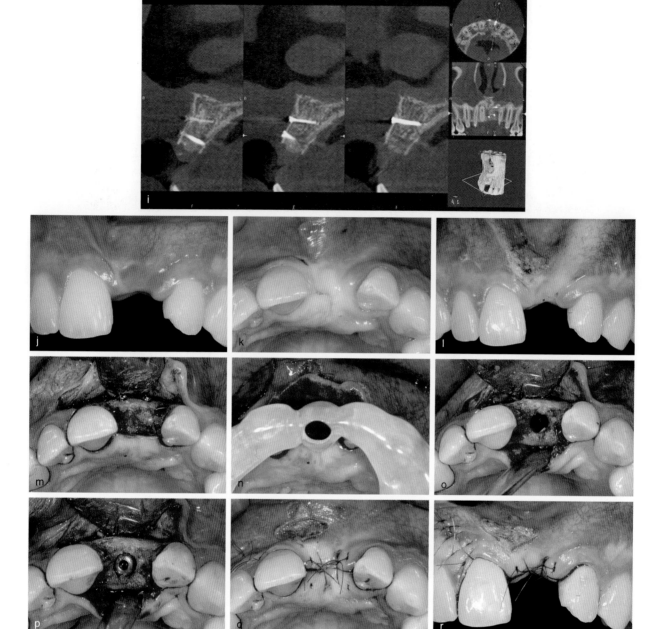

图18-5（续） （i）骨移植物愈合后的CBCT扫描图像。（j和k）上颌前部移植物愈合后的唇面观和殆面观。（l）使用电刀进行系带修整术。（m）翻开黏骨膜瓣以暴露愈合的骨移植物。注意移植物结合良好和最小的吸收。（n）牙支持种植手术导板的殆面观。（o）愈合骨移植物中种植窝洞。（p）置于愈合骨移植物中种植体的殆面观。（q）创口关闭的殆面观。（r）创口关闭后唇侧观。➡

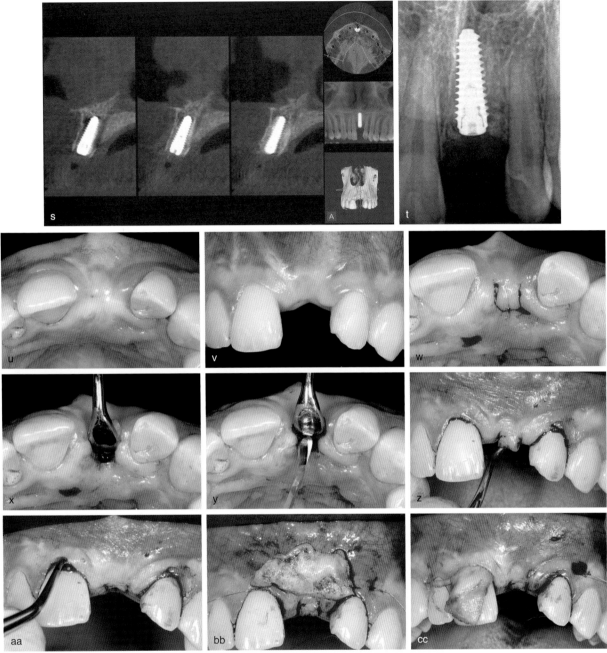

图18-5（续） （s）愈合骨移植物中种植体的横截面图像。（t）愈合骨移植物中种植体的根尖X线片。（u和v）种植体愈合后，上颌前牙的殆面观和唇侧观。（w）上颌前牙的殆面观显示种植体二期暴露的切口。（x）上颌前牙的殆面观显示了用于暴露种植体的组织瓣。（y）显微刀片用于在唇侧软组织中进行半厚瓣切口。（z）上颌前牙半厚组织袋状瓣形成后的唇侧观。（aa）显微刀片用于在邻近切牙的龈沟中切口，以形成上颌前牙半厚袋状瓣。（bb）CTGs放置在唇侧组织瓣下。（cc）CTGs放置在唇侧隧道组织瓣下。➔

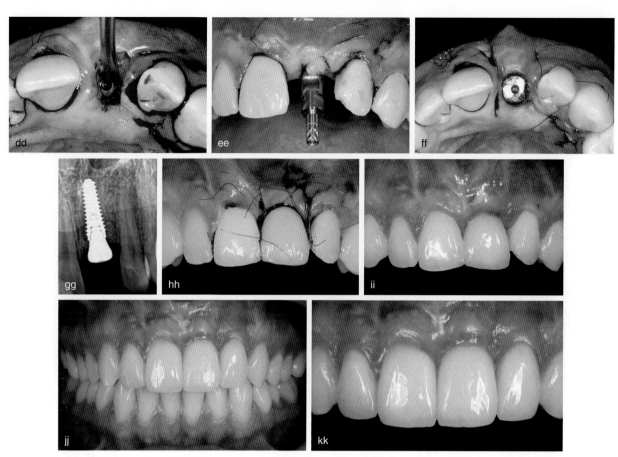

图18-5（续） （dd）放置CTGs后，暴露种植体。（ee）将印模杆放置在种植体上，以制作螺钉固定的临时冠。（ff）安放种植体愈合基台和软组织增量的殆面观。（gg）愈合种植体的根尖X线片。（hh）戴入临时种植修复体。（ii）临时种植修复体周围软组织愈合的唇侧观。（jj和kk）最终种植修复体的唇侧观。（病例由Howard Gluckman医生完成）

结论

软组织特征和尺寸是种植体周围健康与美学的关键。KM和前庭沟深度有助于种植体周围的健康，而颊侧软组织厚度有助于美学。根据解剖位置，当美学很重要时，前庭沟成形术是一种微创手术。在非美学的部位，FEGs在KM增量和前庭沟加深方面往往表现更稳定。CTGs或RPF主要用于增厚软组织轮廓，通常与骨增量同时进行。